U0303534

心理治疗译丛

钱铭怡　主编

理解之谬　改变之谜

〔美〕埃德加·列文森　著

陈祉妍　沈东郁　译

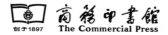
商务印书馆
创于1897 The Commercial Press

一 缕 书 香

（代丛书总序）

当心理治疗丛书的第一本付梓的消息传来时，我仿佛已经感受到了丛书带来的那一缕书香。

现代心理治疗源于西方，对西方心理治疗专业书籍的学习成为我国心理治疗实践与研究发展中必不可少的基础。有感于此，我们组织翻译这套译丛，持续介绍西方现代心理治疗各流派的主要著作。

无论对于心理治疗领域的工作者，还是普通读者，这套丛书都值得研读。社会的发展，使个体越来越关注自己的心理健康，中国的民众对心理治疗与咨询的需求也在日益增长。近几年来通过短时间培训进入心理咨询和治疗领域的人已达十万之多。由于培训不足，在心理咨询和治疗过程中遇到困难是可以想见的。读一读这套丛书，学习心理治疗大家的智慧，将有助于咨询师和治疗师了解来访者的防御机制，澄清治疗中遇到的阻抗，学习如何运用治疗的理论观点指导自己的临床实践，搞清不同技术使用中的适应症。进一步，可以了解这些心理治疗大家们对心理障碍的理解，学习他们遇到问题时的思维方式。更重要的是，对这些经典著作的研读，对读者理解他人，理解自己，理解人生，定会有所启迪。

这套丛书，在选题方面，不求新，不求异，追求的是经典和久经考验。目前所选择的书籍，出版年限均在 10 年以上，有些甚至达到 20 至 30 年以上，许多是多次再版，广受欢迎的经典名著。这些大家名作，经历了时间的检验，令人想到陈年佳酿，年代愈久远，香气愈醇厚。这套丛书，在翻译方面，不求快，不求廉，追求的是质量和忠实于原文。我们要求译者都是临床心理学和医学的硕士和博士，他们接受过比较系统的心理治疗培训,外语水平也比较高,而且都为其他出版社翻译过相关专业书籍,具有一定的经验。

在现代社会,每个人都忙忙碌碌,人们被各种事务缠绕着,被各种不同的成就指标牵制着,被各种信息、媒体、网络文化裹挟着,行色匆匆,追求着效率与成功。在这种情况下,物质生活丰富了,却常常滋生出对精神生活的不满。当你手捧一本高质量的图书,徜徉在心理治疗大家们的思想之中,沉浸在心理治疗知识的海洋之中时,你会体验到身心的澄净,心智的愉悦,智慧的提升。这正是我在听到这套丛书即将付梓时想象到的情形。我相信阅读这套丛书,将带给读者一缕沁人心脾的书香……

钱 铭 怡

于 2007 年 6 月 21 日,北京

中 文 版 序

　　我很高兴讲普通话的中文读者可以读到《理解之谬》与《改变之谜》。这两本书的写作正值精神分析的关键转变时期，我也希望它们曾助益于这一转变；当时经典弗洛伊德精神分析以其排外主义的纲领，失去了在这个领域里的地盘，而大门向人际精神分析观点敞开，人们开始考虑和认可这种观点。

　　由于这一最初的张力，精神内部与人际之间最初被视为两个对立的概念，非此即彼，不可调和。现在人们认为这两个概念是在更广大的意识领域运作；都是双方（分析师与病人）共同构建的领域的子集。若要加以辨识，这并非弗洛伊德地形说里的无意识，或作为觉察的意识；而是威廉·詹姆斯描述的意识流（詹姆斯，1977）。

　　如果没有我的同事及朋友格雷厄姆·卡瓦纳夫的促成，这一切都不可能发生。我也非常感谢中国科学院心理研究所的陈祖妍教授主译这两本书；并感谢沈东郁、郭朝凤为此倾注的精力。翻译是解读；把作者意图的精髓从一种语言和文化转移到另外一种，需要英勇的创作行为。愿此书有助于精神分析持续的跨文化交流和眼界拓宽。

参考文献

威廉·詹姆斯（James，W.）（1977），《意识是否存在？》（*Does consciousness exist?*）《威廉·詹姆斯文集》（*The Writings of William James*）J. J. McDermott. Chicago，Univ. of Chicago Press.

目　　录

改变之谜

两 书 序 言

在你手上的是过去几十年里精神分析界出现的最重要的一位思想家，埃德加·A.列文森，首次论述其思想的两本书。在《理解之谬》与《改变之谜》这两本书中，列文森写下了前所未见的内容。个中要旨其实很简单。然而，在 35 年前的 20 世纪 70 年代早期，这些观点与我们的所知是如此不同、如此令人难以接受，以至于在最初阅读《理解之谬》时，我学到这些观点后又丢掉了，继而再学再丢。

尽管在今天看来，"你无法不互动"是如此基本，但在当时却是令人怀疑的。今天我们认为这毋庸置疑。但我清楚对于 20 世纪 70 年代晚期到 80 年代的人来说，这个观点有多难以理解。在那个时期，我把这种新的思想方式传授给纽约多个精神分析机构的学员。即使是把这种观点牢记在我自己的头脑中就已经相当困难；对我的学生而言更是难上加难，因为他们是第一次接触这种观点。这种概念如此新奇，以至于在我们的头脑中竟没有容纳它的位置。这种观点重塑了我们对互动的理解——不仅是精神分析治疗中的互动，而且是所有的人际关系。

站在今天的观点来看，实在不可能理解在当时这些观念是多么激进，因为我们今天的思维已经被这种观念重塑了。是的，我就是如此认为。这就好比不识庐山真面目，只缘身在此山中。一旦我们理解了这种观念，它就深深地渗入我们的骨髓，令我们体验世界的方式都彻底不同了。

莫顿·吉尔（Merton Gill）（1982）也曾为将这一概念介绍给世人作出了贡献。吉尔通过独立的研究也得出了同样的结论——只是晚了差不多十年。本杰明·沃斯坦（Benjamin Wolstein）从 1959 年开始论述移情与反移情的交织关系,但在 20 世纪 70 和 80 年代他的工作转向了另一方向(Hirsch,2000;Shapiro,2000)。哈罗德·瑟尔斯(Harold Searles)也值得在此一提。1949 年,他撰写了一篇论文,表达了与列文森相近的观点。这篇文章两次遭拒,最终被罗伯特·朗斯(Robert Langs)发现,并在 1979 年得以发表(Searles,1978—1979)。在瑟尔斯颇具影响力的第一本文集中,许多论文都在探讨类似的主题。另一位领先于时代的作者,海因里希·拉克尔(Heinrich Racker,1968)尽管在列文森出版第一本书之前在美国没有多少影响力,但他曾在 20 世纪 40 年代至 50 年代中期撰文论述分析师反移情的不可避免及其价值。当然还应该提到列文森的老师,哈利·斯达克·沙利文(例如,1940)、艾瑞克·弗洛姆(例如,1955)和爱德华·陶伯(Edward Tauber,1954,1959),因为他们都谈及了这种观念的雏形,即人们相互之间持续地发生互动,并以无意识的方式相互影响。换句话说,列文森创造性的伟大飞跃并非凭空而生。

然而,即使在这些作者的著作中隐约可见最终在列文森著作中明确表达的想法,也只是在我们熟悉了列文森的思想后,才能在其中有所发见。(沙利文是例外,列文森大量论及了他。)在列文森明确阐述之前,人们都没有认识到分析师与病人的无意识卷入是不可避免的。

在我尚未确信自己理解了列文森所谓的"理解之谬"时,这种新的思维方式令我沮丧。一读他的书,我就知道他是正确的,而我的临床工作也立即因他的思维方式而得到启发;但我又想,接受他的观点就要求我必须抛弃许多我曾经深信不疑的旧观念。列文森写道,任何认为解译仅仅是分析师把信息传递给病人的治疗师,注定会无意识地参与治疗,以解译的方式重演的恰恰是病人求诊所希望解决的问题。"你无法不互动"意味着分析师所做的任何事情,多多少少都是互动的一部分,无论她是否理解这一点。

列文森写道:

　　　　行动,或行为,是一种语言,是对言语的准确转换。病人与治疗师所讨论的内容，同时也在双方之间表现或演出。我再次强调：*精神分析的效力很可能取决于对做出的行为说了些什么。*这是治疗中始终存在、不可或缺的成分，而不是失败的治疗中偶尔出现的人为差错。[《改变之谜》，(边码)第 88 页]

因此，在无意之中，治疗受虐型病人时，分析师以施虐的方式对受虐做出解译；治疗诱惑他人但又恐惧性爱的病人时，分析师以诱惑的方式对病人的恐惧做出解译；治疗脆弱自恋的病人时，分析师以伤害病人的方式对病人的自恋做出解译。分析师只能求助于反思她自己、病人以及两人之间互动的体验，来尝试理解发生着什么——从而把她自己摘出来。这却是说来容易做来难。人如何看到正在建构着自己的体验的东西？我能否不再相信我所知的关于病人和我自己的事情？我对病人的理解是否全是错的？初次接触列文森的著作给我带来了几多精神上的危机。

我以为我不得不抛弃那些曾经珍视的观念，其实不必。确定意义时要优先注重临床过程，这并不排斥其他观念。但我对列文森著作的感受如此之深(那是极少数能使人熬夜捧读的理论)，应该让未曾经历 20 世纪 70 年代的年轻读者了解一下，当列文森第一本书的观念还非常新奇的时候的那种感觉。

那并不是很久以前。然而我们都知道，从那时起，精神分析改变了许多。列文森的贡献是参与推动了改变，还是标示了业已发生的改变？答案更可能是两者兼而有之。当然，其他的事，且是大事，正在发生：20 世纪 70 年代中晚期和 80 年代中期正值一些弗洛伊德主义者(如 Gill and Holzman，1976)将诠释学的观点引入精神分析之时，他们从而质疑了弗洛伊德的元心理学(metapsychology)，而诠释学观点比力比多理论或结构理论更容易与列文森这种理论相容。

当时，关系精神分析正在兴起。格林伯格与米切尔(Greenberg & Mitchell)的《精神分析理论中的客体关系》在 1983 年面世，我们如今认为与关系学派联系最为密切的所有学者都在大约同一时期开始著述。在我看来,列文森对于关系思想的贡献,彻底转变了我们对互动性质的理解,这是创新性的,甚至是前无古人的;而我同时也认为,这一影响尚未得到许多关系学派学者的充分认识和理解。斯蒂芬·米切尔作为朋友与同事,多次明确表达沙利文对他的极大影响。

ix 然而,如果没有列文森,沙利文的思想就无法成为一种精神分析思想。正是列文森与本杰明·沃斯坦一同将沙利文的洞见转变为精神分析的一个流派。

在沙利文的观点中,分析师是颇为超然的。沙利文的"参与观察"其实不是对反移情概念的变革,因为它期待着分析师始终保持着退后一步并观察自己所作所为的能力。换言之,沙利文并无任何相互重演(mutual enactment)的思想。

相互重演的概念是列文森构想的,甚至是他一手创造的。更确切地说,正是列文森首先领悟到持续的相互无意识影响必然意味着相互重演。我是否显得对他过于称颂了? 我不这样认为。在 1972年《理解之谬》最初出版之时,乃至多年以后,关于这一主题根本没有其他论著。其实雅各布斯(Jacobs,1991)是将重演一词引入精神分析词典,或至少是将该词用于分析师的体验与行为上的人。雅各布斯以非凡的敏锐描述了在他自己生活中病人的移情引发他的回忆和重演的事例。但这个重演的概念并不是列文森所描述的充分社交意义上的概念。在雅各布斯看来,病人影响分析师的体验与行为的能力是偶尔发生的;而在列文森看来,这一影响则无时不在。

自从列文森提出这个概念以来,出现了大量充分社交意义上的重演概念,而其中大多来自于关系学派的作者。有些概念不同于列文森著作的某些内涵(例如,Hoffman,1990;Greenberg,1987;Stern,待出版)。但无意识互动不可避免的概念,给后人留有空间,为厘清后来的各种差异提供了可能,这个具有包容性的概念乃列文森始创。

x 让我再来谈谈本卷的两本书之间的关系。下面是列文森在近期出版的一份访谈录(Hirsch and Iannuzzi,待出版)里谈到第一本书是怎样产生的：

> 你知道《理解之谬》是怎么产生的？——我在怀特（威廉·
> 阿兰森·怀特精神病学、心理学与精神分析研究所）发表了一篇
> 根据青少年治疗服务中的高校退学项目撰写的论文。基础图书
> （Basic Books）的一位出版商在听众席中，他说希望据此出一本
> 书。他绝对是一路引导着我；他陪了我两年。每周和我一起吃
> 午饭，我给他写好的章节，他浏览书稿并且给出很好的建议：你
> 需要扩展这里，阐述那里。当书出版时我从未认为它会产生影
> 响。你知道，我多少有些是被一路推着完成的。

基础图书的这个人是阿瑟·罗森塔尔，列文森在第一本书的序
言中不仅称他是他的出版商，更是他的"导师和缪斯"。我曾听闻，罗
森塔尔那时对许多精神分析的作者也曾起到过类似的作用。无论如
何，对《理解》一书起源的这段叙述有助于我们理解这本书，它解释了
书中为何有第九到十一章。这三章关注的是青年与大学生辍学的相
关心理问题，这是 19 世纪 60 年代的核心热点问题，特别是在像怀特
研究所这样的低收费心理诊所的核心问题。列文森曾在怀特学习和
工作，最终担任了所长。在我看来，了解《理解》一书起源的意义在
于，了解列文森是在一种特定的情境下建立了他的观点：他与同事们 xi
当时致力于处理一个相对较小的临床人群的问题。从列文森的第一
本书中，我们可以看到他还在将这一系列非常特殊的问题推衍到更
广泛的情境中。在这样做的时候，他极大地依赖于结构主义作为他
建立思想的理论基础。

在第二本书《改变之谜》中，与前书不同，我们会看到更自信的语
气和更广泛的涉猎。结构主义的脚手架完全消失了。这时列文森依
赖的是最广义的语言理论：符号语言学。在知名的符号语言学家中，
如果不是大多数、也至少许多的确曾经是结构主义者，然而列文森此
时感兴趣的不是这些观点的结构主义层面。符号语言学也不是他建

立思想的平台,如同在第一本书中结构主义的作用那样。事实上,列
文森利用符号语言学来表达他自己关于意义的产生和抑制的观点。
列文森看起来已不再需要以别的理论为支撑,他已经深入主题,他此
时已有了足够的自信,自己的思想就足以承载这本书。

所以,如果你按出版的先后顺序来阅读这两本书,可以把《理解》
看作是对主题的介绍,而《谜》是这些思想更为成熟的发展。不过还
要顺便说一句,尽管在两书之间列文森思想的大体方向是一致的,但
不要期待他的思想原地不变。它在变化。变化是列文森著作中保持
不变的一点。

列文森在这两本书面世后继续著述并随后发表了大量论文。
1991 年他的一组论文结集出版,名为《偷来的自我:精神分析的人
际观点》。(他后来的论文尚未以书的形式出版。)不出所料地,他
的思想在持续发展变化。然而不变的是列文森对临床过程的研
究。他的大量著作延续思考着当两个人一同探讨其中一人的问题
时会发生什么。列文森也未曾改变他关于现实和幻想的性质的立
场,你将会读到:列文森把沙利文对人际关系的强调引入了现代,
他坚定地指出最为重要的问题是:"这里发生着什么?"当列文森说
"发生着什么?"的时候,他的意思是真正发生着的是什么? 如沙利
文一样,列文森认为现实是单一的,因而你我之间体验的不同反映
出的不是我们建构了不同的现实,而是我们对共同体验的同一现
实的不同理解。这一观点并非毫无质疑之声(Greenberg,1987;
Hoffman,1990;Stern,待出版),但即使是批评这一立场的人也同
意列文森提出的,性和攻击驱力应被早期家庭关系中产生的经验
模式所取代。

列文森不赞同心理动力学的传统概念。他以符号语言学替代动
力学,指出焦虑反映出"符号语言失能",即不能使用语言来把握经验。
"在我看来,"他写道,"知道,其实说存在,就等于语言。"(《谜》,(边码)
第 149 页)。焦虑是困惑之果。当我们难以理解在我们身上发生着
什么、或发生了什么的时候,我们感到痛苦。列文森借用 R. D. 莱昂

(1967)的概念来说,我们"被蒙蔽了"。当我们由于原生家庭的各种
关联而无法理解生活的某些方面时,我们必须被蒙蔽。因而幻想不
是对现实的歪曲,也不是(如弗洛伊德所理解的)驱力与防御互动的
表征,而是对现实世界中无法理解的内容所做的不当的或异于常规
的符号化,"处理困惑难解的经验时的挣扎尝试"(列文森,《谜》,(边
码)第 15 页)。例如,在表述不同意弗洛伊德对自己著名的艾玛的梦
做出的驱力取向的解释时,列文森写道,"这个梦简单明了地说出了 xiii
发生了什么"((边码)第 20 页)。读到列文森对艾玛的梦的解释(第
二章,《谜》):无论你是否赞同他的观点,你都会震惊不已。在列文森
系列著作中始终不变的另一点是意想不到的旁征博引。列文森的引
用从苏菲教派到犹太法典,到一般系统论,到贝特森,到解构主义,到
全息图理论,到拉康,到神经科学。他的写作风格颇为诙谐。他是个
不怕显得可笑的精神分析师,即使他的目的是严肃的,情形也通常是
如此。在我们领域中,不止一位学者曾经评论说列文森不断评点,如
同牛虻一样烦人。他享受着这一角色,而且似乎一直享受着这一角
色。然而他是一只有计划的牛虻,一个有目的的恶作剧精灵。

　　不要期待列文森告诉你如何将你自己从与病人持续不断的无意
识互动中抽身出来。并没有那样的技术,因为整个程序的要点是对
于你与病人共处的情境产生新的觉知。新的觉知不可能从一套规则
中产生。你需要摸索;你需要寻找方法去看见并理解那些在所说的
话与所做的事之间的看不见的联系。这也是列文森著作中始终不变
的又一点:他拒绝告诉治疗师他们该做什么,而坚持认为在心理治疗
的核心,尤其是有效的心理治疗的核心,隐藏着奥秘。

　　　我并不建议治疗师让自己的行为吻合他所听到的内容,扮 xiv
演慈父或严父或者其他的什么。互动必须和言语一样,是整个
情境中真实而复杂的一部分。我不认为我们最终能够知道改变
为何发生,但我相当确定的是,改变不是单凭意义沟通就能带来
的结果。在语言上敏锐的治疗师,通过留意说出的语言与行动

表现出的语言之间的对应性,促进着治疗过程,即使他并不确知自己在做什么。[《谜》,(边码)第 88 页]

当行为与言语之间原本不可见的联系第一次在分析师的头脑中出现时,这些联系是新奇的。所以要当一名精神分析师或者精神分析取向的心理治疗师,需要对新奇有敏锐的嗅觉,或至少是对阻碍发现新奇的事物有敏锐的嗅觉。理解你如何被病人变形(transformation)("变形"是列文森在早期著作中爱用的一个词)的要点是寻找你的方式去发现新资料,这些资料无法在你已有的知识中找到——这些资料事实上正是病人来就诊想要改变的习惯经验方式所遮蔽的。列文森劝告我们不要屈从于诱惑而仅仅梳理眼前的发现。我们获得新觉知的方式,是警惕我们已知的资料正是由那些我们尚未了解的过程所形成的。如果我们只是根据理论梳理已知的资料,那么我们所做的不过是强化无意识的现状。我们需要抵挡诱惑,不对我们与病人的关系下定论,并且质疑我们所能把握的任何规律。这种质疑,如果是成功的,结果是不可知的;然而在列文森看来,这条不可知的道路是唯一的道路。

列文森认为解译,即使是创造性的解译,也多半不过是建立一种新秩序,而治疗的全部要点应该是扰动秩序。分析师需要做的一切(当然,这也是说来容易做来难)只是设法发现病人与治疗师关系的新认识,因为当分析师做到这一点,其余的都会自己发生。有时分析师有意识地告诉病人这一改变,但更多的时候,分析师内在的变化促使她提出可以揭示新资料的问题,或促使她在对待病人时不再带来放松,由此激起某种新体验;互动过程以这种方式持续。新的资料展现出来。随后这一过程再度开始。事实上,这种释放与无意识嵌入相交替的过程从无休止的情形,接近于临床体验。我们在解放自己的同时,又以其他的方式陷入。而在列文森看来(也在我看来),这就是精神分析。

——唐奈·B. 斯特恩(Donnel B. Stern),2005 年 8 月

参考文献

1. 弗洛姆(Fromm, E.)(1955).《关于自由联想问题的评论》(Remarks on the problem of free association). *Psychiatric Research Reports*, 2:1—6. 另见斯特恩(D. B. Stern),曼(C. M. Mann),坎特(S. Kantor)和施莱辛格(G. Schlesinger),《人际精神分析的先驱》(*Prioneers of Interpersonal Psychoanalysis*). Hillsdale, NJ:The Analytic Press, pp. 128—134.

2. 吉尔(Gill, M. M.)(1982).《移情分析 卷 1:理论与技术》(*The Analysis of Transference, Volume 1:Theory and Technique*). Psychological Issues, Monogr. 53. New York:International Universities Press.

3. 吉尔(Gill, M. M.)& 霍尔兹曼(Holzman, P. S.)主编. (1976).《心理学与元心理学:纪念乔治·S. 克莱因精神分析文集》(*Psychology versus Metapsychology:Psychoanalytic Essays in Memory of George S. Klein*). Psychological Issues, Monogr. 36. New York:International Universities Press.

4. 格林伯格(Greenberg, J.)(1987).《论奥秘与动机:评列文森的〈改变之谜〉》(Of mystery and motive: A review of Levenson's *The Ambiguity of Change*). Contemporary Psychoanalysis, 23:689—703.

5. 格林伯格(Greenberg, J.)与米切尔(Mitchell, S. A.)(1983).《精神分析理论中的客体关系》(*Object Relations in Psychoanalytic Theory*). Cambridge, MA:Harvard University Press.

6. 赫希(2000).《本杰明·沃尔斯特恩访谈》(Interview with Benjamin Wolstein). *Contemporary Psychoanalysis*, 36:187—232.

7. 赫希和赖努兹(待出版).《埃德加·A. 列文森访谈》(Interview with Edgar A. Leveson). *Contemporary Psychoanalysis*.

8. 霍夫曼(Hoffman, I. Z.)(1990).《观者眼中:回复列文森》(In the eye of the beholder: A reply to Levenson). *Contemporary Psychoanalysis*, 26:291—299.

9. 雅各布斯(Jacobs, T.)(1991).《自体的使用:分析情境中的反移情与沟通》(*The Uses of the Self:Countertransference and Communication in the Analytic Situation*). Madison, CT:International Universities Press.

10. 莱昂(Laing, R. D.)(1967).《经验的政治》(*The Politics of Experience*). New York:Pantheon.

11. 列文森(Levenson, E. A.)(1991).《偷来的自体》(*The Purloined Self*),费纳(A. H. Feiner)主编. New York:Contemporary Psychoanalysis Books.

12. 拉克尔(Racker, H.)(1968).《移情与反移情》(*Transference and Countertransference*). New York:International Universities Press.

13. 瑟尔斯(Searles, H. F.)(1965).《精神分裂症及相关主题论文集》(*Collected Papers on Schizophrenia and Related Subjects*). New York:International

Universities Press.

14. 瑟尔斯(1978—1979).《关于移情与反移情》(Concerning transference and countertransference). *International Journal of Psychoanalytic Psychotherapy*,7:165—188.

15. 斯特恩(Stern,D.B.)(in press).《错把自己的影响当帽子的人:评埃德加·A.列文森访谈》(The man who mistook his impact for a hat:Commentary on the interview of Edgar A.Levenson). *Contemporary Psychoanalysis*.

16. 沙利文(Sullivan,H.S.)(1940).《现代精神分析的概念》(*Conceptions of Modern Psychiatry*). New York:Norton.

17. 沙利文(1953).《精神病学的人际理论》(*The Interpersonal Theory of Psychiatry*). New York:Norton.

18. 陶伯(Tauber,E.)(1954).《探讨反移情资料的治疗使用》(Exploring the therapeutic use of countertransference data). *Psychiatry*,17:332—336.

19. 陶伯(1959).《弗洛姆概念中即时性的含义》(The sense of immediacy in Fromm's conceptions). 见《美国精神病手册 卷2》(*The American Handbook of Psychiatry, Vol. 2*), ed. 阿里尔蒂(S. Arieti). New York:Basic Books,pp. 1811—1815.

20. 陶伯(Tauber,E.)与格林(Green,M.)(1959).《前逻辑经验:探询梦与其他创造过程》(*Prelogical Experience: An Inquiry into Dreams and Other Creative Process*). Hillsdale,NJ:The Analytic Press,2005.

21. 沃尔斯特恩(Wolstein,B.)(1959).《反移情》(*Countertransference*). New York:Grune& Stratton.

理 解 之 谬

序

写作好比在登山途中同伴落入冰川裂缝。多年以后，随着冰川必然的运动，他重现山脚，冻结于永恒的青春中。幸存的登山者老眼昏花地看着他年轻时的同伴。作者也比书老得更快。当书面世之日，作者已不在写书的那时。我遂把写书看作进程。当书写完，希望自己已在前方某处。本书并非要把精神分析现实像蝴蝶一样订成标本，而是要探讨治疗晤谈那短暂无常的时限性。

本书是对1968年在威廉·阿兰森·怀特精神病学、精神分析与心理学研究所25周年研讨会上首次发表的主题所做的丰富与发展。从首次成形到现在的时间没有冰川时代那么长，这要感谢我的出版商、导师和灵感之神，阿瑟·罗森塔尔。若是没有他的激励、支持和敏锐的编者建议，这本书还深藏在冰封之中。我感谢许多同事和朋友的帮助，特别是爱德华·陶伯和欧文·辛格阅读了手稿并提出了建议。怀特中心诊所的内森·斯托克姆尔·阿瑟·费纳和莉莲·费 希尔对我的思想特别有启发。研究中心主任厄尔·威特伯格维持着兼收并蓄的氛围，让处于萌芽状态的思想得以交流。

怀特中心诊所的行政助理多丽丝·扎法拉普拉斯恪尽职守、临危救难，理清难以计数的手稿，让一切井然有序。在透明胶带贴起来的、字迹潦草的手稿上，弗吉尼娅·马拉贡、唐纳·伊根和梅赛德丝·巴里辛勤工作。我感谢大家的支持和耐心。

E. A. L.

第 一 章

导言:精神分析真理的
时代局限性

　　精神分析如今能给予人的安慰,并不多于在临终之榻上阅读克尔凯戈尔。它一度是社会生活中的强大力量,如今却极有可能走上宗教和哲学的道路。在流行读物与专业论著中,人们争论着"上帝死了吗?"和"精神分析死了吗?",同样充满热情又不着边际。除了献身此业的专家和时尚的客厅知识分子以外,对人们来说精神分析似乎已不再重要。

　　自 1900 年创始起,弗洛伊德的新兴理论就遭遇怀疑和嘲笑。如今被视为精神分析运动经典之作的《释梦》,第一次印刷的六百本用了八年才卖掉。四十年后,精神分析的概念和语言深植于科学与流行文化中,似已全然不可变更。人们曾难以想象,如果俄狄浦斯情结、本能驱力、力比多和潜在同性恋这些概念丧失了广泛认可的标志性价值,世界将会怎样。然而,到了 20 世纪 60 年代初,苏珊·桑塔格(Susan Sontag)却可以这样说:

　　　　对精神分析的幻灭激发出我们文化中最高深复杂的见解,人们对它失望是可以理解的;对于一种已经变得如此冠冕堂皇又平淡无奇的观点,人们很难不排斥。在美国中产阶级中,精神分析的术语已经成为个人攻击的惯用武器,表述焦虑(也是借此抵御焦虑)的例行方式……精神分析治疗并不质疑社会;它仍让我们回到尘世,只让我们更善忍耐,却没带给我们希望。精神分析被理解成反乌托邦和反政治的———一种绝望的、本质上是悲观的尝试，想要在沉重而不可避免的社会要求下保护个体。[1]

新一代治疗师质疑精神分析的理论假设，激进的左翼和右翼分子共同质疑精神分析的政治社会意义———对极端的左翼而言，是因为精神分析的政教合一倾向（pro-establish-mentarianism）和保守主义；对极端的右翼而言，精神分析理论已被莽撞的美国修正者掺水，特别是凯伦·霍妮（Karen Horney）、克拉拉·汤普森（Clara Thompson）、艾瑞克·弗洛姆（Erich Fromm）和哈里·斯塔克·沙利文（Harry Stack Sullivan）。精神分析作为一种治疗模式的实用价值也同样受到攻击。有的人说它毫无价值，甚至有害，有的人承认它的疗效，但抨击为了取得疗效要付出大量的时间和金钱。各种快速见效的治疗专家，从约瑟夫·沃尔普（Joseph Wolpe）的行为疗法、带来安宁快乐的灵丹妙药、到人类潜能运动的按手（以及脱裤）* 治疗，都会这样抨击精神分析来说服病人："你不用花上四年时间和两万美金才知道，就像菲利浦·瑞夫（Philip Rieff）所说的，精神分析并不能治好你的病痛，只是让你与它和平共处。"[2] 对于这些火力密集的攻击，精神分析师所做的反应越来越像傲慢先知特有的反唇相讥："去你的吧！你才不配得到我的启示。" 5

精神分析界的许多大厦拉起了遮挡风雨的防护窗。诸多迹象显示，人们不再追求统一。我们想起，弗洛伊德本人曾告诫众人，不要太过热衷于把精神分析当作治疗模式；他提醒说，精神分析的主要功用是研究工具或者元心理学。他提醒我们，它是精英取向的：它最适合于一群相当特殊的寻求者，他们拥有时间和金钱，并乐于追求比平静和适应更高的目标。换言之，我们知道它有效，但只是对经过精挑

---

*　按手（Laying On of Hands）是来自《圣经》的一种仪式，具有治疗作用。《圣经·马太福音》9：18"耶稣说这话的时候，有一个管会堂的来拜他说，我女儿刚才死了，求你去按手在她身上，她就必活了。"按手通常是把手放在对方的头或肩上，但曾有以按手为名进行性挑逗的案例。因而作者讥为脱裤（taking off of pants）。

细选的某类病人而言。早期的弗洛伊德主义者拒绝治疗精神病、性变态和病态人格，因为根据他们的理论，上述病态显示"初级思维过程"闯入了意识，这些被禁止的愿望和想法原本是涌动在自我的调节和驯服之下的。没有压抑就没有神经症，而没有神经症就没有"治疗"。用同义反复的句式来表达就是：我们的理论不治疗不可治疗的病人。哈里·斯塔克·沙利文正是通过治疗精神分裂症病人确立了他本人的地位，这是之前认为不可治疗的精神病。然而沙利文对治疗癔症却不抱希望，那类病人是弗洛伊德在开创精神分析之初所研究的。在谱系的另一端，有别于放弃统一和谨慎应用治疗，各个流派的分析师都在设法创造捷径或将精神分析的原则推衍到团体过程、家庭治疗、联合婚姻疗法——可能替换为任何疗法。看来病人可以选择的无非是普罗克汝斯忒斯之床或刑架。*

　　甚至大分裂也似乎平息了。四处斑鸠啼鸣。** 我们一致认可我们的不一致。我们了解到，无论何种信仰的资深治疗师在实践操作中都更相似，而非更不一致，而且，不同机构的资深治疗师之间也比他们和同流派的新手，即使不在理论上也在实践中更相似。对理论教条的信仰不如敏感与经验来得重要。我们也一致认可了我们的一致之处：据说自我心理学的后期发展缩小了早先分裂的力比多理论者与文化修正者之间的距离。极端保守的右翼因回归弗洛伊德的斯巴达原则的呼声而平息，例如诺曼·布朗（Norman Brown）比弗洛伊德还弗洛伊德的原教旨主义；自由的左翼安于埃里克·埃里克森（Erik Erikson）的温和父权主义，更为激进的左翼则安于费尔贝恩（Fairbain）客体关系理论中工匠式的社会建构或回归威廉·莱希（Wilhelm Reich）奥尔根疗法（orgone therapy）的更野性的呼唤。

---

　　* 普罗克汝斯忒斯是希腊神话中的妖怪，他抓住旅人，让他躺在铁床上，如果个子比床长则截短，比床短则扯长，比喻不顾情况地生搬硬套。这里的刑架也是拉长身体的，所以意为没有别的选择，只能接受生搬硬套。

　　** 出自《圣经·雅歌》2:12:"地上百花开放。百鸟鸣叫的时候已经来到，斑鸠的声音在我们境内也听见了。"形容春天的到来。

发生了什么？弗洛伊德、阿德勒、荣格、霍妮、弗洛姆、沙利文，每一人都受到同样的改变。他们每一人都曾相当成功地治愈某种先前认为不可治疗的病人。每一人最初都遭受质疑、愤怒和排斥。经过一代人后，他们的洞见却变成了不证自明的真理，最终沦为陈词滥调。最初，人们说他们错了，简直疯了。后来，人们说那是我们一直在说的，他们只是换了个新词；再后来，那些根本不值得说。为什么这些革新者起初的影响如此这般地消散了？是因为我们吸收了他们的观点，已被他们改变？他们的影响是否恰恰改变了他们所描述的现象？由于弗洛伊德的发现，无意识是否已被侵蚀？还是说，随着他们的时代过去了，他们的观点变得不合时宜、无关紧要？当今我们生活在不同的社会——一个充斥着避孕药、青霉素注射和合法堕胎的社会，弗洛伊德的性驱力理论是否已变得无关宏旨？无论如何，当然没有谁能成为未来一代的先知，让他的追随者倡导众人皆知的事实①。

曾有一种年轻人佩戴的徽章，上面写着"上帝在墨西哥城安然无恙"。*　那么，精神分析也安然无恙，只是在别处。那个别处就是整个社会发展所向。我们生活在充满变迁的时代。我们以为的永恒真理，实际上无法超越时间与空间的限制。我们自己、我们的病人、病人的主诉、我们关于治疗和痊愈的概念本身全都是我们所处时代的表现，并最终是这些概念彼此的表现。我们如同琥珀中的昆虫，嵌在我们的时空中。期望自己的理论和临床观点永远重要的治疗师，就会感觉自己像个小男孩，吃惊地发现刚刚开走的是火车，而不是站台。

我们对现实世界的认识其实是种创造；而不是对外部世界被动的镜像反映。它是依据个人世界输入的信息所形成的建构。正如冯·尤科斯卡尔（von Uexkull）指出的，"这个体验中的世界事实上

----

① 原文为"Apostles of the obvious"，是讽刺一些学者或治疗师把老生常谈的观点当作新思想提出来。

* 60年代流行的一种徽章，上面的文字是打趣存在主义哲学家尼采的名言"上帝已死"。

正是蚂蚁、青蛙、婴儿、澳洲土著、雅典人、中世纪的僧侣与现代纽约人之间最大的不同"。[3]这个在人们认识中的世界也具有时空局限性。我们所有的人生活在同一时代同一社会,因此我们对世界的体验相似多于不同。那么,20世纪70年代的弗洛伊德主义学者必然与同时代的沙利文学派学者而非早先的前辈拥有更多共同之处,即使不是理论上也是在实践中如此,尤其如果他俩都是美国人。

病人也有时代局限性。我们回顾弗洛伊德的案例时,那看起来就像银板照片一样老旧而陌生。在下文我将详述,我们无法透过弗洛伊德的眼睛看见那个癔症的年轻女孩。癔症这一诊断的含义今天已经不同。我们怀疑,如果回溯来诊断,20世纪的癔症病人会被诊断为精神分裂症边缘状态。更或许,如果那女孩生活在今天,她不会成为癔症患者,也可能不会表现出同样的症状。下文我将阐述,任何事物脱离了原有的时间、空间及其关系纽带,就变得无法理解。如果以为我们可以置身事外地观察或不带歪曲地观察我们自己经验之外的事物,那是认识论的谬误。

将精神分析的理论与实践放回其时代背景进行总结,能够厘清不同意见的下述纷争。谁的精神分析才是"地道的"(true)精神分析?或许他们这些都是,只是处在不同的时空。精神分析体验跨越了七十年飞速变化的世界,每一种理论立场都捕捉到它的一个不同侧面。关于精神分析的许多争论未能考虑到我们处理的不是静止的过程,而实质上是改变的累积,这种改变如此之迅速,以至于麦克卢汉(McLuhan)的名言"只要管用,即已过时"也很适用于精神分析。精神病学主诉的性质、治疗所需的关于谁应是病人的共同认定、社会关于心理健康与正常的界定,都已发生如此急剧的改变,在20世纪40、50年代那个黄金时代出现的"经典的"强迫症,现今通常不再是病人而是已为病人的父母,而弗洛伊德时期维也纳的那种表演性癔症则几乎无处可寻了。所以,精神分析自有代沟,事实上代沟还不止一条。

我希望人们认识到,精神分析至多是途径,而不是教条;换言之,它的探询方法比起它的内容更少受到时空的局限。服务于自身时代的精神分析疗法或许与苏珊·桑塔格所抱怨的中产阶级精神分析一样孤芳自赏。它在某种程度上必定与社会脱节。

或许这看来有些自相矛盾，因为我一直在口口声声地说我们都身处自己的时空，且对此毫无感觉，如同鱼在大海中一样。然而，我们有可能对改变的些微迹象更加敏感，借此生活在那海的浅湾里。在这一意义上，精神分析师必须达到艺术家的标准，即麦克卢汉所谓的"整体意识者"（man of integral awareness），他"在各行各业中都有，无论是科学领域还是人文领域，他理解自身行为的含义与所处时代的新知识的含义……早在文化与技术变革转化世界的影响力发生的数十年前，艺术家就捕捉到了这些变革的讯息。于是他建构模型或诺亚方舟，以迎接即将来临的改变"。[4] 一切对社会的偏离都处在改变的峰顶浪尖，尽管艺术感受力各有不同。精神分析师不能比他所治疗的病人更陷于眼前的社会现实中。狭隘主义（provincialism）是精神分析的脓毒。

狭隘主义可延伸为对机构的忠诚。我广义地使用"精神分析"这一名称，而不是作为某个特定学派专用的标识。基于无意识（相信非理性的重要性：梦、口误、联想、白日梦）与移情（相信独特形成的病人—治疗师关系具有治疗力量）的深度心理治疗即满足我所称的"精神分析"的基本条件。我也不会将我的观察局限于以会谈频率、躺椅和沉默为装点的纯种精神分析。精神分析概念的意义已然渗透到各种心理治疗模式：团体治疗、家庭治疗、联合治疗、每周一次的治疗。精神分析并不只是一种特殊心理修复方式的指南。

如果把精神分析放回它的社会环境，放回它在经验之流中的位置，但愿人们可以看到，精神分析并非高深莫测的奥秘，而是一种探询结构，其意义超越了咨询室中的治疗师的具体需求。在病人与分析师之间适用的，也同样适用于父母与孩子、丈夫与妻子、男人与女人、黑人与白人。在这样的人际交汇中，少数族裔的身份在治疗室内与在街头一样重要；社会系统与家庭动力一样影响着青少年或女性

11 人生的起伏。这个青少年既是白人的新负担*，也是激素狂飙突进
(Sturm und Drang)**的受害者。精神分析的意义延伸广泛，从探询
的这一端，莱恩（Laing）所谓的"经验的政治"（politics of experi-
ence），到个人心理动力，再到探询的另一端，美学甚至神秘主义。因
为精神分析拥有变化的结构，得以适用于许多经验领域。

　　简言之，我想从结构的方面探讨精神分析的改变，并将精神分析
与它所处时空的各个方面联系起来。这样就可以使用临床案例来描
绘出这种改变对当代精神分析治疗的意义。对于小小一本书来说，
这是很大的题目。假使我终于成功，希望读者多少有些把它当作神
话来读，也就是说，不那么在意表面内容，而更关注其中传达的意义
更大的改变之歌。这一主题既是科学的，也是美学的，因为正如桑蒂
拉纳（Santillana）所言，科学已被当成极其具体的研究贩卖给大众，
它的诗意与神秘再也难寻。

　　在这一结构的回顾中，我留待读者来确定你自己精神分析观点
所处的位置。为自我心理学、客体关系理论、格式塔疗法、场理论、系
统理论、社会精神病学这些无限多样的理论定位将大大超出这本小
书的范围。我甘于追求肤浅，因老子曰：

　　故常无欲，以观其妙；

　　常有欲，以观其徼。

　　此二者，同出而异名……⁵

　　以此为辞，下面我将继续探讨经验的表面及其在不同时间中的
模式。

---

　　*　白人的负担（The White Man's Burden）是英国诗人拉迪亚德·吉卜林于 1899 年发
表的一首诗，是指白人有责任"统治"、"教化"土著居民。

　　**　此处借用了"狂飙突进"一词，最初来自克林格尔的同名悲剧，常指 18 世纪 70—80
年代初发生于德国的文学运动，强调个体主观性，特别是极端情绪的自由表达。

第 二 章

"万物流逝：选择互斥"
——精神分析理论的变迁

　　精神分析理论与实践的混乱，并不只是使用躺椅和一周五次的治疗变得罕见。即使是最不拘泥教条的、最能灵活应变的心理治疗工作者也不免会遇到相似的困境。这是因为，在治疗情境中，纵使最简单的事也会发生复杂的衍化。治疗工作中最简单、也最直接的或许就是正中靶心的解译了。下面有个相当粗略的例子，病人是名中年男子，有着长期的婚姻问题。在大约三十年的婚姻中，他平时对妻子友善羞怯，而酒醉后恶言相向。清醒的时候他不记得自己曾经发怒。他们已经很多年没有性生活，就是之前的性生活也是勉强维持。他寻求治疗的主要原因是工作困难（此前他在这方面无疑颇有能力），次要原因是妻子的敦促。她正在接受个体治疗，并威胁要离婚。他在治疗中的表现正如根据他的社交面具可以预期的，显示出友善和兴趣，急于承认自己的缺点，表面上渴望了解自己并作出改变，但他不过是在治疗情境表面轻轻滑过，如同在他的婚姻中一样不为所动。

　　经过仅仅几个月的治疗后，治疗师带着几分恼怒指出病人全然不投入，说："我一直在等着你自己理解，但既然你没有，我就告诉你我的看法。"于是治疗师源源本本地讲出他对病人的印象，病人与他充满诱惑的母亲紧密相连，他排除在意识之外的强烈愤怒充斥了过去他与女性的每一份关系，他也把这种依赖而又仇恨的关系带进了与妻子的关系。这一解译的内容描绘了重复的模式，反复出现的、破坏一切的生活策略。然而值得注意的是,这个解译中并没有涉及病人对治疗师的被动—阻抗行为;也就是说,治疗师没有进行移情的解译。不但如此,治疗师也没有指出他的被动攻击与妻子的任何真实特点有关,而他的妻子毕竟可能与他的母亲十分相像。这个解译只是简单的归纳总结。

　　然而治疗师所作所为产生的影响令人惊讶。病人发生了"顿悟",出现了"啊哈"的现象。突然间一切都清楚了;他看到了所有的联系。他奔回家,充满兴奋地告诉妻子他认识到过去他是怎样对待她的,D医生是个多么棒的分析师,与十年前他遇到的治疗师多么不同,那个治疗师什么都不说、基本上不用心、可能还有点太喜欢做保证。一个小小的不和谐音符是:他只与妻子兴奋地分享了这些,而治疗师对这一意外的成功还几乎一无所知。过了几周,兴奋与希望的感觉消退了,不过这也是意料之中的。就我们所知,纵使是最富影响力的领悟,也必须要"修通",要反复重复。

　　内容的解译导致了领悟。然而这令人生疑。这位病人曾接受过治疗,他一定曾听到过同样的话。事实上,他的妻子就对他说过这些。这些内容并不怎么新鲜,但或许是交谈的方式有所不同。莫非是治疗师不耐烦、不愿被动地坐着这一点触动了他?莫非是因为这次呈现解译的方式更加有效?或许是这个治疗师看起来更有力量、更有男性气概。或许是治疗师表述解译时不像他妻子一样充满了失望与愤怒。但如果我们审视这位病人经历中的模式,另一个烦人的疑问又冒了出来。他总是惹起对方愤怒的攻击,随之又作出安抚。过去他对母亲是这样;现在他对妻子也是这样。当他酒醉后斥骂妻子的时候,妻子回骂,他会变得非常愉快、友好并一段时间表现出重修旧好的姿态。他帮着打扫卫生,对她极为关心。但在情感层面上什么也没有改变。他在床上对她与以前一样疏远。因此我们不免怀疑,他是否在对治疗师演出同样的模式?他是否力图诱发带有施虐—受虐色彩的互动?他是否仅是在重演他的生活模式?

　　对于不谙此道的人来说,所有这些听起来可能太过虚无。人终归什么也没理解:治疗效果可能是真实且有意追求的,可能是真实而偶然发生的,也可能是虚构不实的。然而所有治疗师都熟知这一困境。治疗师如何解决这一困境,取决于他将治疗过程立足于何处。每种精神分析理论(发展的、动力的或治疗的)都处在从内部空间到外部空间的连续体上;[1]换言之,即该种理论认为治疗过程发生在病人内心(精神内部)还是外部世界(人际关系)。在前者,精神内部装置是一切;在后者,关键则在于人际体验。因此,对关注于精神内部的治疗师来说,这位病人童年关系的无意义的强迫重演是最根本的。对关注于人际互动的治疗师来说,童年模式是病人和妻子主动重演的,他们双方共同构成了这一重复模式。这个模式并不是主要"在他内心"。治疗师在这个连续体上选择的位置以及为什么选择这个位置具有极大的重要性。这可不像把半杯水看成半杯满还是半杯空那么简单。

病人与治疗师一样,也在这个连续体上选择他的位置。病人与治疗师以及他们关于什么是问题、什么是治疗的共识,无不反映出无处不在的这方面的无意识取向。我将在后面详述,从精神分析早期发展至今,病人日益从指向内在的症状转为指向外部的症状,从精神内部的困扰转向关系和社交行为上的异常。治疗师则一直跟随着病人,也必须如此。解译也越来越多地针对过程,而非内容,治疗师描绘出经验的序列,明确病人特有的行为模式。随着精神内部取向的式微,行为的意义变得不那么重要。关于意义或动机的解译都是对行为目的的归因。由于这些意味着病人在以某种特定方式行为时的"心中所念"或"脑中所想",因而属于内心领域。

治疗中的病人、症状、目标和期待无一不在变化,被卷入这一变化漩涡的治疗师或者采取教条主义的立场,只践行"地道的精神分析"(恰当地参考那位先知),或者认为这一切都缺乏实证价值,而诉诸常识、临床判断、直觉、才华及其他。他们宣称所谓立场的问题与其说是实际存在,不如说是看似存在——它只是一种隐喻;事实上,我们是从不同的出发点在讨论同一个现象,别无其他。

立场是否会影响疗效？与人际精神分析师相比，立足于精神内部的分析师是否对治疗有不同的理解？他们的病人是否通过不同的方式而"好转"？或许他们治疗的病人就不一样？对于不同的病人可能有不同的治疗方式和不同的治疗师。在内部—外部这个坐标轴上，一个人的立场在多大程度上是必然的？这是文化还是素质的问题；即，一个人的立场或多或少是由他所处的特定时空决定的，还是由人格决定的？极端的精神内部立场，在最好的情况下，以对病人自身成长过程的尊重为基础，并奉行不干涉的方针。而在最坏的情况下，则使治疗师采取被动的、无所不知的姿态。而且，治疗师从来不会失败；只是病人失败了，没有成为可治疗的病人。在坐标轴的另一端，人际立场强调治疗在于与治疗师的互动经验。在最好的情况下，这带来真诚的接触，非权威性的会谈，同时尊重病人这个人而不是他的病。疾病分类学诊断这一精神内部取向精神病学的主要支柱，在人际氛围下变成了辱骂。在最坏的情况下，则堕落为"抚顶疗法"，依靠治疗师的布道力量进行治疗。没有不适合治疗的病人；而是治疗师没能治好他们。变化的两端是从领悟到经验：在这一端是病人在相对人际隔离的情况下了解自己；在另一端是病人在互动中了解他人。

上述区分只不过是比喻吗？或许如果治疗成功的话，我们多多少少都是出自同一扇门。我不这么认为。我认为我们拥有的立场不仅导向不同的后果，而且会在无意识中采用，并与个人所处的时代吻合。我们可能会赞同《戈兰德尔（Grendel）》中大祭司的观察："邪恶的性质可以概括为两个简单然而可怕又神圣的命题：'万物消逝'和'选择互斥'。"[2]

当代治疗师的所信与所行可能不尽相同，这让我们所讨论的取向问题更加令人困惑。治疗师可能在理论上站在精神内部一方，却践行着实用的人际治疗。于是琼斯（Jones）可以说，尽管正统分析师口口声声说以愿望满足和渐成论来释梦，"有治疗效果的释梦大多数是存在主义—现象学取向的，包括那些正统精神分析治疗师也是如此"。[3]何其不幸，精神分析需要一门语言考古学。在七十年的历史中,词汇已经改变了所指,变得陈腐无用或无关紧要。落伍的概念仍然作为纪念而保存;它们是历史传统的一部分,人们心照不宣,但不可望文生义。

简言之,不但是不同的治疗取向会产生不同结果,同一个治疗师也可能并不践行他的理论教条立场。事实上,当代所有流派的精神分析师可能治疗方式都差不多。这就像一句格言所说的,在墨西哥每个人都是天主教徒,连新教徒也不例外。或者也可以说,在当代美国每个人都是人际派,连正统的弗洛伊德主义者也不例外。这是个极其重要的问题。我完全无意于倡导新的治疗方式,只是为已在使用中的治疗方式提供一种新的理解框架。表面上的混乱很大程度上是源于现代革新的治疗方式及其所依据的落后理论之间明显的差距,那理论仿如一条华丽奢侈的孔雀尾巴,拖行在传统的尘埃之中。

总的来说,各种精神分析理论并不是用相互竞争的版本在描述永恒不变的真理。它们是具有时代局限性的对人类改变的理解。因为人永远不停地出现,持续不断地变化,随着周遭世界而改变,在精神分析上现在是"真"(true)的在五十年前并不是真的,在五十年后也不会。精神分析是其时代的产物。

第 三 章

重拾古代对真理意义的探求

　　如果即使是一条简单的解译,意义也会像池塘里的水波一样播散,如果一项简单的行为,后果也不可预期,那会怎样? 显然,这种高度的相互决定性并不局限于精神分析,而是一种非常普遍的当代现象。从海森堡(Heisenberg)的物理学到品特(Pinter)与贝克特(Beckett)的戏剧,这种因果之间直接联系的缺乏正属于当代思潮。并非只有精神分析发现,在我们的世界上,事情有时变化无常难以预料,规则和秩序有时不管用,明确无误的行为可能产生最暧昧难明的结果,而与其说过去是预期未来的基础,倒不如说它更像当前的产物。总之,看来最可预料的倒是不可预知性。现代人热议的失范(*anomie*)正是期望破灭的痛苦反应。

　　然而,还出现了一种新的视角,反映出爱因斯坦的"旧式"信仰, 所谓上帝不掷骰子*。这是观点的转变,从我们任由无常宇宙摆布的观点,转向窥见万事万物之间复杂有机联系的观点。这是组织与秩序的世界。在下文中我将阐述,我们业已从牛顿时代固定不变、机械定律的宇宙,经由遵从数学定律的统计学宇宙,转向了视世界为组织与关系的观点。很大程度上,这是个没有随机事件的世界;后果之所以不可预测,只因为因果关系处在复杂的突触网络联结中。我们知道事物之间互相联系;但我们常常不知道这些联系是为何与怎样发生的。

————————————

　　* 爱因斯坦名言,意为世界不是随机的,我们眼中不可预期的偶然性可能是对世界认识不足的缘故。

说来奇怪,这是向非常早期、简直是古老的世界观的回归,这种世界观存在于西方世界直至文艺复兴时期,并仍存续在未有文字的社会中。进一步阐述这种与古老过去的和解,无论是对于我们理解这种观点之复杂精妙(这需要我们在看待陌生的思维体系的价值时,表现出比通常大大减少的狭隘主义),还是对于强调这种观点中我们以为迥异无关的现象如何相互关联,都有价值。这是和谐的世界。

我们倾向于认为,我们的所在就是世界的中心。这种种族自我中心主义使我们相信人类放弃地心说是走向成熟的重要一跃。古老的托勒密(Ptolemaic)宇宙观自作主张地推测地球是宇宙的中心,是一切天体运动的轴心。然而,说来奇怪,与这种天真的空间观相伴的是一种比我们现代远为精妙的时间与时间流的概念,因为在古老的 23 宇宙中,正如桑蒂拉纳指出的,所有事物"都是彼此的印记与标识,印刻在全息图上,从而可以精妙的预测"。[1]

时间曾是现实的基石。大约在文艺复兴时期,随着艺术视角的创新,时序不再居于人类思维的首要地位,而空间——三维——成为万事万物的度量。说来奇怪,当人们认为宇宙围着地球转的时候,曾强烈地感到时序可变。而当人们不再认为地球是宇宙中心的时候,出现了向时间中心观的微妙转变。或许人类无法如此轻易地放弃其宇宙意义感。如果在空间上他不是中心,那么他必须在时间上是中心。柏拉图把时间作为现实的核心,而我们已转变为柏格森(Bergson)的观点,即所谓把现实看成是在空间的虚线上的片段。我们已经失去了古人了解的无限持续之流的感受。我们关注着事件次第发生并称之为历史:我们不关注事件发生于其中的时间之流。基督教思想中的整个末世学派(双鱼纪元)* 是将时间看成单向的风景,我们唯有沿路前行风景才逐渐展现,而回首看到的是过去的风景。这种科学的比喻建立在怀特海(Whitehead)所说的"简单定位和具体

---

* 占星学中根据春分点在黄道带上的移动而划分纪元。过去大约两千年,春分点位于双鱼座内,称为双鱼纪元(age of Pisces)。

性错置"之上,正是这一谬误致使弗洛伊德假定在史前时代存在着原始群落(primal horde),这反映出维多利亚时代衰落的家庭态度与动机。我们不知道史前时代的家庭排列,我们也无从预测未来的发展;大可想象的是未来可能不再有核心家庭。[2]

24　　人类的社会进化遵循的是在百科全书与自然历史博物馆中珍藏的体质人类学模型。我们看到最左侧的是类人猿,跨越变化的地貌,人类变得更加直立,下颌渐收而斗志渐长,最后,在最右侧我们看到了智人,端然挺立、喜笑颜开、手持武器。改变的地貌告诉我们时间的流逝。不过当然人类的社会进化没有如此直接明了。

如果时间再度成为生活的基石,那么我们必须考虑到所有事件都沉浸在时间之流中,就像同一条滔滔流水卷携起原本无关的树枝。古人理解这种充满联系的框架。用桑蒂拉纳的话来说,

> 当我们遵循着线索——星星、数字、颜色、植物、形状、诗歌、音乐、结构——一个庞大的充满联系的体系在多个层面上浮现。人处于相互呼应的交汇中,其中万事万物相互回应、万事万物都有给定的时空。这是真正的宏伟建筑,就像数学矩阵一样,适合于许多层面的世界意象,而所有这些层面以严格的尺度保持着秩序……在拉斯科(Lascaux)洞窟的神奇壁画中,在美洲印第安传说中,人们看到人与其他生物之间的一种神秘理解,提示着超出我们想象的关联,乃是我们的分析能力所遥不可及的。[3]

在当代的前工业期文化中也存在同样的结构与关联的神秘感。这也是列维-斯特劳斯(Lévi-Strauss)研究原始文化的主要关注内25 容。然而,如前所述,即使在西方世界,也出现了一种对事物的时间感更宽广的体验,一种整体生活观的信念,认为所有生命都是组织和关系,所有事件都发生在彼此关联的基质(matrix)中。在空间取向的心理治疗师看来,关键在于位置;在时间取向的治疗师看来,关键在于关系。我将阐述这种观点对精神分析思想的具体意义,但从青

年的新自然主义到忧虑生态问题,只是人们感知到的主流文化转变的表现之一。我们日益认识到,事件及其后果以神秘的方式关联,是我们傲慢的种族中心主义"科学"所无法预测的。

我们在重新学习古人已然熟知的事,留意无关事件之间的联系。举起一块石头,拔起一棵树,无法不引发超乎预料的后果。古代神话和当代原始人中盛行着这样的故事,轻率荒唐的行为会带来可怕的后果。我们学着理解美洲印第安"野蛮人"的生态修养,对他杀死的每头牛小心地祈求原谅。

我们已经逐渐了解,或至少对于比我们更年轻的人来说似乎显而易见,遥远之处的小型战争不可阻挡地改变整个世界的结构,在西西里掸掉一只虱子,会杀死大西洋里的一头海象。这种新认识的社会后果不言自明。我们失去了对友善科技(benevolent technology)的信心,更准确地说,是对科技后果作出预测的信心。决定论和机械论要求,给予特定前提,只可能出现唯一结果。但在时间取向的柏格森派观点看来,恰恰是面对各种未来行为选择时自我的犹疑,让结果变得非常不同于机械主义因果中可预测的结果。现在我们已超越了柏格森派的自由意志。我们怀疑我们深受外部的影响。我们重新发现我们无法控制自身的命运,就像古人一样。我们无法控制未来或预测未来的方向。我们身陷于改变的旋律中。但在这种观点看来,或许我们并不完全任由偶然命运的摆布。

第二次世界大战后不久,当我们开始把友善科技带给缺乏科技的国家时,我们恼火于他们的淡漠,他们坚持认为如果对父辈来说木犁够用,那么对他们来说也够用。当我们努力地终于进行了"沟通",结果常常是他们难受,我们尴尬。我们曾用"原始的"方法建起伟大的大坝(如阿富汗的赫尔曼德河上),析出土壤所含的盐分,成功耕种了上千年。我们曾以最简单明了的善行打乱了精巧的生态平衡。我们生活的世界相互交织,间接关联,难以读懂,妄动则充满风险。这是一种非常有序的世界观,却不是直接的因果性质。借用 W. H. 奥登的诗,我们在重新学习"茶杯上的裂纹,开启通向死亡之乡的小径"。[4]

第 四 章

结构主义：古代研究的现代版本

古人认为宇宙是交相联系的网络，不可分割的整体。在广袤的时间里，模式更替，关系改变，但总体结构无损。当前，任何的当前，并不单纯是过去的直线投射，而是共时存在的事件的从新模式，一切相连但与过去的联系不同。由当前的外推无法预测未来。真理在关系和秩序中。中年的直线爱好者绘制图表，"投射"预期；"智库"规划未来；图表分析员预测市场的盛衰浮沉。但是，令人遗憾而有目共睹的是，作为预测指标，易经或喀巴拉教派的准确性与道琼斯指数或五角大楼的计算机预言相当。我们转而相信世界充满了变换的模式，历史并不等于命运。

如前所述，如果人们意识到，回归关于时间与改变的古老观念， 对精神分析理论乃至对整体文化而言，是回到拥有意外分支的新路上，这种转变就变得意义重大。引用威廉·欧文·汤普森（William Irwin Thompson）的话，

> 如果我们能在天文学上螺旋式回归古老的世界观，我们也能在心理学上螺旋式回归，认识到人类心灵是集体的、相互渗透的领域。始于文艺复兴的人本主义运动已经结束，一种新的意识形态正先于其社会需求而产生……显然，这将累积成为与 16 世纪的变革一样宏大的科学革命。我们在建立一个更完整的现实模型，宗教神话与科学事实在其中同时为真。[1]

　　我们转变观念,带上桑蒂拉纳描述的古人的眼界——我们生活的各个方面相互关联:艺术、美学、政治、科学乃至它的黑暗弟兄神秘主义。在互不关联的领域中,各行各业的研究者都在追寻这一共同目标,在其特有的范围中发现在事件背后将事件组织起来的模式。在科学中,人们想到人类学的列维-斯特劳斯,语言学的巴特(Barthe)和乔姆斯基,发展心理学的皮亚杰和布伦纳(Brunner),生物学及系统研究的冯·贝塔朗菲(von Bertalanffy),社会精神病学的沙茨(Szasz)和福柯(Foucault),精神分析的拉康、拉帕波特(Rapoport)和勒温(Lewin),进化学的波特曼(Portman)。苏珊·桑塔格在论述她称之为“新的感受力”(the new sensibility)的论文中列出了众多的艺术典范。[2]这项广泛辽阔的事业在同时发生,但并非在统一进行。

　　尽管上述研究者的兴趣分野广泛,但都共有一种特别的研究风格,可归纳在结构主义的标题之下。这是一种相当流行的概念,特别是在欧洲的圈子里。在取代了存在主义的流行地位后,它也似乎遭遇了同样的衰退,变成了从合理合法到极其荒诞的各种活动的流行标签。无疑,我们会来到左岸的结构主义者咖啡馆。然而,结构主义是一个对当代意义重大的概念,因为它转变了我们思考事情的方式,重建了我们的现实。在下面我将要阐述的意义上,它是一种范型的改变——所谓范型,即影响我们理解现实模式的主流隐喻。

　　结构主义在法国知识分子的圈子中得到了极大的推动力,其许多文章都带有典型的高卢特征,追求自得其乐,不惜令人费解。如同法式大餐一样,尽管最后一道主菜色味俱佳,但常常难以看出在酱汁的下面是什么东西。

　　或者聊可安慰的是,结构主义就像通奸一样,实行者相当精熟和热情,但得知正式的名称会大吃一惊。它在某种意义上是种自然的活动,可能以多种多样的方式、多种多样的意图和动机而进行。在某种意义上,它延续着古老的对宇宙秩序和系统的追寻。正如对我们看星星的祖先来说一样,它是一种信念,认为世界是一连贯的、相连的整体。这个世界上的每桩事件或事物之间都彼此相连,彼此相互

31 反映和影响。最后,这个世界处于和谐的平衡中。

古代世界的符号系统或语言是神话。正如马歇尔·麦克卢汉所言,神话是尚无文字的人在受到信息冲击时所使用的语言。它把看起来混乱、不可预料的宇宙整理成有组织有系统的整体,从而逻辑连贯、内在关联而平衡。类似地,结构主义隐含着一种信念,认为在所有的人类社会组织和行为背后有一个统一的结构或模式。借用迈克尔·莱恩(Michael Lane)的话:

> 作为一种方法,它的范围囊括了所有的人类社会现象,无论形式如何,由此它包含的不仅有严格意义上的社会科学(人类学、社会学、政治学、经济学和人类学),还有人文学科(文学、历史和语言学)和艺术。这之所以成为可能,是通过认为所有社会活动的表现,无论是穿着的衣物、撰写的书籍,抑或任何社会中实行的亲缘与婚姻系统,都构成了前者意义上的语言。故此,其规律可以归结为我们通常用以界定和驾驭语言的同样一套抽象规则。为减少术语的混乱,以罗兰·巴特为代表的学者有时使用"编码"一词来概括社会中使用的所有沟通系统。[3]

这种编码是如此的固有和普遍,因而完全处于意识觉察之外。我们无法直接认识它,而只能重建,这很像早期的地图绘制员,在缺乏可直接观测的卫星和照相机的条件下,拼凑出地图。因而,结构被视为人类心灵强加在经验上的秩序,即,整理经验的结构。这并非意味着贝克莱派唯心主义的观点,即外部世界并不存在,而是意味着从现实世界接收了混乱的感官输入信息后,心灵会从中理出秩序。人
32 们难以觉察寻求结构的过程,因为人们只看得到建立结构之后的结果,而看不到实行的过程。正如皮亚杰所言:"如果试图在人为限定的领域内研究结构——任何科学恰恰是这样的——那么很快会遇到的问题是找不到所研究的结构的,因为结构的定义使之不同于任何可观察的关系构成的系统,而这些系统是当前科学唯一可清晰认识

的东西。"[4] 好比我们在研究一片蛛网覆盖的地带，但我们却从未见过那蜘蛛，只能猜测它的特性。

形成结构的认知结构是什么？ 你可以如列维-斯特劳斯一样认为它是人类思维中所固有的。那么，它是一种康德主义的先验（*a priori*）。心灵将经验结构化，因为，就像计算机一样，这是它的程序所决定的。神经生理就是命运。或者你可以认为结构不是固定的，而是一种美学标准，在不同文化甚至不同个体之间有不同的结构。在这个意义上，所谓固有的是追求结构的驱力，而不是浮现出来的结构。正是在这点上，我们可以看到结构主义者之间最大的分歧。我们的社会组织、语言、社会是否都因我们的生理倾向而有序，如同蜘蛛的网、鸟儿的歌；抑或我们拥有更大的审美自由，可以培养个人独有的方向？ 如皮亚杰所言：

> 结构可以归于各种各样的起源。可以认为结构是给定的，类似于永恒基质；或者在变幻莫测的历史过程中莫名其妙地涌现出来，类似于米歇尔·福柯提出的考古学；或者源自物理世界，类似于格式塔理论；或者多少有些取决于主体……总之，只有三种答案：预成论、偶然创造论或建构论。[5]

由此，关于结构的观点处在一个连续体上，从"深层结构"，一套僵化的编码系统（在列维-斯特劳斯看来，这与计算机技术背后的二元逻辑相同），到文化决定的结构构型，到高度个人特色的对经验的个人结构形成。其变化范围从深层结构到个人特色的结构，从生物宿命到美学。

无论认为结构是什么，无论是对人的神经还是诗歌感兴趣，一致认可的结构主义的概念仍是皮亚杰所界定的，"对各种变式的自我调节系统"。[6] 显然结构并不是外部的存在；它是对经验的动态整理。这有些令人不解，因为"结构"常用于描述任何包含着有序关联的各部分的整体。因此，在这个意义上，蜂巢无疑是一种结构。但对结构主义者来说不是这样,他们就像"矮胖子"*一样,坚持要求创造出一个确切表达他想要的含义的词,不多也不少。或许,再加上住在蜂巢里的蜜蜂,就接近结构主义者的结构了,因为这样就有了生命、秩序和自我平衡。

结构主义的第一信条是整体(wholeness)。在这个把世界看成组织的观点里,一切都无外乎整体,想要理解系统的任何一部分都不能脱离它的环境或脱离它与系统其他部分的关系。意义完全取决于环境。这隐含着一种严格的视角主义(perspectivism)**,对精神分析和其他社会科学来说都是如此。用冯·贝塔朗菲的话来说,

34

> 把我们自己的经验形式作为奇点(singular point),作为真实世界的翻版,而把其余归入幻想和幻觉的领域——诸如神话的、亚里士多德的、艺术的、神秘主义的经验领域,这种看法傲慢而又狭隘。相反我们应认识到——与心理学研究、批判哲学与现代物理学相一致——每种世界观都是看待未知现实的一种特定视角,透过人类各种文化和语言的眼镜而看世界。[7]

继而,整体带来关系。这意味着如果无法把元素从整体中分离出来、提取并研究,那么就必须研究关联结合这些元素的复杂关系网络。我们研究在整体结构中,元素如何在彼此关系中反映出结构,或如何成为彼此的同形体(isomorphs)。这一困难概念归纳在皮亚杰所称的变形(transformation)标题下。例如,在列维-斯特劳斯的深层结构中,无论个体"组织"的是镇上的街道、烹饪模式、交通系统还是家庭亲戚关系,同样的模式都会浮现。在列维-斯特劳斯看来,这种模式是内在固有的,巴黎人或夸扣特尔部落的人都是一样的。

---

* 矮胖子(Humpty-Dumpty)是刘易斯·卡罗尔的《爱丽丝镜中奇遇记》的人物。"哼,我要用一个字眼儿呀,我要它当什么讲,就当什么讲——也不多,也不少。"矮胖子轻蔑地说。
** 来自尼采的哲学观点,认为任何观点都发生在特定的视角下,因此没有唯一的真理。也有视觉主义、透视主义、观点主义等译法。

埃德蒙·利奇(Edmund Leach)在他清晰介绍列维-斯特劳斯思想的小书中,使用颜色来说明变形的性质。[8]他指出,从紫到红的色谱是个连续体。何时蓝变成红、绿变成黄,并没有自然的节点。是大脑的分辨力把这个色谱划成"单独的"颜色。任何人只要不是色盲就能轻易学会感受绿色是红色的对比色。事实上,我们创造了若干这类对比,红色的对比色不只是绿色,还有其他颜色。当我们做出这些成对的对比时,红色始终被赋予同样的价值:把它作为危险的信号。除了我们自己的文化以外,这种模式在许多文化中都出现,这可能与红色是血的颜色、血与危险的普遍联系有关。

35

在我们的文化中,红色意为停止,绿色意为通行。如果我们希望找一个中间信号,我们选择黄色,因为它在色谱上位于绿与红之间。由此,通行—小心—停止的顺序与绿—黄—红的顺序一致。颜色系统与信号系统具有同样的"结构";一个是另一个的变形或同形体。大脑的顺序或结构,作为一种自然现象(色谱),与社会结构相关联。在列维-斯特劳斯的人类学中有大量相似的论述;例如,"饮食场合是社交场合,食物类型之间的关系与社会场合之间的关系,两者之间必定有某种模式的共通性"。[10]无论是在亚马逊河流域还是在城市近郊,食物都可分成不同的类型:生的、熏的、煮的、烤的。但在食物的编码与社会情境的编码之间有一种关联。因此,在各种社会中(列维-斯特劳斯称为普遍的)烤制的食物比煮制的食物有更高地位。至于为何如此,理由很复杂,但正如交通信号灯的例子一样,或许可以提取出变形的系统:生的、煮的、烤的,对应贫困、基本维持、富裕;或者独自吃饭、家庭聚餐、正式宴请。显然,在上层的基本社交场合提供煮鸡肉与在市郊的犹太成人礼上提供煮鸡肉同样是严重的失礼。因此,尽管内容不同,人的心灵为内容赋予了形式。表面上内容远不相干的类别会反映出同样的形式模式,简言之,是彼此的变形或同形体。我们需要认识到,这不是无凭无据的类推。这是一种本质的信念,认为无论内容如何改变,结构或形式是恒定的。因此,变形是同源体或同形体,而不是类比,你知道,类比是在并无真实对应关系的

36

现象之间的表面相似。

有趣的是,在中国思想中存在很多同样的变形系列,《庄子》(大约公元前 369—前 286 年)中有言,"万物皆种也,以不同形相禅,始卒若环,莫得其伦,是谓天均"。[11] 在五行学说中,可以看到这些元素(金木水火土)关联着四季、方位、五色、天干、五音,都在"时空宇宙学框架"中相互联系。[12]《淮南子》(公元前 122 年)与列维-斯特劳斯的"本地原产"的俄狄浦斯神话似乎在程序上有奇特的同步特征。

皮亚杰标准的最后一条是结构的自我存续。这在某种意义上不言而喻。随着新事件的发生,人将事件纳入自己经验的形式或结构中,好比新的铁屑放入磁场后,会适应业已存在的磁力线。因此,结构是把过去、现在和未来联成一线的模板。

如果所有的经验,无论多么新奇,都根据接收者的结构而变形,那么就不可能有任何新事。这样,无论起始条件如何,总会达到同样的终点。冯·贝塔朗菲称之为系统的"等效性"——在生物学和神经机制中同样显而易见,正如任何曾试图与强迫症辩论的人也都会证明的。

结构主义的标准是整体、变形和自我平衡,响应这种标准的领域之多样令人吃惊。我已经指出在东方文化中变形概念的使用。然而几乎同样的标准适用于美学体验的定义。在詹姆斯·乔伊斯的《一个年轻艺术家的肖像》中,斯蒂芬本质上是以同样的词语界定美学体验(继阿奎纳之后):整体性、"结构的节奏"与精神等价性。[13] 结构主义拥有意想不到的同伴,包括科学、美学以及我将在后面提到,甚至还有神秘主义。

从毕达哥拉斯到皮亚杰有很长的距离,但在某种意义上,他们是彼此的变形。这些对精神分析有什么意义呢?首先,可以跨越时间,即历时的(*diachronically*)审视精神分析的结构。结构主义中隐含的视角主义要求人理解,正如利奇所言:"历史提供给我们的过去社会的意象,是我们现在所了解的事物的结构变形,既不更好也不更坏。我们处于当前的出发点,并不是处在优越的特权立场。"[14] 精神病学的思想扎根在其范型之中，如同文化、科学、流行或美学的任何其他方面一样。在此时此地，我们所有的人无论如何标定自己，彼此都更相像而非更不同。弗洛伊德主义者、沙利文主义者、皮尔斯主义者＊（Perlizians）、赖希主义者、敏感力治疗师、条件反射专家——我们知道我们是不同种类的鱼，但又是否知道我们都游在赫拉克利特河中？在任何时间或地方，病人、分析师、疾病与治疗的概念都属于同一整体的一部分。它们是彼此的变形。精神分析显然不可能与它所处的文化环境剥离开来，也不可能把它多年的发展当成连续现象来研究。精神分析中的改变是非连续的。当社会改变，所有这些变形都会变化，新的关系系统的产生不是从过去直线发展而来，而是产生新的格局。我将在后面阐述，我们与病人的关系或许并不比弗洛伊德与病人的关系更加明了。例如，我们关于性的习俗的改变，或许反映的不是我们所乐见的性启蒙和自由，不是比过去的"进步"，而是变化的社会及社会需求的变形。理智与疯狂不像人们曾宣称的，在持久的辩证相互作用中彼此决定。其实它们都反映着同一个内在结构；它们是所处时空的变形。

　　结构主义的概念也可用于探讨精神分析的共时性（synchronously），即它与所处时空的关系。但是对治疗而言最有趣、也最重要的是，可以把病人当作结构来关注。"除了人以外，其他动物都无法改变自己，除非物种改变，而人却能通过转变世界来转变自己，通过建立结构而令自己成为结构；而且这些结构属于人自己，不是被内部或外部因素永久注定的。"[15] 我早先已界定，这是一种美学结构（aesthetic structure）。在更大的社会层面，病人与治疗师是彼此的变形。但另外，病人具有自身的结构而不仅仅是建构，即更大的社会模式的一部分，同时也是他生物基础（才华与缺陷）和个人独有经验的反映。这种美学结构正是治疗的关键。

　　列维-斯特劳斯在《结构人类学》一书中大量探讨了原始的萨满

39

　　＊　弗里茨·皮尔斯（Fritz Perls）代表的格式塔疗法。

巫医与精神分析之间的关系。萨满巫医的治疗颠倒了精神分析的元素,似乎恰恰与精神分析成为对比。

> 两者的治疗目的都是诱发一种体验,两者治疗的成功都是通过再造病人必须经历或重新经历的神话。但是,在一种情况下,病人用来自自己过去的元素建构个人神话;在另一种情况下,病人接收来自外部的社会神话而与先前的个人状态并无对应。当移情形成以后,病人把指称的情感与意图归于精神分析师,从而假借分析师之口说话;相反,在巫术中萨满巫师代替病人说话。他向她提问,通过她的口做出符合于解释她处境的回答,而她必须被附体。

在精神病学治疗中,治疗者做出行动,病人产生神话;在萨满治疗中,治疗者提供神话,病人做出行动。由此,即使在列维-斯特劳斯看来,深层结构的实现也是借助神话语言而表达出极其个人化的结构。列维-斯特劳斯在创造符号的能力中看到了普遍的结构,因为符号的创造遵循着"深层"结构的规则。只是,这种普通结构的表现形式是高度个人特色的神话。即使对列维-斯特劳斯来说,普遍的深层结构也是通过个人与部族的美学而表现的。

列维-斯特劳斯将前者与弗洛伊德的无意识联系起来,而将后者与前意识联系起来。

无论神话是源自个人再创造还是直接取自传统,神话从它的来源——个人的或集体的——获得的只是它所使用的一组表征。但其结构保持不变,符号功能是通过结构而达成的。因此,我们可以说,前意识是个体的词汇库,我们每个人都积累着自身个人经历的词汇表,但这个词汇表对我们和对他人的重要程度,取决于无意识是否根据它的规则建立结构并转换为语言。[17]

精神分析是对个人美学结构的研究——如果你愿意,也可以说是个人神话。每个人都符合结构组织的标准。人表现出整体性。借用音乐来类比，可以说在治疗中每个病人表现出一条主旋律，即事件（音符）的序列模式。这条旋律在各式各样的情况中、在病人的所有生活经验中和谐地浮现。病人生活的管弦乐曲就是变形。他生活的每一方面——他回忆中的过去，他与同伴、家人、爱人、孩子的当前关系，他的梦，他的创造，他对治疗师的行为——一切都是彼此的变形，是同一旋律的和谐变奏。正如我将阐述的，最后一项并不简单是我们称为移情的类比。它隐含着一个全然不同的方向。例如，处于移情歪曲中的治疗师的目标理应是抵抗和去除这种歪曲。相反，治疗师可能利用歪曲，参与其中，从而改变神话。对精神病的成功治疗可能就取决于这种参与。 41

　　因而结构主义既可以转向宏观视角，也可以转向微观视角。我们可以从历史角度把精神分析作为变化的世界的一部分来探讨；可以探讨精神分析会谈，以及所有与之相伴的治疗师与病人的角色和期望，作为其当时社会结构的一部分；最后，对治疗最重要的，可以探讨单个病人生活神话的结构及其对治疗师作为参与者的影响。复杂的同形转换之网跨越时间，连结着病人与治疗师，在网络的重叠中创造出每个精神分析会谈独有的莫阿干涉条纹图样。

　　在讨论治疗前，有必要破除一种观点，即精神分析的发展曾是连续而合乎逻辑的，或以为任何科学是这样发展的观点。对精神分析概念、不断改变的病人与这种概念之间关系的结构主义视角将为探讨当代的病人—治疗师变形提供条件。日益清晰的是，如果不能觉察我们与病人双方置身其中的更广的结构领域，我们无法治疗病人。不那么显而易见、但却同等重要的是，我们必须觉察到病人极富个人 42 特色的结构场，以及我们如何成为其中的参与者。倘若如列维-斯特劳斯所言，人类学归根结底是心理学，那么精神分析归根结底是微观人类学，治疗师进入并被纳入到病人的个人世界之中。

第 五 章

范型：随时代变化的主流模型

　　人总想用适合他的方式，无论是怎样的方式，来为自己形成一幅更简单明了的关于世界的意象，继而力图在某种程度上把世界替换为这种意象，从而征服经验的世界。这就是画家所做的事，也是诗人、思辩哲学家、自然科学家以各自的方式所做的事……[1]

　　阿尔伯特·爱因斯坦可谓说出了我们的渴望，即看见界定了世界的"先定的和谐"*。从古老的占星术到结构主义，或从威廉·布莱克的"可畏的对称"（fearful symmetry）到时空四维连续体的对称，距离或许并没有我们想象得那么遥远。它们都同属于对秩序和关系的追求。我们或许希望不把精神分析看成是一位天才的突发奇想（认为它已过时，或相反地认为它永远重要），而是看成复杂变化的社会经验网络的一部分，病人与主诉、分析师与治疗都置身其中，都是彼此以及更广泛的社会环境的结构变形。我们也可瞥见，精神分析同样处在这隐约可辨的潜在变化规则之中。这种观点具有强烈的美学魅力，但不仅如此，它对治疗也至关重要。在治疗室的微观世界里，人同样感到表面上无关的经验领域千变万化，逐渐串连起来，形成重复出现的同一主题的和谐变式。在任何一次治疗中，对过去的

---

　　* 爱因斯坦在同一篇演讲中提到，"凡是真正深入研究过这问题的人，都不会否认唯一决定了理论体系的，实际上是现象世界，尽管在现象和它们的理论原理之间并没有逻辑的桥梁；这就是莱布尼兹非常中肯地表述过的'先定的和谐'。"

回忆、对当前的叙述、梦、回忆、幻想——治疗的所有内容（所有谈及的东西）——就像故事的主线、舞剧的音乐一样重复出现，转变为乐章。治疗的形式也体现了内容。作为治疗师通过言语发挥影响的方式，"解译"的内容不可避免地遵循这一主线编排。这种和谐一致既是治疗的魅力所在，也是治疗的困境。如果改变系统的方式本身即使不在内容上也在形式上符合系统本身，那么又如何影响系统发生改变？除非治疗师足够敏锐且公允，能够理解他和病人都是时间限定的社会的同形反映，且他们归根结底是彼此的同形反映，否则任何治疗都是不可能的。治疗方法即从这一认识中产生。

但为了识别模式，为了描绘秩序和关系，必须要有一种语言，一种编码。神话是以散漫而"原始"的方式，将知觉的秩序强加在现实上，在神话中叙述的形式先于内容。它实际上代表了极其精妙的理解外部现实世界的方式。在文明开化的科技社会中，神话转入了地下，因为正如列维–斯特劳斯所言："在工业文明中，除了个人内心，不再有神话时代的空间。"[2] 对于原始人，神话中呈现的结构为他的村庄组织、语言、仪式、艺术、血亲关系提供了模板。现代人没有这样的意识中的模板。然而，现代人的社会也与原始人的社会一样，完全由结构所设定。这种结构的编码方式，这种遍及社会各个方面的特征风格，这种我们人人随之起舞的无意识曲调，就是托马斯·库恩所称的时代之范型，福柯（从有所不同的另一出发点）所称的认识阶（*episteme*）。范型是对业已浮现的结构的喻称。它是处于雏形状态的神话。

托马斯·库恩没有为各种范型具体命名，他在一本简短而重要的小书《科学革命的结构》中展现了看待科学的结构主义观点。[3] 他论述说，"常态的科学"预先假定为整个科学群体所接受的一套概念和工具框架或范型；科学实践的结果必然会引发在这个框架之内无法解决的"危机"；只有当科学群体接受了新的概念框架，新框架能够再度引领对新的事实和更完善的理论的追寻时，科学才回归常态。库恩引用了马克斯·普朗克（Max Planck）的悲观言论，即"新的科学真理取得胜利，并不是通过说服反对者，让他们看到光明，而是因为

45

反对者最终死去,而熟悉新真理的新一代长大了"。[4]

46　　库恩说,科学史中的普遍观点是,科学是通过单个发现和发明的累积而发展的。这就是我所说的一种用空间概念描述变革的方式:在时间的地域上稳步前进或推进。据库恩所言:

> 对于过去的观察和信念,科学史家要从前人任意贴上"错误"和"迷信"标签的内容中区分出"科学"的成分,也愈来愈困难。他们愈是仔细研究亚里士多德力学、燃素说化学、热质说热力学等等,他们就愈会感到,那些一度流行过的自然观,从总体上来说,并不比今天流行的观点更缺乏科学性,或更属于个人偏见的产物。如果把那些过时的信念称为神话,那么,今天产生科学知识的方法也同样能产生神话,支持科学知识成立的理由也同样支持神话成立。另一方面,如果把它们称为科学,那么,科学就会包含着与我们今天的信念绝不相容的一套信念。……渐渐地,且常常是没有充分意识到的,科学史家开始提出另外一类新的问题,研究另外一条往往并非累积性的科学发展路线。他们不再去寻求一门旧的科学对我们现代观点的持久贡献,而是试图展现这门科学在它自身时代的历史整体性[着重号是我加的]。例如,他们问的不是伽利略的观点同现代科学观点是什么关系,而是伽利略同当时他所处的群体,即他在科学上的老师、同辈和最近继承者之间在观点上是什么关系。而且,他们在研究这些群体及其他类似群体的观点时,还坚持这样一个与现代科学非常不同的出发点:尽可能使历史上的这些观点内在逻辑最严密,又最能符合于自然界。……这些历史研究提示了一种新的科学形象的可能性。[5]

47

　　换言之,库恩指出,在自然科学中出现了朝向视角主义的重要而普遍的转变。由此,每一种世界观都可被看成是只在自己的时代中逻辑严密、意义重大。苏美尔人的科学与我们的科学同样意义重大、逻辑严密。它只是从另一个角度对世界进行研究。库恩并未将他的观察延伸到整体文化。我们可以像米歇尔·福柯一样说,有一种潜在的文化范型遍及文化的每一方面,不仅包括科学,而且包括美学、政治、社会结构、文学,甚至包括文化的异常形式,从最富创造力的天才到罪犯。[6]如果不牵涉潜在的范型,就无法理解文化的任何方面,而理解文化中此方面与彼方面的关系,也同样牵涉到潜在的模型。

这是个十分棘手的问题,因为范型的意义在于它所界定的形式和关系,而非内容。你可以创造出多种多样的形象或故事,各有各的特征,但它们可能都在描述关系的同一系统。你可以具有美学传统,神话、萨满教或科学的传统,各各不同但都描绘的是同一个模式。范型不像耶和华,用四字词命名难以言喻之物 *。它是个比喻,实质上是把一个参考框架中的意义"搬"到另一个框架中。对我来说,最容易想到的范型是科技范型。这可能只是因为科技变革最为明显和普遍,提供了描述当代文化最详尽的意象。 48

在乌托邦文化变革者如巴克敏斯特·富勒(Buckminster Fuller)和马歇尔·麦克卢汉看来,科技不仅是变革的比喻,而且是其原动力(*vis a tergo*)。人制造工具,工具也造就人。科技既为模式,又创造模式。先知的职业风险是遭到认真对待。这让人容易不假思索的望文生义,结局是盲从,或可能更糟,是流行。麦克卢汉险些成了商业时讯的提瑞西阿斯(Tiresias),他能为这一可悲的事实作证。科技究竟是创造了环境的改变,还是仅仅作为变形表现反映了改变,这并非我讨论的核心。科技作为"神话"是描述社会改变的极其恰当的比喻。

有人指出,人类将发展的关注点从身体本身转向环境的延伸,从而大大加速了进化过程。他不再发展肌肉,而是发展杠杆,不再产生皮毛,而是产生火。(由科技驱动的)文化进化取代了生物进化。显然,科技的变革不需要等待基因变异和环境变化——这些达尔文物

---

 * 希伯来语圣经中神的名字是四个字母"YHWH",后人读为耶和华。

种选择的前提。换言之,人类的进化在很大程度上是科技进化,而非生物进化。当然,人已经发展到了创造自己的环境、自己的生物圈的程度。人类于是成了第一个创造自身世界的动物,而这世界又反过来创造他。而且,人类独特的塑造与改变环境、并被环境改变的倾向业已创造了经验的新维度。进化发展最终僵化地局限了动物,但与之不同的是,人却能无限地延伸自己,除了不小心把自己炸掉的情况以外。鸟儿发展了完美的翅膀,海豚则拥有低摩擦力的流线表皮,随之而来的是它们必须在自身的局限内生存。人没有改良自己,他创造发明,每一项科技进步都向外扩展,拓宽他的领域,改变他的世界。他通过机械机器延伸了肌肉骨骼系统。从最简单的杠杆(用一根结实的棍子撬动岩石)到滑轮到斜面、车轮和引擎,人延伸了运动力量。他通过书写科技延伸了语言:莎草纸、木浆纸、刻写用的尖笔、木板印刷、活版印刷、感光复制。他目前正在延伸中枢神经系统,仍是通过科技,通过电子管到晶体管到现在的纯净光线——激光。麦克卢汉说,

> 在三千年的机械时代中,我们完成了身体的空间延伸;今天,在近一个世纪的电子科技发展后,我们延伸了神经系统使之遍布全球,就我们这颗行星而言,时间差异和空间差异已不复存在。我们正在迅速逼近人类延伸的最后一个阶段——用科技来模拟意识。[7]

在这种观点中,电子科技创造了即时通讯的世界,由此超越了具有疆界与国家的旧世界。世界变成了巨大的地球村。我们以某些方式回归到文字出现前的文化。结果是我们体验到视角发生了普遍转变。随着电子科技的发展和扩张,我们远离(机械或信息的)机器,进入模式与关系的新世界。如果扩展麦克卢汉的比喻,当我们向世界延伸我们的意识,世界就变成了一个全球化的大脑,一个突触的网络,其意义在于它的各种联结。我们步入了一个新世界,在这里模式

和关系就是一切，我们接近了科幻无限，在这里科学与美学的平行线交汇了。机械机器使力量倍增，电子机器使信息倍增；现在或许我们在超越机器，超越对环境的步步紧逼，而与环境融为一体。

于是，可以说科技促进了三次重大范型改变。第一次是机械机器的时代，始于最简单的杠杆和车轮，继而是内燃机和喷气发动机。所有的机械机器都增强了躯体力量。第二次是信息机器的时代，始于第二次世界大战。这个时代属于电子科技，而非机械科技。这个时代延伸至今，引出了第三个范型，冯·贝塔朗菲称之为机体（organismic）。[8]电子科技把世界变成了突触联结的网络，好像巨大的机体式体外大脑。与前两个范型不同，严格来说，它不是科技的延伸，而是科技的结果，它已超越了科技。

铺开来说：从第一次工业革命之初到第二次世界大战，科技发展出日益复杂的机械机器。基于能量从一种形式转变为另一种形式，即热能转化为机械能，"自然发动机"（人类和动物）被人工建造的热力发动机所取代。第二次工业革命的开始，是发展出产生信息而非产生能量的机器。可叹的是，这项新科技的出现是由于军队要求防空炮配备高效追踪装置，诺伯特·维纳（Norbert Wiener）将其正式命名为控制论。[9]借用阿纳托尔·阿帕波特（Anatol Rapoport）的论述，

> 控制论是关于沟通和控制的科学。就此而言，它并不探究能量的转化。它所探究的是信号的模式，信息在系统内和系统间传递的方式……复杂的信息处理机器的出现，显示了一种关于生命机体的新概念，即，除了担任发动机（将能量从一种形式转化为另一种形式的装置）和化学实验室（将物质从一种形式转化为另一种形式的装置），也担任决策系统（加工、储存和提取信息的装置）。[10]

最后，信息机器的持续发展带来了第三个阶段。这一范型超越了机器科技，而仿效机体生命本身。其发展是螺旋式的，不是原地循

环：我们从化学机器的人开始，螺旋上升到生命机体的人。

这样，结构主义提供了一种当代框架，以便寻找精神分析在其自身时空中的变形关联。关系构成的复杂突触网络，都是和谐整体的反映，它们有生命、自我存续，组成了系统的系统，这种系统具有时间和空间局限，大至社会组织小至家庭，乃至病人与治疗师关系的人为系统。这些系统是彼此的变形。就像置身于摆满镜子的房间，部分的影像多重反射，影像层叠影像，一切都在运动中。[11]

结构主义界定了对结构的探寻，但我们需要语言、需要一套注释系统来描述结构中的关系。在未有文字的社会，结构以神话的形式浮现。在当今的工业化社会，没有公认的神话。结构仍然无所不在、难以觉察，却依然无可逃避。在我们所认为的"现实"背后，文化基础发生着水滴石穿的变化。科技神话追求结构的实现，力图把这种变化带入意识觉察之内。曾有古老传说形容地球是在巨大龟背上的一块平板——这确实不对，但或许个中描述的那无法觉察、无法阻挡的运动，在神话的意义上真实存在。

第 六 章

变化的精神分析理论模型

使用科技范型作为我的"神话"、作为描述变化的故事,我将把精神分析理论、病人和治疗与模型的变化联系起来。如前所述,由于机械机器的模型技术极其复杂,其影响延续至第二次世界大战。火箭发动机远比希腊的弩炮在机械上更复杂,但其实完成的任务是一样的:将重物投向空中。相反,信息机器的发展则相当晚近,其影响则飞速演化。在短短几十年中,它已完全改变了科技的面貌,而如前所述,它带来了超科技或后科技的环境。

在细数范型的转变之前,我要强调,如果这一新的范型不是描述旧有经验的新方式,不只是新鲜时髦,那么它必定确实从头(*de novo*)重新组织和重新建构了对现象知觉的全面转变。再不是新词填旧曲,旋律也必须同时改变。

正如库恩所言,对于旧范型的守卫者来说,转向新范型相当令人痛苦。要"听辨出"区别非常困难,因为旧范型和新范型处理的是同一套经验资料。旧的科学家就像进入新世界的移民:他虽然说着这种语言,却无法把握其微妙。于是有几种反应过程可能会出现。"守旧主义"可能盛行:我们所知的旧有概念已经足够好了,无需更多。或者,新的"只不过"是把旧的换了种说法。还有一种折衷的参与方式值得分析。采纳新的概念,但不改变旧的范型。这就像穿上迷你裙的老妇人:在时尚的衣着下露出的还是那双老腿。在精神病学的文献中这种情况比比皆是,在泛滥的"一般系统"论或"游戏理论"的文章中,唯一的新意只是术语不同;把观察结果、概念和治疗方法转换到旧的参考框架中十分容易,且无不贴合。

我们听说,弗洛姆、沙利文、费尔贝恩的客体关系理论、勒温的场理论、存在主义精神分析、人际精神分析或团体过程都不是新东西,过了一段时间,我们又听到,它们,即早先的异端邪说,已经足够好了,而后来的范型违反了奥卡姆剃刀。简单性原则看来总会支持盛行于世的立场;毕竟新的概念总是把事情弄得更复杂,去解释原本已经想当然的接受了的东西。"上帝生气了"是比现代电磁学更简约的对雷电的解释。故而他们可能会说,沙利文的偶秩歪曲(parataxic distortion)概念有什么新意呢?那是否终究"只不过"是把弗洛伊德的移情歪曲用时新的词儿重复表述?两者确实都关涉同一种观察到的现象:病人对治疗师的歪曲。

对于不那么深陷于旧范型中的人,向新范型转变是可能的。这种转变可以局限为适度转变旧语言的用法,以吻合新概念。旧语言仍然使用,但含义不同。这样即可转变,又不会导致大范围的危机。

范型的转变与美学体验的转变并无多大差异。在这两种情况下,眼中的世界都已不复旧观。正如伯纳德·贝伦森(Bernard Berenson)所言:

> 在视觉艺术中,美的瞬间是飞逝的刹那,如此短暂乃至近乎永恒,此时观察者与他所观看的艺术作品融为一体,或与他视为艺术的任何实际存在融为一体,例如形状和颜色。他不再是那个凡俗的自我,而绘画、建筑、雕塑、风景或美学现实也不再外在于他。二者合一;时空消遁,观察者唯有一种意识。当他回复日常的意识后,他仿佛曾被带入启迪人、提升人、塑造人的神秘体验中。简言之,美的瞬间是神秘体验的瞬间。[1]

一种新的认识论决策不可逆转地影响着我们,这是一套决定我们知觉和组织现实方式的新模板。举例来说,没有一个后印象派的审美者会认为非洲原始艺术是幼稚简单的。我们的眼睛业已改变。

尽管这种变化隐含着极大的适应调整,但相当奇怪的是,人们却感到 57
它完全平淡无奇。恰如罗斯托(Rustow)的恰切表述,在社会科学中
对待发现的典型反应与在自然科学中不同,不是"谁会想到……?"而
是"既然你提到了……"[2]

　　正如我在第一章提醒大家注意的,这是一项"肤浅"的事业;我不
是在展示一项学术观点,而是展现一种认识方式。这种对于模式的
强调,本身属于有机观点,从机械视角来看不免难以接受。故此,R.
D. 莱昂与托马斯·沙茨(Thomas Szasz)的言论常常耸人听闻,但仍
会改变人对于"外在"世界的知觉。无论是谁读过莱昂在案例报告中
对一位住院精神分裂症病人的体验描述后,看法都无法再像原来一
样,不管他是否乐意。[3]正如彼得·梅赞(Peter Mezan)所言,莱昂通
过"魔镜效应",通过心灵转换(*metanoia*)发挥作用,将一种意识模式
转变为另一种,后者为前者提供了视角。[4]这种视角的转换,不是通过
事实证据的证明,而是通过呈现观点以期转变人们看待事物的方
式,这与结构主义和美学模式完全吻合。视角的改变无法"证明",
因为旧的地标会消失、改变意义或失去价值。正如列维-斯特劳斯
所言,

　　　　神话研究产生了一个方法学问题,因为无法遵照笛卡尔原
则,把难题尽可能分解为许多部分以便找到解决办法。神话分
析却没有真正的终点,没有一旦完成分解就可供把握的隐含单
元。主题可以无限切分。正当你以为已经把它们分解剥离了, 58
你却又发现它们因意想不到的关联而重新结合。因而神话的单
元只是倾向性、投射性的……它是想象的产物,来自于解读的尝
试;而其作用是为神话提供共秩形式,避免神话解体变成一堆混
乱的矛盾。

　　或许可以这么说,要理解结构主义者还需是结构主义者。
　　在短短的七十年历史中,精神分析跨越了技术模型的这三次改

变。还有活着的精神分析师几乎历经了整个精神分析历史。但回顾早期的病人、早期的治疗，我们隔着概念的鸿沟。纵使是 20 世纪 40、50 年代的病人听起来也日益陌生遥远。

科技时间的加速令人难以置信。据冯·贝塔朗菲所言，文化时间不是以对数方式增长的，而是以对数的对数曲线增长的。[6] 过去需要一千年才能发生的变化，如今在人的一辈子内就会发生。道家说夏虫不可语冰；意为必须生活得够长或事情改变得够快，你才能觉察到改变。或许这是头一回，世事变迁得足够快速，我们无需再借助神话或历史这些产物就可以直接体验到变化如流水。

弗洛伊德置身于他所处时代的机器意象中。在弗洛伊德的全部创见中，人是机器，当然很复杂，但还是能量驱动的。我们知道能量从一种形式转变为另一种形式，效率会损失，但不会消失。在机械范型中，牛顿物理学是严谨科学的模型。过程是机械的、精准的、可测量的、依据钟表时间的。事件是有规律的；遵循着规则。原因与对应的结果是有序的。弗洛伊德的隐喻体现了他对能量、机械和效用的信奉。力比多、宣泄、驱力都是能量概念。压抑、替代、升华都是水力能量的标识。固着和退行是钟表时间机器的意象。例如，在梦里有一能量流，即原始的力量源泉：力比多。又有自我这一机器引导、调整、转化能量，"传动"（gears）进入意识功能。这就是"梦的工作"。这种力的模型随处可见，力通过转换和导向而发挥效用。尽管实际的模型比这里的简化描述远为复杂精细，但原理是一样的。

在这个机械模型中，时间要么并不存在，要么被隐喻为地形——时间如空间，如前所述。固着和退行是钟表时间停止和逆转的意象。仿佛机器的齿轮停了下来，或者失去了齿间摩擦力而无效地转动。就像对待生锈的火车头一样，即使在多年以后，我们仍可以为零件上油、重燃炉火、蓄足蒸汽再出发。退行更是机械的钟表时间意象。人可以回头、逆转运动的方向——这在时间取向的视角中显然是不可能做到的。空间可以逆转，而时间则不可逆。然而，在早期的精神分析用语中，"幼稚"（childish）等同于"像孩子一样"（childlike）。在精神分析治疗中会诱发退行,如同催眠中的退行一样,病人回归早期经验。它意味着与普鲁斯特一同追忆似水年华的同时又重温过往。[7]　60

　　如果时间如流水,则过去就永远逝去了。记忆是当前对过去的重构;是属于当前的过程。对于机器而言,没有过去,也没有记忆的产物。只有各种操作构成的地形。人可以折返。而且,因为早先的事件得到了"投注"(cathexized)(投入了能量),它们在"无时间性"的无意识中岿然不动。

　　我们知道,机器需要预先存在的力量:必须有人制造出机器。这就需要目的论。笛卡尔所谓的机器中的幽灵出现了。本我是能量的源泉,即动力工厂;自我是获取蒸汽、转动车轮的机器;超我紧张地坐在驾驶位上,试图控制这一庞然大物,却知道刹车其实不太灵。无意识冲动即将冲破控制。超我把车头开进了雪堆;癔症病人在濒临发怒时变成瘫痪。但是,正如萨特问到的,一个人怎么能够不知道他所知道的东西呢? 在这些分离独立的无意识成分之间有怎样的边界?

　　曾有一个名为萨丕尔—沃尔夫假说的语言学假说,认为文化无法处理没有对应语言的概念,而且对于特别重要的概念会为之形成语言。例如,爱斯基摩人(以及滑雪者)拥有丰富的词汇描述不同类型的雪。温图人有种语言形式使用的不是我们这样的时空感;他们以完全不同的方式理解过去、现在和未来。弗洛伊德与任何创造者　61 一样,受限于他所在时空的语言。他的见解是直觉、诗意的。但他的自尊心却使他需要"科学"的解释;而科学的解释则带有特定时代范型的色彩。据说列奥纳多·达芬奇预见了很多现代的发明,但只是预见到概念,而不是预见到技术。儒勒·凡尔纳的月球火箭里有橡木地板的客厅,而达芬奇的飞行器有扇动的翅膀。

　　于是弗洛伊德设想,女儿想要打父亲,而意识中不能接受这种愿望,形成了手臂的瘫痪。这有助于掩盖愿望、阻止攻击,同时又惩罚了竟有这样不可接受的想法的个体。这种构想在当时是惊世骇俗的,但对于科学同行来说却不是不可理解的。尽管排斥,但他们能够理解这种观点。违反学术分寸的观点是骇人听闻的。违反当时"科学"范型基础的观点则是无法理解的。所以弗洛伊德的观点认为癔症是情绪导致的,情绪能引发表面的神经症状,而且这些情绪可能与性有关,这些有悖于已有的医学观念。但压抑不可接受的冲动这种观点对维多利亚时代的人来说根本就是熟悉的,既是他们的道德规范也是他们的水力范型的一部分。本我、自我、超我、压抑、替代的隐喻都完全符合维多利亚时代的模型。维多利亚时代的人之所以义愤填膺是因为他们确实能理解它:如果面对不熟悉的范型,他们可能就会忽视它,斥之为胡说八道或者装神弄鬼的胡言乱语。

自弗洛伊德的早期工作以来,力比多理论当然已有了大量修正和发展。自我心理学的恩斯特·克里斯(Ernst Kris)、海因茨·哈特曼、大卫·拉帕波特的著作,梅兰妮·克莱因的发展,罗纳德·费尔贝恩和哈里·冈特瑞普(Harry Guntrip)的客体关系理论,都已远离了最初的立场。乍一看来,与其说这些是旧理论的丰富和发展,不如说是蜷缩在旧语言里的完全现代的立场。在这里使用旧语言的原因和中世纪学者使用拉丁语是一样的——维持传统,同时确保行业队伍的排他性。我在后面将详述,这是极端重要的一点,即用词不变而含义改变。而且,说话者常常以为自己所指的是与历史前辈同样的含义,而实际上他已不再用这个词表达同样的概念。像这样,移情、投射、歪曲、领悟、治愈,都改变了含义。针对语言的考古学十分必要。有些词成了活化石;而有些成为了桥梁,成为通向未来的过渡形式。像移情这样的词是通向过去的桥梁;像参与观察这样的词是通向未来的桥梁。旧范型常常以几近艺术的形式被使用,就像现在的年轻人会装扮上公牛比尔的胡须和流苏鹿皮。

因此,要是没有节目单,就很难读懂精神分析。你必须知道论文发表的日期,才能了解术语是怎样用的。像"移情"这个词的含义变化之大,已经与它最初的概念毫无关系了。借用斯托勒(Stoller)之言:

在自我心理学三十多年的耕耘后,对自我、自我功能、自体、自体表征、认同、自我认同、自体认同这些词仍没有广泛接受的定义——无法准确了解作者在使用这些词的时候头脑中想的是现实世界的何种属性(即行为),这难道没有问题吗? ……令人费解的是,分析师一方面宣称他们对这些词的含义缺乏一致观点,另一方面却继续使用这些词。接受这套词汇系统如同在水上行走……如果一位研究者通过发明一个新词或重新定义一个旧词就能成名,这究竟是个什么行当?[8]

霍妮、弗洛姆、沙利文试图避免这种篡改。于是他们创造了新语汇以符合他们的新概念。但是这些新语汇是否必然隐含着新范型?或者,至少在部分意义上,只是新瓶装旧酒?

无论怎样自我陶醉,精神分析师一直更像人文学者,而非科学家。正如库恩指出的:"当科学共同体抛弃旧有范型时,为了符合专业的审查,它也同时抛弃了体现这一范型的大部分论著。科学教育并不采用类似艺术博物馆或经典文库的方式……"[9]科学烧毁了它身后经过的范型之桥;而传统则崇拜这些桥梁。

如前所述,范型的第一次重要转变,即放弃机械机器范型,大约发生于第二次世界大战时期,伴随着电子武器的发展。尽管仍是机器,但这些机器并不做功;而是处理信息。信息交换所需的能量极微。信息不种也不收;但它们能控制播种和收割的机器。从最初用于追踪并击落敌机的装置中演变出现了反馈和自动化。我们知道,控制论并不探讨能量的转换,而是探讨信息在系统内转播的模式。"控制论"一词源自希腊语"舵手"。信息的数量是关键,而与含义、真假、重要性无关。电子机器"只遵循命令";它不关心道德判断。资料的积累形成模式,产生信息。重点不再是确立不变的钟表机器,而是变化的模式,从来两次不会相同。此时探讨的过程是统计意义的、依情况而定的,因而也是不可逆转的。赫拉克利特说,人不可能两次踏入同一河流。人当然可以两次踏入同样的机器,而且还可以备份。热力学第二定理在此适用:所有能量系统都向更低处传递。熵值增加。由此,信息系统是追求负熵,暂时阻挡秩序的丧失。生命是负熵。

在这个范型中,神经症不是什么需要"消除"(undone)的东西,而是系统由于缺乏信息而无法恰当地"掌舵"(steer)。治疗或疗法则有赖于校正反馈、增加信息或澄清误解。在机械机器范型中,机器出了错。缺陷在于机器。而现在缺陷在于对机器的控制。"控制"的使用方式在这里是非常重要的范型差异。这是语汇的生命超过了范型存续时间的问题,即词语的原义已经不在,而词语却仍然存在。在机械机器的范型中,刹车失灵导致失控。机器失去了控制。这与舵手的控制论概念相当不同。在前一个范型中,舵坏了;在第二个范型中,舵手睡着了或者落水了。

所以,当有人问弗洛伊德,心理健康的必要前提是什么时,他回答:"工作和爱。""爱着,工作着"(lieben und arbeiten)——两项功能兼备。现代的治疗师或许会回答友谊与沟通,或关系与理解。

在沟通模型中,神经症与其说是精神内部装置的故障,不如说是理解的缺乏,在人与人之间,或人与社会之间。弗洛姆、沙利文、霍妮衔接起这两种范型。在这三人的观点中,尽管仍视刺激为人际的、外部的,但神经症的原动力(vis a tergo)是内部的——无法承受的焦虑。能量内核仍然存在。在沙利文看来,[10] 共情是人际状态,是母亲与孩子之间情感的沟通。然而孩子所必需的欣快(euphoria)状态是内部的,是一种功能。由此,共情作为母子之间的沟通,是用于维持欣快这一内部良好状态。如果没有这种感觉,无法承受的焦虑就会产生。甚至弗洛姆的《逃避自由》也是不同范型之间的桥梁,该书指出人否定自己对现实的知觉,放弃自由以遵从非理性的权威。[11] 尽管弗洛姆使用了信息的概念(个人具有充足的资料输入以作出自主决策),资料却被搁置、忽视,因为人恐惧作出决策,恐惧决策会带来与自由相伴的孤独。不过弗洛姆还是在理论上将信息这方面纳入了机器中。资料之所以被抛弃,是因为人过于想要依赖而无法离开。他害怕自由。这与罗纳德·莱昂的说法,人之所以不离开是因为他资料混乱、过于困惑,"受到蒙蔽"(mystified)[12] 相当不同。在弗洛姆看来,人不知道他知道(除了在梦里,"被遗忘的语言")是因为他害怕离

开;在莱昂看来,人不知道自己知道是因为他不被允许知道——他人
需要他保持困惑来维持他们的动态平衡。在奥威尔的《1984》中,审
讯者奥勃良告诉受迫害者在经过洗脑后必须要毁灭他,不是因为他
本人有多重要,而是因为他的背叛威胁到了所在系统的现实。

> 奥勃良微微一笑道,"温斯顿,你是白玉上的瑕疵。你是必
> 须擦去的污点。我刚才不是对你说过,我们同过去的迫害者不
> 同吗?我们不满足于消极的服从,甚至最奴颜婢膝的服从都不
> 要。你最后投降,要出于你自己的自由意志……我们不能容许
> 世界上有一个地方,不论多么隐蔽,多么不发生作用,居然有一
> 种错误思想存在。[13]

在弗洛姆的观点中,基本的关注点仍是内部机器;在莱昂的观点
中,则是社会政治过程——这是巨大的飞跃。我在后面将更多谈到,
莱昂已经超越了早期的沟通范型,达到了相当现代的观点。

沟通学者与家庭治疗师是最初相对纯粹的属于第二种范型的治
疗师。家庭治疗自一开始即关注于家庭成员之间的沟通问题。近期
则转变为把家庭作为视角相同的整体,把家庭成员看成彼此的变形。
在这个意义上,家庭成员之间彼此创造。关注点不再是沟通,而转为
控制与组织。家庭治疗与团体治疗(人造家庭)最为容易地走向了第
三种范型,关于有机关系的范型。

如果对维也纳的弗洛伊德来说,是"工作(work)让你自由",那
么对美国的信息学者来说,则是"沟通让你们在一起"。正是这种最
初的美国乌托邦主义让弗洛伊德在美国之旅中产生反感,并激发了
马尔库塞对弗洛姆的修正主义的尖刻攻击。信息范型的内在目标是
和谐、稳定、动态平衡。它的内涵是人们想要彼此理解。从柯日布斯
基(Korzybski)的《普通语义学》到早期的家庭治疗,都含有人们希望
彼此理解、而一旦这样做就能"相处好"的含义。神经症是信息上的
索然无味;治疗的方式是人际层面的索然无味,就这样在一起了。这

是摩尼教与奥古斯丁教义的对立:恶是真实存在的,还是恶是善的缺乏。弗洛伊德认为生活是艰辛的,自我与本能之间无休止的、生物决定的斗争,永远不能消除、无法终止。在弗洛伊德的诠释学中没有狮子与绵羊和平相处的地方;无论如何,狮子都会吃掉羊。有趣的是,当范型从机械范型转变为信息范型,动物生态学家(他们已经存在一段时间了)突然流行起来。康拉德·劳伦兹和乔治·沙勒(George Schaller)告诉我们,动物基本上是和谐生存的,他们具有精细的反馈机制以保护他们免遭攻击。与弗洛伊德的弱肉强食定律不同,我们在这里看到的是仪式上和谐的世界,本能模式服务于社会目的,而不仅仅是谋杀与强奸的冲动。我们了解到狒狒喜欢欣赏日落,大猩猩会亲切地与孩子谈话,狼其实是很合群的社会性野兽,决不会杀死真正投降的敌人。在弗洛伊德的体系中,我们是具有最佳自我控制的最高级的动物。在沟通范型中,我们被逐出了天堂,我们是唯一不去倾听反馈或者丧失了这种能力的动物。

在机械机器模型中,治疗是追本溯源,消除过去的影响。在沟通范型中,治疗发生在当前,此时此地。过去并不真的存在。过去是建构的产物,如同《1984》中一样。过去被不断地改写,以服务于当前的目的。在第一个系统中,时间是地形,在其中工作业已完成。在第二个系统中,时间是基质,在其中事件同时发生。要说明这一点,想想我们现有的最好的机械机器,大型喷气式飞机,仍需八个小时才能带你从纽约飞到东京。无线电信号几乎可以在发送的同时就抵达。从机械机器到信息机器是科技完善程度的巨大飞跃。由此产生的范型改变也相应是深远的。不过,但凡是在机器意象中,就有一件事保持不变:机器是达成直接效果的工具。人不会设计机器来做出乎意料或毫无意义的事,除非是在艺术形式中。因果关系是机器科技至关重要的部分。纵使在最为复杂、统计化、条件依存的计算机概念中,也可找到原因之后产生的效果。一旦因果之间没有了预测关系或至少是没有了直接关系,那么就已经超越了机器,到达了另一种概念。这种概念是超越科技、超越工具的。如麦克卢汉所预测的,这是人向环境的延伸,用自己的意象创造环境。机械做功仍然是肌肉骨骼系统的延伸;最新的信息发展源自电子意象,但它是中枢神经系统向环境的延伸。第三种范型已经走向环境的创造,创造出像中枢神经系统(突触)一样组织起来的环境。突触网络里的每个元素彼此之间都有许多不同的联系。例如,大脑细胞通过多种不同的序列模式"放电"。因此,结果是变化的,但不是随机的。

冯·贝塔朗菲曾用稍有不同的方式表述道:

> 20 世纪前半叶的心理学被实证机械论所主导,实证机械论可以归纳为是人的机器人模型。尽管在精神分析、经典行为主义和新行为主义、学习理论、"思维机器"和计算机的行为模拟之间存在着深刻的差异,但它们共用一种基本概念作为实验和临床研究、理论、心理病理学、心理治疗等的预设(a priori)框架。

70

第三个范型,机体范型,不基于人类制造的工具,而是基于生命本身。这个模型是生物的,而不是物理的;它不是源于对普遍原则的抽象认识(数学系统,如同在牛顿或爱因斯坦物理学中的一样),而是来自于可以直接在活的机体中观察到的生物过程。对于机械机器范型而言,核心概念是能量;对电子机械而言,是沟通;对机体模型而言,是生命本身,世界即机体。

我们不再感兴趣于机器,而感兴趣于它的结果的模式。如果说领悟,弗洛伊德的理性首要性(primacy of the intellect)("让司机坐到驾驶位上")是机器范型的治疗目标,理解是电子范型的目标,则觉察是机体范型的目标。

我们在某种意义上重新发现了原始人的部落文化,他们对汽车逆火的交错节奏感到惊喜,而对它的机械或内容毫无兴趣。当代艺术同样表现出与物体内部机械或功能无关的对物体的美学兴趣;于是撞毁的汽车可以成为一件艺术品。

在机器范型中,重点在于"动力学",即行为的基础是什么。弗洛伊德寻找一种在原理和应用上普适的人类心理学——等同于列维-斯特劳斯的"深层"结构。在机械机器和信息机器中都是如此。机体范型则寻找独特和个性化的东西。不妨说它关注于生物的美学,关注指纹特征而非机体系统。独特性就在人的表面:肤色、体型、言语模式。没有两个人是相似的。暴露在解剖师的手术刀下的,才是对所有人来说都一样的。

在"内部"与"外部"样貌之间的同样清晰的划分也是阿道夫·波特曼(Adolf Portmann)的生物学概念的核心。关注于"机械"——即共有特征——既是第一个生物学范型(达尔文)的特征,也是弗洛伊德精神分析的特征。生物学家一直对动物的共有特征感兴趣。借用波特曼的话,

> "内部"与"外部"样貌之间的清晰划分在更高水平上反映出结构的区分:对称的"外部"成为许多结构的所在,这些结构展现给任何旁观者的眼睛,即能区分"好的"和"坏的"形状的感觉器官,而"内部"成为大幅增长的代谢表面的所在,而代谢表面无法与视觉效果联系起来,即使呈现出色素也不行。把不同品种的羚羊或鸭子的单调一致的肝脏,与动物本身的外在样貌做一比较,就是"内部"与"外部"之别的格外鲜明的例子。[15]

波特曼继续说,这些独特的表面表现并不是生存的机制,所谓"保护色",而是自给自足的。它们是波特曼称为自我表达的措施,是生命的最高表达,并无功利的目的。波特曼说,在生物学中,"形态学"必须"探索当前的纯生理学解释的框架。"[16]尽管没有人看见,海蛇仍会表现出它们的本质,"以诸多富丽堂皇的形状和颜色——每一种类各不相同。它们的外表诉说着一种我们不知能理解多少的语言,并证明了一种隐藏的生命力量,远远超出了单纯自我存续的需要。"[17]如果我们出于对所谓"深层"和基本的内容的关注,而轻视低估了生物生命中美学成分的重要性,那么奥斯卡·王尔德说,只有

浅薄肤浅的人才坚持要透过表面看问题,当然这话就不是多么"肤浅"了!

或许基本机械论最显而易见的缺陷,在于让它解释选择的现象,为什么会出现这一结果而不是其他。它无法解释人为什么会变成精神病、同性恋、强迫症、恐惧症或辍学生*。机械论造成宿命:我们成为现在的样子是因为我们就是这样构造的。这是机械中内在的。人只有在"磨合"期(在弗洛伊德看来是 0—5 岁)可以做出调整,随后模式就固定了。要等到第二个范型中,才能把行为看成选择。精神病学文献经常描绘一种家庭模式,不满而又富有诱惑力的母亲蔑视自己的丈夫。丈夫于是也一同致力于促进孩子的成功,以证明他曾创造出有价值的东西,但同时也是在潜意识中争取妻子的尊重和关注。这是我们在大学辍学生中发现的家庭排列。[18]同样的家庭排列也出现在西奥多·利兹(Theodore Lidz)和斯蒂芬·弗莱克(Stephen Fleck)等描述的精神分裂症家庭[19]、肯尼思·凯尼斯顿(Kenneth Keniston)描述的不愿承担责任的学生[20]、欧文·比伯(Irving Bieber)描述的同性恋[21]和埃里克·埃里克森描述的同一性危机之中[22]。简言之,这是精神分析中核武器级的老生常谈,解释着一切, 73 从精神分裂症到脚趾甲内生。肯尼思·凯尼斯顿提出了非常精当的问题:既然家庭结构如此相似,又如何区分这些不同状态的前提条件?

在精神病学圈子里有个众所周知的笑话正好合适回应。据说,这种家庭排列——攻击、支配、富有诱惑力的母亲与虚弱、被动、暗中破坏的父亲——是酒鬼的特征。不过这也是经典的犹太人家庭结构。所以,问题就来了,为什么犹太人中的酒鬼这么少呢?答案是——当然——他们的妈妈不会允许的!选择的现象学要求人超越机器范型——个体是感到焦虑压顶,还是下半身瘫痪,还是即刻坐上

---

* 书中 dropout 一词根据情况分别译为"辍学生"和"逃世者"。在特指学生或限定不明确时译为前者,在泛指一类逃避社会角色的人时译为后者。

飞机去加德满都,取决于你在事件网络中的位置。

　　奇怪的是,带有 19 世纪马克思主义色彩的激进精神分析可能同样会在范型中强调相似性。如果把神经症视为社会压抑和扭曲的结果,那么就只是把经典动力(压抑、否认等)的范围从精神内部转向了社会。生理结构(生殖器的凹凸是否在认知结构中也有表现?)、深层结构、个体与家庭经历、家庭亚文化和所有相互重叠的社会群体之间的丰富互动,作为心理社会整体而构成了个人世界——各个成分是彼此的同形转换,并保持着有生命力的动态平衡——这些在沟通范型中都是不存在的。

第 七 章

变化的精神分析病人模型

符合新范型的新精神病学在哪里呢？正在形成之中。但是必须认识到,这种新的世界观分支广泛且不可预测。

任何到过印度寺庙的人都可以作证,向猴子微笑可是一件开不得玩笑的事。你非常可能挨咬。因为在猿类的世界中,露出牙齿是表达攻击的方式。在这里,猴子和美学学者达成了一致——形式其实就是内容。是猴子偏执吗？当然不是。他只是有着不同的经验,一套不同的行为语汇。至于我的本意善良,在微笑这个问题上完全无关紧要。如果猴子能说话,身为印度猴它可能引用吠檀多:因与果是从不同出发点观察到的同一事件。我们太经常地把意图混同于后果,意义混同于结果。

我们可能有时会对猴子比对家人、朋友和病人更宽容。我可能发现,每当我热情待你,你就急忙撤退。我甚至可能看到你如何拒绝我,如何让我"碰一鼻子灰"。我观察到一种沟通模式。进而我可能得知,这是你与人相处的方式。我就确定了你在机器和沟通层面上的机械特征。我可以说,你遇到亲密的邀请就撤退。而假定是你不该这样。但从视角主义来看,如果我尊重你对我的反应,我又如何能那么肯定我所表达的纯是亲密,或这符合你的需要？或者我这样做是为了你好。有位丈夫说他的妻子:"我真的爱她,想要向她表达爱意温柔,可是她是那么冷漠、偏执。"如果她真的冷漠,那么他只是想要爱着对方的体验;他不期待得到回应。如果他真的爱她,她还会这样冷漠和偏执吗？一个人会这样振振有词地贬损他所爱的人吗？在关于他的机械特征/她的机械特征的旧范型中,他是想要移山的穆罕默德。追究谁真的在爱、谁真的付出关心是没有意义的。我们所能说的只是他认为自己在爱;她的回应仿佛她不这么觉得或者不感兴趣或者被吓着了。因为他不能尊重她对他的感觉,所以他示爱的方式是逼迫,他努力向她索求的,是她不想给的。因而,视角主义不是简单地尊重他人的疯狂;它是承认在他人世界的有组织的整体中,他人的知觉和行为是合情合理的。

78　　我将在后面阐述这对治疗的意义;而另一个文化误解的小小例子或许会有帮助。如果我拍一个日本人的后背,即使是充满友爱,他很可能会非常不高兴。日本人不喜欢被触碰。即便他是个精于世故的日本人,不会明显表露出不快,也会因这种举动而相当不舒服。有人可能会说,这是不幸的误解:在我们社会中表达友好的动作,日本人却觉得是种冒犯。怎样也不能说我心怀敌意或蔑视对方。如果你作为旁观者这样指责我,我可以认为你多疑,甚至"偏执"。但是这一拍就真的毫无轻视之意吗?难道不能说我应该留意来自不同世界的陌生人与我之间的差异吗?或许换一个更敏感或更细心的观察者,会注意到他痛苦的表情、他在介绍自己时避免身体接触,甚至可能预先熟悉他的习俗。这种漫不经心、自以为是的行为可能是领地傲慢的表现——让他到我的地盘来见!如果我们说这位日本人是顽固守旧的东方人,那么我们是在使用第一次工业革命的语言。我们在描述他的机械特征及其功能不良。如果我们说,这是沟通的失败,那么我们是在使用第二次工业革命的语言。我们在描述信息转播上的缺陷:如果我真的理解他的感受(如果他愿意告诉我),我就根本不会冒犯他。但进一步说,如果我尊重我们相遇时所处的复杂而不可预测的社会基质,我会寻找资料,或者没有充足的资料时我会更加谨慎行

79　事。在这里我们进入了第三个世界,后技术的理解——有机的世界。它带来有趣的推演。视角主义会令我尊重他的差异。但如果我们也认识到系统的层级、系统的组织,那么我们必定也能认识到我们并不单纯地是两个异国人在彼此交谈,试图"沟通"。我们都属于权力支

配的社会结构的网络，从我们的行业或职业到国家或多个国家的网络都是如此。他永远会是个东方人，属于曾袭击珍珠港的那个群体。我永远是个傲慢的美国人，奉行移民限制政策，属于曾扔下原子弹的那个群体。我们无法摆脱自身的系统归属。然而，我们能现实对待它，认识到它的存在。那么我就不会触碰他。如果他讨厌我，我也不会指责他疯了或者神经过敏。

那么这一发展带来了什么收益？是否这只是说我们陷在自身系统的旋律中，对此无可奈何？首先，我们可以意识到每个反应都不是完全来自精神内部或个体；这些反应可能是个体参与更大的社会系统的结果。其次，这并没有破坏参与者的社会现实，让他们感到自己的反应是非理性的。正如奥威尔的《1984》所言，或许"分离就是在一起"。有益的治疗体验可能始于熟悉情况。作为心理治疗师，我无法确定我所说的话被听到时就是我说的样子，我无法确定病人的所知所觉如果与我不同就有何不妥，我也无法确定我没有说他认为我说过的话，而是说了我认为我说过的话。所有这些，当然听起来非常混乱；但也大可不必。我们关于治疗师、病人、疾病与治疗的意象都改变了。如果真理因人而异，我们对偏执的看法就会大大改变。既然因与果之间并无清晰联系，那么我们怎能如此确定什么是妄想？如果我说因为你在我的汤里下毒所以我要死了，这显然是妄想。为什么？因为你没有在我的汤里下毒。这样的小细节对偏执者来说完全不重要，对原始人来说也是。因为重视"科学"，我们深受因果之害，而这其实是管中窥豹地看待现实。然而，正如弗洛姆-赖希曼（Fromm-Reichmann）和沙利文在他们关于治疗精神分裂症的先锋论著中所指出的，如果偏执者说你在他的汤里下毒了，你肯定是以某种方式伤害了他，尽管互动双方在意识中都没有觉察到。好吧，所以我的确没有在他的汤里下毒，但我给了他有毒的关系。或许他之所以是妄想狂是因为我们会包容或"迁就"妄想，但却会为了真相——用莱昂的词来说，为了"忘记记得忘记"——而让他崩溃。换言之，病人与治疗师的角色区分变得不那么容易清晰界定。我们变得更难

"告诉"病人哪里出了问题。这是解译的终结,或至少,借用苏珊·桑塔格的话,我们已经"超越了解译",超越了精神分析的石斧——它最早的工具。

我得赶快补充说明,我所说的关于精神病学解译的许多内容必须放在其原本的情境和时空中看待。解译已变得更加不确定、因视角而异,因为文化变得如此,病人所呈现的症状也变得如此。解译更多适用于弗洛伊德时期的癔症,甚或 20 世纪 50 年代的强迫症,而不是今天这种似乎无法投入关系的病人。让我举个例子:一位三十出头的女人,她梦到自己刚才与丈夫性交。她离开卧室,经过大厅,来到另一个房间,后来发现这是她父母的卧室。她的父母正在性交。她的母亲把毯子拉起来以作保护。母亲显得很防备。她的父亲无动于衷、兴致索然地做着这件事。她想:"太好了!我很高兴他现在和她睡了。毕竟,我刚刚和他[她的父亲]性交过。"她对于梦的乱伦意义并没有特别不安。

她显然把她的丈夫与父亲等同起来。乱伦的联想也很显然。但是她并不恐慌,要是癔症患者面对这样直白的表达定会恐慌。她还说,她的父母性生活沉闷无趣;她的母亲讨厌性生活,她的父亲做得敷衍了事。是否她在表达她和丈夫的性生活也是差不多?是否她在表达自己像母亲一样?这个意象的核心意义是什么?治疗是什么?她是否应该知道对父亲和丈夫的无意识乱伦认同是歪曲,而一旦解决便能让她享受婚姻?或者她认同了母亲对性生活和女性角色的厌恶?或者她一直嫉妒男性拥有的自由,即阴茎嫉妒?或者她应该认识到她已让自己陷入了与她父母同样的沉闷、无趣、迫于义务的关系中,而整个关系必须改变否则她会逃跑?或许她的丈夫真的像她的父亲?是否可能这不是歪曲?

如果她是个经典的癔症病人,每次丈夫与她发生性接触,她就会瘫痪或头痛难忍,或甚至如果她因强迫洗手或清洁房间的仪式而不能行事,从而减轻她的罪恶感,那么当她认识到她把这两个男人联系在一起,认识到她对与父亲的性欲感觉的无意识罪恶感,可能会带来戏剧化的"治愈"。这样有限的目标对病人来说是否是种偷工减料？这样更深远的改变或许就不再可能，或即使可能也不再重要。重新评估维多利亚早期的治愈并不像看起来那么容易。在其本身的时空中，这种治愈是足够的。

如果她能够性爱正常，享受并拥有性生活，但不知道她是否想要和丈夫在一起，想要他提供的这种生活，那会怎样？正如我将在后面阐述的，那么她就是个当代的病人：她是个逃世者。治疗师如何看这个梦取决于他在时空中的位置——他的年龄、背景和他对妇女解放的态度。再过二十年，我们可能都会奇怪，我们如何能忍受许多今天看来十分平常的生活处境。当然，回看过去，从前种种看来是社会认可的疯狂；总是如此。仿佛有了"时间的地形"观还不够糟，我们还视野狭隘。

库尔特·冯内古特（Kurt Vonnegut）在他的作品《五号屠场或儿童圣战》一书中，用科幻意象做了相当精妙的描述。主人公比利·皮尔格里姆被关在一艘太空船里，送到遥远星系的一颗行星：大众星上。他被关在大众星的动物园中向市民展示。与地球人不同，大众星人具有四维感官，即他们能看透时间。因此，他们眼中的宇宙不是许多亮点，而像稀疏的意大利面，因为他们能看到每颗星星从哪里来、到哪里去。人类在他们眼中也不是两足动物，而像巨大的百足虫，拥有从婴儿开始一直到老年的腿。他们为局限在三维空间中、只能管中窥豹地看到生活的人类感到遗憾。正如一名大众星人对他同伴的解释：

> 设想在晴朗澄澈的一天，他们隔着一片沙漠遥看群山。他们可以看着山峰、飞鸟或云朵，面对着他们的岩石，甚至向下看见山后的峡谷。但是在他们中间有一个可怜的地球人，他的头被包在一个无法拿掉的铁球里。他只能透过铁球上的一个孔向外看，而且这个孔上还焊着一根六英尺长的管子。
>
> 这只是比喻中比利不幸的开始。他还被捆在一个铁架子

上,固定在铁轨上的一辆平板车上,他无法转动脑袋或碰到管子。管子的远端接在一个双头套子上,也固定在平板车上。比利能看到的只是管子尽头的一个小点。他不知道自己在平板车上,甚至对自己的整个处境毫无所知。

平板车有时慢,有时又极快,常常停止,也会经过上坡、下坡、转弯、直路。无论比利通过管子看到了什么,他都别无选择,只能告诉自己,"这就是生活。"[1]

84

在我们空间取向的世界,我们知道弗洛伊德的病人是"癔病"的,霍妮和弗洛姆的病人是"疏离的抑郁症或强迫症",哈里·斯塔克·沙利文的病人是"精神分裂"的,我们当今的大部分病人是"逃世者"或"反社会"。但我们以为这些分类只是心理病理学高速公路上的路边小站。我们没有看到他们其实是出现在不同时代的同一种"病人"。

我们谈论癔症、强迫症、分裂样,仿佛这些是独立区分的单元。库尔特·冯内古特笔下的大众星人看法会不同。在时间维上延展的病人看起来会像巨大的百足虫——带着癔症的尾巴、许多强迫症的整洁的脚(鞋子还擦得发亮)、逃世者的头和过长的触角。如果他能超越当前看到未来,他可能会看到逃世者的头逐渐消失,像爱丽丝的柴郡猫一样不见了,直到只剩下它嘲弄的笑。如果"做自己的事"取代了神经质作为自我知觉,病人与非病人之间的区分会变得日益模糊。

过去的癔症到哪里去了?消失了?完全不是。他们仍然存在,只是变了。从弗洛伊德开始,病人变化的连续体是这样:癔症病人很想正常发挥功能,可是做不到。他想要与妻子性交,但是沮丧遗憾地发现自己无法勃起。强迫症能够做爱,但是不怎么享受其中。他能正常发挥功能,也确实发挥了功能,因为他尽到了责任。他对伴侣是否满意相当在意。事实上,他会没完没了地问她是否满意;他控制自己达到高潮的时间,记录抽动的次数,测量阴茎的长度(勃起时与松弛时)并对照公布的常模数据。对他来说,如同圣徒路加的训诫所言,盐显然失了味*。他不仅不享受性爱,而且他感到隔膜,无法触及自己、他人以及人际互动。他是 20 世纪 40、50 年代的典型病人——简言之,"疏离"(alienated)。你会注意到此时关于目标的重要性已经没有问题。没有人会问为什么他应该想要和妻子做爱。犹太—基督教的道德规范及其全部道德准则依然存在。他应该想要和妻子做爱;这是"爱"的一部分。这是润滑良好的社会实体的机械特征。在沟通时代,我们至少会开始问,在这位勉为其难的爱人和他的配偶之间发生了什么。她是否无意识地败坏他的兴致? 她是否带着卷发夹上床? 在他暗示自己有兴趣的晚上,她是否在洗手间长时间的逗留? 小强尼是否总是在不凑巧的时间溜进卧室要水喝? 他的求爱是否在无意识中刻意让她扫兴?

但病人仍然发挥着功能或力图发挥功能。他认可功能的重要性,一切有自尊的机器必然如此。更加现代的病人可以实现功能,但不能担当角色。他的性功能正常,甚至非常享受性爱,但却无法将功能会聚为社会角色,如丈夫、养家者、父亲、甚至始终如一的爱人。他是逃世者——逃避社会赋予的所有角色。在大学生中可以很容易地看到这种综合征,但在年龄较大的病人中也可以看到。想想在菲利普·罗思(Philip Roth)的《波特诺的主诉》中的亚历山大·波特诺。[2] 正如罗思这本书中近似科学的精神病学体例和症状学化的标题所清 86 晰提示的,波特诺是典型的新人类和新病人。但波特诺已经落后于他的时代,因为他仍遵循着他抛弃了的社会规范。他其实并不比癔症或强迫症病人更多质疑他的目标。他想要"爱"、结婚、当父亲、找个好姑娘安顿下来。他仍然希望发挥功能,"与人交往"。他是更晚的电子科技的产物。

未来的病人正在出现,他的背叛更进一步;即,他不接受他的角色。埃里克·埃里克森把忠实(fidelity)界定为"对自由选择信守的

---

* 出自《圣经》(路 14:34—35):"盐本是好的,盐若失了味,可用什么叫它再咸呢? 或用在田里,或堆在粪里,都不合式,只好丢在外面。"

东西保持忠诚的能力,尽管价值观体系之间不可避免会有冲突。这是同一性的基石"。[3]新的立场其实比这更激进,因为它质疑限定行为的社会制度。忠实,即要求人问出:"在这个社会中,我如何做得成功或快乐地发挥功能?"这个新的问题也可以变成,"我为什么要在这个社会中成功或快乐地发挥功能?"他质疑的是组织,是人置身于其中的更广大的社会结构。在传统疗法中,治疗师与病人一致赞同治疗的目标;"治愈"病人就是让他恢复功能。如果治疗师与病人无法对治愈的理解达成一致,是否还可以治疗呢? 就像 E. B. 怀特的《从街角数起的第二棵树》中的精神病医生,想要的不过是给房子新增一间厢房,我们一直害怕人身(*ad hominem*)攻击。精神分析师通常比病人更契合于社会,并在某些方面更少质疑社会。

87 　　这种从癔症到逃世者的精神病症状学的演变听来不太像视角主义。它倒是带有进化空想主义的色彩。这隐含着进步,摆脱有辱尊严的服从,变成社会界定的疯狂标签,再走向对社会规范的逼迫的健康反叛。从癔症到逃世者,拒绝"参加游戏"的倾向明显日益增加,拒绝牺牲自主来服从社会目标。

　　难以否认的是,世界处于巨大社会变革的阵痛中,这种变革颠覆着已然确立的霸权,大至国家小至家庭结构。我们见过了第三世界解放运动、黑人解放运动、女性解放、同性恋解放、青少年解放、甚至可能还有迟来的父母解放。传统精神分析的立场是,这些暴风雨都在永恒本能的堡垒之外呼啸,尽管就像教皇利奥在波河让匈人撤退一样,我们会对社会情境的影响做必要的让步。但只要在机械模型中思考人,就必定认为功能是机械的、先天的。外在的力量可以带来转向、偏移,但不能成为主要原因。"水流遇到河床里的障碍会受阻,流回原本似乎注定干涸的旧道。"[5]这是弗洛伊德解释性变态的水力机械论。"性的体质基础"是河床;偶然的生活影响是障碍。

　　随着沟通范型的发展,在社会力量与精神内部结构之间的反馈成为可能,正如理查德·拉宾(Richard Rabkin)的杰出著作《内部与88 外部空间》中所描绘的。[6]尤其是家庭治疗发现,日益清晰的是,病人可能被当成家庭的替罪羊，"出于同情的牺牲"以维持家庭其他成员表面上的心理健康。[7]可见，疯狂是家庭的事。这种理解也可推及整个社会。它促发了把社会系统看成是个体、家庭和社会在辩证互动中相互影响的观点。如前所述，由于这个模型仍然是刺激—反应、一对一的性质，所以它只是向把病人看成家庭与社会的受害者迈出的一小步；它只带来了力量方向的改变。我认为，人们实际上可以在莱昂的著作中看到这种立场的发展，他越来越把精神分裂症病人看成是家庭和社会里的圣愚（holy fool），家庭和社会必须把他逼疯才能保持自身的安全感完好无损。

　　后面这种立场显然带有风险。它似乎把精神病病人作为英雄来赞颂。它似乎还会诱导自命不凡的受害态度：青少年总是高喊"犯规！"。顺带说，病人的受害感中可能很多是有道理的。这种抱怨是无助感的结果，而且其实是对体验真实性的自我怀疑。极少有受害者相信自己的境遇是真的。他们有一种卡夫卡式的倾向去痛苦地抱怨狱中的条件，而不是监狱本身。

　　例如，抱怨自己家庭的青少年很可能是对的。我们从家庭动力学中学到，家庭中"最疯狂"的成员常常最可理解。尽管他如此激烈 [89] 地抱怨，但如果深入讨论，会发现他相信家庭对他的评价：他懒惰、无能、冷酷，诸如此类。他并不否认这些指控；你所能做的最多只是倔强地拒绝改变。然而，正如我将在后面阐述的，他并不是家庭的被动受害者。例如，他会引发相当冷静客观的人（包括治疗师）对他做出与他家庭同样的反应。他也一同维持了自己的家庭角色。

　　更进一步，家庭也陷在自身的同形（isomorphisms）中。家人再现了他们父母的行为，以及社会亚系统的大型层级结构，这个结构构成他们的世界。要产生心理危机，至少需要三代人。对于父母的愤怒，尽管在知觉上是足够准确的，但却没有看到父母也不是自由的主体。问题不在于他所看到的是否真的存在。问题在于他没有看到的。偏执的关键可能不在于他歪曲了现实，或者他看到了真相并因此崩溃，而是他看不到我们都同时既是受害者又是罪犯。他事实上缺乏对人类苦难共有性的共情理解。

例如,家庭经验乃是神经症经验的传统根源,我们无法将其从更大的社会环境中分离出来,不仅因为社会通过家庭发挥功能,而且因为家庭是社会的单元,同形地具备更广泛的社会的各种特性。它是社会大系统中的亚系统。因此,少数派在家庭和在社会中的地位是一样的。我们可以同样有理有据地谈论家庭中的汤姆叔叔主义和整个社会的汤姆叔叔主义。例如,在任何社会单位中,从家庭到学校到社区到国家政权的议会,都能找到依据说年轻人是新的白人负担。这些不是单纯从一种社会存在形式到另一种社会存在形式的无聊类比,而是重要、一致的等级联系,正如大批题为经验、性、家庭与精神病学的"政治"书籍可以佐证的。

家庭系统确实是政治的同源体。但是如果它们不是极权控制的单向系统,我们也就无法可靠地假定我们在进步的巅峰。从未来的视角世界来看,我们可能显得愚蠢,就像前人在我们眼中一样;从结构观点来看,进步可能是阻止历史眩晕感的神话。我们所吹嘘的在性、社会或政治方面新的自由,或许是随着世界改变的需要而变化的范型中变化的变形。所谓"新近贫困"(nouveau-poor)的孩子可能是响应着社会的改变,随着第三世界和生态问题的出现,社会需要对富裕之中的相对贫穷重新认定。这并不是说现在不比从前更好,甚至发展并没有稳步向前,而是说,如前所述,改变的方式似乎不太像直线,而更像突触网络。我们的自由可能要付出深刻且不可预计的代价。例如,我完全不能确定维多利亚时代的施虐—受虐比现代"换妻者"开明的性更糟;至少维多利亚时代的人有一个客体、有一个施虐对象。这虽然比不上有一个人类同伴、一个所爱的人,但是(至少从我落伍的观点来看)当然好过在聚会中从一个洞到另一个洞。拿水管换掉水罐实在谈不上是多大的进步。但是注意到从事"换妻"的似乎是受自身旧有范型影响的中年危机者,我们或可有所安慰。年轻人对此似乎不太感兴趣。

如果时间既不是箭,也不是飞去来器,而是结果的模式不断变换的万花筒，那么我们，无论反叛者还是顺从者，都在随着变化的现实而变化。显然女性应受到更公平的对待。但是她们反叛家务和母亲形象的时间恰好也是这些功能行将末路之时。我们拥挤的地球无法承受再多几代围着"孩子、厨房和教堂"转的主妇*。类似地，我们突发的担忧生态的紧迫感出现在人类首次进入太空以后。许多先知，从巴克敏斯特·富勒（Buckminster Fuller）到宇航员弗雷德·霍伊尔（Fred Hoyle）都预测过这一点。当我们看到地球漂浮在太空中的电视（直播！）形象后，我们终于意识到我们是在一艘空气、水和食物有限的太空船上，我们最好有所忧虑。毕竟，生态学家数十年来都在警告我们这种逐渐增长的危险却一直被忽视。反抗过去（一个人自己的过去）或许就是顺应未来。

---

* 原文为德语 Kinder，Küche，Kirche，喻指陈旧的女性性别角色。

第 八 章

从安娜·欧到波特诺：视角主义的重新评估

结构主义者的观点要求，把每一种精神分析及其典型病人放在它自身的参考框架内看待。然而，精神分析师惯常倾向于认为自身恒定不变，而困惑地思索着发生变化的精神分析病人。因为无法认识到是时间创造了治疗师与病人双方，于是他们追忆往昔。在琼斯的经验中，"转换型癔症那时远为常见……癔症的抽搐也同样常见，除了在医院见到的以外，我常常受够了在镇上散步时要照料我遇到的正在抽搐的女孩。"[1]正如罗岑（Rozan）在《弗洛伊德：政治与社会思想》中所归纳的发展一样，哈特曼认为文化环境已经改变了人格的"深层结构"[2]。费德恩（Federn）认为，经过精神分析的阐释，人们日益认识到癔症与性压抑之间的关系，而这已经使癔症问题发生了改变。事实上，罗岑承认今天的精神分析师不会对弗洛伊德的病人作出同样的诊断。用他的话来说：

> 弗洛伊德在《癔症研究》中的许多早期病人今天很可能不会得到同样的诊断；当代的精神分析师更可能关注有时潜藏在癔症表面之下更深的边缘性或精神病性问题。实际上，我们有时想知道在过去的半个世纪里是什么改变得更多，是病人的问题，还是精神病学家的概念。[3]

在过去半个世纪改变最大的是——过去的半个世纪！

这些削足适履的评估试图把病人塞进理论。在某种意义上，这是尝试时间旅行，力图踏出自身的时空而进入不同的世界。有必要用两个较长的例子来说明理论、治疗与病人之间的"匹配"（fit）。

1899 年，弗洛伊德写下了《一个癔症案例的分析》，关于一名 18 岁癔症少女朵拉的三个月短期治疗的研究。[4] 这个弗洛伊德最著名的案例首次说明了在分析中梦的解译的使用。这个案例的细节当然众所周知。弗洛伊德第一次见到朵拉是在她 16 岁的时候。其时她正当"青春韶华"，但却深受咳嗽嘶哑之苦，弗洛伊德诊断为癔症。她的父亲拒绝让她接受治疗。一年后，在经历一次晕倒和自杀危险之后，朵拉才得以进入治疗。后来逐渐发现，朵拉症状的诱发原因是她父亲的一位好友 K 先生在她 14 岁和 16 岁时对她两次性侵，而后父亲与 K 夫人保持通奸关系时又把朵拉作为心照不宣的同谋。她控诉 K 先生，父亲却置之不理，因为他想要保持与 K 夫人的关系不受损害。作为父亲通奸的代价，她被交给了 K 先生。

三个月后，朵拉离开了治疗，任何曾经未能揭示病人潜在移情愤怒的治疗师都熟悉这种离开的方式。"朵拉倾听我的话，没有像通常一样作出反驳。她看起来很受触动；她非常热情地与我告别，给我最衷心的新年祝福，并且——再也不来了。"[5] 弗洛伊德觉察到，当朵拉父亲发现治疗显然不能给朵拉洗脑，不能让她闭口不谈他与 K 夫人的外遇时，他对治疗的兴趣明显消退了。"她的脱落如此出乎意料，当时我对治疗圆满结束的希望正在最高点，于是希望全化虚无——这是她做出的明确无误的报复行为。"[6] 结构取向的治疗师可能会好奇地猜想弗洛伊德是否出于几乎同样的原因在朵拉那里得到了与 K 先生完全一样的对待。弗洛伊德在下面这段暗示了这一点。

> 如果他［K 先生］置最初的拒绝于不顾，而继续以不容置疑的热情坚持求爱，结果很可能是克服了她的所有内心困难，赢得了她的感情。但我认为也可能会仅仅激发了她去满足想要彻底全面报复他的渴望。[7]

96   在仅持续三个月的治疗中断了一年后,朵拉又回来找弗洛伊德。她那时已经 20 岁,回来"讲完她的故事,并再次寻求帮助"。在这期间,她用一系列欺骗隐瞒对待她的家庭。弗洛伊德认为这种被迫面对是不当的报复行为。如果她这时认识到是这些事件促发了她的症状,那么她就有责任恢复健康,不再以报复的方式使用她的领悟。这次会面令他确信"她并不是认真要求"得到更多帮助,而他让她放心地知道他愿意"原谅她剥夺了[他]给予她远为彻底的治愈的满足感"。

    有趣的是,朵拉中年时,在一个远离最初治疗地点的地方,又去见了费利克斯·多伊奇(Felix Deutsch)医生,这位医生,用埃里克森的话来说,"对她充分发展的性格特征做出的不利描述就像任何在临床年鉴中可以见到的一样"。[8] 与弗洛伊德最初对她的描述,"正当青春韶华———一位聪慧迷人的少女"相比,这似乎是令人悲哀的退步。

    弗洛伊德对朵拉问题的分析是癔症动力学的经典描述。朵拉症状的起因,是由于她对父亲以及多情的 K 先生产生乱伦爱慕,激发了不可接受的性冲动,而她难以容忍和否认这种冲动。朵拉对治疗结果感到不满意,并仓促退出治疗,这让弗洛伊德不知所措,还有些防御。

    埃里克森相当正确地指出,朵拉是维多利亚时期女性观的牺牲
97 品。[9]弗洛伊德,置身于他的时代,在看待朵拉时既殷勤又轻蔑。在埃里克森看来,朵拉的父亲令她成为他与 K 夫人通奸关系中非自愿的受骗者,他一手造成的不公正待遇也是不可饶恕的。原文这样说:

> 用三个词概括她的社会经历:生活中最重要的成年人通奸不忠;父亲的背叛;否认他朋友试图诱惑她,这实际上是这位少女患病的诱因;周围成年人的奇怪倾向,让她知晓任何事情,却又不够相信她,所以不承认关于她疾病的真相。[10]

    然而,在治疗结束时,弗洛伊德承认他"对这位少女想从他这里

得到什么帮助感到困惑"。

　　用朵拉父亲的话来说，弗洛伊德的目标是"让她恢复正常"。在治疗朵拉的几年前，弗洛伊德经历过一次对自己理论的重大信心危机，当时他发现癔症病人报告的童年性诱惑事件，是想象、幻想，而这曾被他采信作为癔症的根源。在绝望中他认为整个理论都有必要抛弃。经过富于想象力的跳跃，或经过综合分析，他判断病人报告的性诱惑幻想反映的是病人的无意识欲望，而不是真实的事件。从这个有些利己色彩的概念开始，产生了力比多理论。为什么他不认为诱惑幻想反映了参与其中的成人隐秘的诱惑呢？因为范型不允许。弗洛伊德仍然强调病人的机械特征：有哪里出了问题。首先，他认为机 98 器损坏是因为超过负荷——病人声称的真实诱惑。他继而抛弃了这个观点，认为机器本身有瑕疵，导致机器失灵的是平常的负荷，是其他人可以轻易承受的。弗洛伊德完全知道 K 先生和朵拉父亲的欺骗，但他却不可思议地（从我们的角度来看）无动于衷。

　　埃里克森从他当时的角度出发，回顾并看到了朵拉的人际关系中他称为的"不忠"。尽管他的参考框架表面上也是弗洛伊德理论，但他使用的是现代的沟通参考体系。从这个角度出发，人会问，为什么不下结论说诱惑幻想，纵使不是完全真实，也是真实事件的夸大——朵拉受到了不太明显、单方面的诱惑？这样朵拉对父亲和 K 先生的认识就是正确的。问题不在于她的本能控制不佳，而在于她的人际关系、人际氛围中的欺瞒和微妙的维多利亚式虐待。根据埃里克森的论述：

> 确立并分享过去的真相可能是超越幼稚复仇心所需要的；直斥长辈的不忠可能是她向自己保持忠实所必需的；确立自己作为所处时代和阶层的年轻女性的身份坐标，可能是运用更多领悟、认清心理现实的前提；而确信彼此之间可以信任，可能是容忍移情的条件，无论在移情中她是把坚持不懈的医生视为又一名勾引者还是又一位苛刻的权威。[11]

多么漂亮的诡辩!关系中的忠实是必要的,但应是探询精神内部冲动和移情歪曲的预备条件。埃里克森是一位理论大师,他将精神分析理论整齐叠放,一层接着一层,直到最后一层出现平滑的现代表面,毫无明显矛盾。

对朵拉案例的这一诠释非常引人入胜。它符合我们现代对这个问题的感觉。它诱人地强化了我们最喜爱的观点:当前永远是最好的出发点。带着我们立场上的优越感,我们能"回顾"并看到前辈的短视。但是我们并不在那里。如果朵拉是现在的病人,这是她的癔症的含义。但是,我们必须补充说,如果在今天朵拉很可能会被称为精神分裂。即使回溯来看,我们也认为她更像精神病前期而不是癔症。这实在是个不可能的任务,是机械因果谬误的延续:性压抑→神经症,变成了人际欺骗→神经症。这仍属于机器范型。我们只是从范型Ⅰ来到了范型Ⅱ。

设想我们更进一步。朵拉把治疗内容泄露给父母,弗洛伊德显然因为他感到这是朵拉对他的背叛而颇受打击、不知所措。如果我们认为分析师的感受与病人的同样重要,如我们现在习以为常的那样,那么我们就必须要问弗洛伊德为什么难受。毕竟,他卷入了最为微妙的、确实难以处理的情境。在维多利亚的社会,他像对男人一样和一位年轻女性谈话,并且直面、思索、讨论性感受。他的整个程序令人生疑、违背专业,他所处的社会很容易认为这是极其放荡的。由于他处在理论发展的早期,他必定曾经希望病人在这个新的研究中能够强有力的合作。在这种情境下,朵拉的泄密是对弗洛伊德的不忠,把他置于最尴尬的境地。任何治疗青少年的心理治疗师都可能有过类似的体验——治疗工作的隐私权突然失去了保障,而至少治疗师觉得病人这样做的原因不是追求忠实,而是刻意破坏治疗,并牺牲掉治疗师,让他来承受父母的报复。治疗师这时必定会觉察到自己的愤怒。

而且,K 先生第一次接近朵拉是在她 14 岁时。在当时来说,这并不太年幼。因而在弗洛伊德看来,年轻女子会期待性的勾引并春心荡漾是相当合情合理的。

> 这时他突然转过身，没有走出敞开的门，而是突然抱住女孩，在她唇上印了一个吻。这种情形无疑正可唤起一名从未被勾引过的 14 岁少女明确的性兴奋感。但朵拉当时有种强烈的厌恶，她冲到了临街的大门……引发性兴奋的情形在这个人身上引发的却主要或完全是不快，我应该毫无疑问地认为此人是癔症……健康女孩在这种情况下当然感受到的是生殖器兴奋，而朵拉强烈感到的却是消化道入口的黏膜段所特有的不愉快感——即，厌恶。[12]……
>
> 她逃开后，那名男子必定和我们一样难以理解她的行为，因为他必定已长时间积累了不可计数的小小迹象显示他肯定赢得了这位少女的感情。[13]

诚然，正是大男子主义让弗洛伊德成为妇女解放学者的"眼中钉"。但以现代的领悟或反应来理解朵拉，或许是大男子主义的另一面。那是沟通范型的谬误：真相带给我们自由。从我们的出发点来看，弗洛伊德与朵拉之间保持诚实是最好的。但这不会带给他们自由或解决问题：问题主要在于，他们都身陷于维多利亚时代的社会基质中——弗洛伊德和朵拉都是如此。存在于朵拉和家庭之间的虚伪也同样存在于朵拉和弗洛伊德之间，存在于弗洛伊德和医学协会之间，如此以至无穷。简言之，虚伪遍布那个时代的每一维度，同形重现在每一份人际交往和每一个社会结构中。这不是简单的因与果的问题，而是当时社会的复杂基质，是我们所无法体验的。那是个不同的世界。我们真的能体会到弗洛伊德在报告这个案例时的胆大妄为吗？

这个分析短篇或许引发了医学界读者——除了理所当然的怀疑态度——震惊和恐慌的感觉［原文如此］；而我此时愿意探究这两种反应，看看它们的缘由。震惊很可能是由于我竟敢向一位年轻少女谈论这样敏感而不快的话题,或向任何仍有性活力的女性谈论这些。

102 　　有些医生和外行反感使用这类谈话的治疗方法,似乎嫉妒是我或我的病人的愉悦,据他们所见,这样的方法定会带来某种愉悦。[15]

　　如果超越因果连续体,那么问题就不再是谁错待了谁,而是事件构成的模糊矛盾、无法分解的网络。如果弗洛伊德曾坦陈他被背叛的感受和自己在这个系统中的局限,是否这样更真实,治疗就会更有效?只有包容新的行为,才可能获得自由。我们努力改正病人,却似乎常常回到原地。这在目的论上被归咎于"强迫重复"或自我实现的预言;但或许这只是简单因为我们做出的每个行动都在同一参考框架中。怀特海曾说,文化注定无法冲破自身的成见。如果我们真的受限于时间,那么每个行动都共有同样的范型前提。是否在改变之前,需要先改变行为背后的普遍前提?那么,心理治疗的改变又如何发生?

　　我们是否与我们的病人,注定像《爱丽丝漫游奇境》中的红心王后一样,永远待在同样一个方块里?我不认为是这样。但是改变不等于变化不定;改变只能发生在病人与治疗师范型世界的局限之内。治疗不可能超出其所在的时空。

　　弗洛伊德和朵拉可以说是来自经典过去的人物,是可以随意批评的对象。但亚历山大·波特诺呢?波特诺更靠近精神分析病人谱系的另一端。事实上,他也完全可以消隐于过往。如果埃里克森对朵拉的重新评估是回归历史往昔的时间旅行,那么布鲁诺·贝特尔海姆(Bruno Bettelheim)对亚历山大·波特诺的分析就是向最近的

103 过去的旅行。贝特尔海姆当然是作为芝加哥定向(orthogenic)学派的创立者而闻名于世,近期他在畅销著作中也很知名,作为精神分析的保守派声音——对抗泛滥的不再遵循经典精神分析理论的力量。贝特尔海姆是一位真正的行家,看他(在《河流之中》这篇非常有趣的文章中)塑造出可怜的波特诺,有点像观看一位四段黑带空手道高手击碎苏打饼干。那是绝少发生失误的力作。

　　星期一,第一个小时:一名麻烦的新病人——难道不是所有病人

都麻烦吗？33 岁,在纽瓦克长大。典型的狭隘的中产阶级犹太人正统背景。他相当聪慧,控制不住地说话,极度自恋和乐于展示自己。他把智力上的自大隐藏在讽刺的自嘲背后。他无法停下腹泻般的谈话,因为这是他否认自己实质上便秘的方式,他完全无法交出自己或交出任何东西。他为底层人服务的工作(某种为最贫困者服务的公共关系工作)不仅是对自身剥削性的否认,而且也反映出他觉得只有最悲惨的人才可能接受他。他没有给我机会解释精神分析是什么,声称他已经很熟悉了,而后则显示出他缺乏最基本的了解。他似乎认为精神分析就是自说自话地抱怨不休、控诉他人、责备自己,而不是认真的内省并深入思索。他无法做到这两样,因为他觉得自己如此的没有价值,所以他无法对任何触动他的事物认真——无论是他自己、他的父母,还是曾与他同居过的人。他想要任何事都自己做,而不和任何人有关系或不要任何人参与,这是典型的自慰式生殖器期固着。他不让任何人,包括我,对他的生活发生影响。显然他花了很多年进行自圆其说的酝酿,即使是他的自我批评也只是为了显示他对自己是多么敏锐和诚实。自我批评的主要目的是让他完全像以前一样继续生活,而无需内化他的罪恶感以至到必须处理的地步;自我批评是为了让他避免需要任何改变。他坚信这样的喋喋不休就是精神分析,于是他就大声地说,我在旁边听。

　　除了长篇大论的叙述他从婴儿期开始的各种生活中的问题以外,他完全没有认识到他的病态(*sickness*):他就是无法与他人产生联系。他又怎能与人产生联系呢,既然他看到的世界全是他自身的投射,而他还确信是现实的真实画面?[16]

　　贝特尔海姆塑造了波特诺。最终证明他是个大孩子,仍然在寻求经典精神分析中那些古老的必需品——首先是母亲的乳房,其次是她的阴道。如果贝特尔海姆继续下去,波特诺会长大,管住他的本我,在社会中担当负责任的角色。他娶了"猴子",她其实是个好孩子,安下家来,过她幻想的乡村生活,而这原本会让他绝望。病人被治愈了。但是,根据我的词典,病人是"承受着不适或痛苦而不抱怨,

104

等待着失去控制或制造麻烦的人"。朵拉或许符合这个定义,而波特诺这个最吵闹的痛苦者永远不会。波特诺被治愈了吗?恢复了健康?他当然重返了社会。他被"治了"(shrunk)。这些当然不是同义词。我毫不怀疑可以改造波特诺;但治愈他呢?

波特诺在某种程度上被称为性高潮的拉斯柯尔尼科夫 * :大学和法学院毕业、成功、社会支柱、政治自由、性能力超乎统计学家的梦想,但他仍然痛苦。他和朵拉不同,不是因为功能失常或感觉不适。当然也不是因为他无法承受领悟。他是精神分析的反基督者。他能完整回忆每一桩童年创伤事件。他的无意识几乎完全被侵蚀。他认识到与母亲苏菲的乱伦爱恨关系,知晓他对暴躁、强迫、痛苦不安的父亲的所有矛盾感受,但依旧——他感到痛苦。他无法归属,无法把自己系在任何一个被赋予的社会角色上。他经受着埃里克森所说的忠实危机:"对自由选择信守的东西保持忠诚的能力,尽管价值观系统之间不可避免会有冲突。"[17]

但是波特诺想要有所归属。在他去以色列时,他震惊于自己在飞机接触地面时哭泣。他赞赏以色列女孩的一心一意,完完全全地服从于她们的目标。但是在与她们性接触时,他第一次阳痿了。贝特尔海姆认为这清晰暴露了他的俄狄浦斯渴求——他的恋母倾向。我倒是认为,他不能、也不敢在那种环境中发挥性功能。上帝帮我们免于达到我们幻想的目标。可怜的波特诺就是愿望完全落空的人。他没有足够的艺术创造力为自己打造一个新环境、新世界。他只能像堕落的路西法一样,渴念他失去的天堂,在那里他毕竟还可以有无聊的消遣。

贝特尔海姆说明了时间错位的谬误。波特诺可以被"治愈",但那是 20 世纪 50 年代的治愈,而不是 70 年代的。说来也奇怪,是向历史的退行把他从向童年的退行中解救出来。

---

* 《罪与罚》主人公。

第 九 章

年轻成人作为所在
时代的人而出现

在前面各章中，我阐述了我认为范型的转变中介/导致了社会改变，并讨论了精神病病人、病人所表现出来的疾病和我们所认为的治愈如何在过去七十年中改变。我使用了当时临床谱系的两个极端，一端是弗洛伊德的经典案例朵拉，另一端是菲利普·罗思（Philip Roth）的文学创造亚历山大·波特诺。我也指出，治疗师不可能脱离他所处的时空；他对其他时代病人的理解必定是不完整的，对现实无所不在、无意识的先入之见影响着他。

我指出，在回顾朵拉的案例甚至波特诺的案例时有必要运用视角主义，这看来可能着实是种智力训练。归根结底，重新分析从前的病人是种完全不必要的行为。但如果 40 岁的治疗师遇到了 20 岁的病人会怎样？或者 40 岁的治疗师面对 25 岁的治疗师。[1] 这种代沟会是怎样？如果治疗师属于沟通时代，认为联系就是一切，而病人信奉明智的快乐主义（enlightened hedonism），那会怎样？治疗师以沙利文的方式界定爱，认为爱是关注对方的满足和至少关注自己的一样。病人以弗里茨·皮尔斯（Fritz Perls）的方式界定爱，"你干你的，我干我的，如果我们能一起来 *，那就更好。"（这里是双关完全是有意的。）治疗师认为家庭是联系的堡垒，同一性和爱的核心；病人可能不想结婚，她或许想要个孩子，但不要与孩子的父亲建立长久关系。治

---

* 原文为 come together，语带双关，一个意思是会合、相交，另一个意思是同时达到高潮。

疗师将如何理解？要不是他守旧，那就是病人堕落。

这或许能帮人认识到事情并非总是他认为的样子。固守传统者常以为他的体系是代代相传、古老而不变的。家庭的视角主义观点或可带来启发。精神分析师在研究他们最中意的社会单元时，也会发生完全一样的时间谬误。在历史上和个体身上，家庭都是孩子最早接触的条件化刺激。在时间的地形上回放，我们可以设想穴居人、埃及人、伊丽莎白时代的人、新大陆开拓者都坐在早餐桌旁，享用着早餐麦片，永远在一起。我们确实听闻家庭的完整性正在衰落，它一度是远为重要的社会经验单元。实际上，几个世纪以来，家庭与童年的特性有了极大改变。菲利普·阿里耶斯（Philippe Aries）在《童年的世纪》一书中追溯了从古到今家庭概念的演变。[2] 书中显示，大肆宣扬的不同发展阶段——童年、青少年、成年早期——是不同历史时期的产物。即便是成熟与年老的评定和测量也因历史时代而不同。埃里斯写道：

> 很长时间以来，人们认为家庭构成了我们社会的古老基础，而这源自 18 世纪，自由的个人主义的发展动摇和弱化了家庭。19 世纪和 20 世纪家庭的历史应该是它的衰落史：离婚率、婚姻与父母权威的减弱都是其衰落的迹象。现代人口统计学数据的研究让我得出了完全相反的结论。在我看来（有识之士也得出了同样的结论），正相反，家庭在我们的工业社会占据了重要的位置，以前可能从来没有对人的生活产生如此巨大的影响。家庭的观念成为我们时代最大的力量之一。我继而产生疑问，不是家庭是否在衰落，而是以前它是否曾同样强大，甚至它是否存在了很长时间。[3]

在公元 10 世纪，艺术家无法再现儿童，只能把儿童画成小一号的成人。到了 19 世纪，家庭开始关注儿童。直到 17 世纪，童年这个概念才作为家庭乃至更大社会中的独特时期而出现。直到 18 世纪，

青少年期才从童年期中划分出来。青少年期与进入成人期的年龄界 110
限也发生了很大变化。在 16 世纪,14 岁的男孩与 13 岁的女孩结
婚、完婚都不罕见。阿里耶斯告诉我们,路易十三在 14 岁零 2 个月
的小小年纪就被安排与妻子同床共枕。

家庭、延伸家庭与外部世界之间的社会界限或者说交界也经历
了巨大改变,家庭成员之间的界限也是如此。在 16 和 17 世纪,对儿
童生殖器的性游戏被视为相当正常。性体验作为私密的功能,从而
将儿童从家庭中区分出来,这在当时还没有发现。阿里耶斯描述了
一张 1511 年描绘圣家庭的版画:

> 圣安妮的行为极其古怪、令人震惊——她把孩子的大腿分
> 开,好像想要碰触和抚弄他的私处。如果把这视为猥亵是错误
> 的。这种玩弄儿童私处的行为仍然存在于穆斯林地区,这些地
> 区不仅远离科学进步的影响,而且也远离伟大的道德变革,这种
> 变革首先影响了基督徒,继而影响了普通人,规范了 18 世纪特
> 别是 19 世纪的英国与法国社会。[4]

从 15 世纪到 17 世纪,人们吃饭、睡觉、跳舞——都在多用途的
同一房间。那时并无走廊来保障隐私。每间房彼此相通。直到 17
世纪末,人其实都没有独处空间。儿童与成人自由地混杂相处。既
没有社会的、时间的也没有躯体的分离感或界限感。也没有多少性
隐私的意识。即使是我们推测认为无所不在的俄狄浦斯诱惑的概 111
念,也很可能是更晚的维多利亚时期家庭观的产物。弗洛伊德关于
原始群落的概念则是维多利亚社会的"入乡随俗"的概念。

这样看来,家庭及其结构的细分并不像我们假定的那样恒久。
这就意味着当代的精神分析师把自身经验推广到其他时代就会犯
错。对于受到性抚弄的穆斯林男孩、与父母同居一室的日本小孩、或
者维多利亚时期受到成年男子诱惑的 14 岁少女,假定他们都会有我
们在我们时代所能预测或理解的反应,是大错特错,是时空方面的极

度傲慢自大。

和阿里耶斯一样,我们所能说的只是,似乎历史的每个时期都有个特有的年龄。青年是 17 世纪的特有年龄,童年是 19 世纪的,而青少年是 20 世纪的。从阿里耶斯我要进一步推论说,成年早期将是 19 世纪下半叶的特有群体。合理的推测是,选择的年龄反映出特定时代的主要关注。由此,当预期生命长度不太长的时候,出现了青少年期的缺乏和对老年的不感兴趣。生命预期越长,时期划分越细。成年早期是我们时代的特有年龄,原因很明显:生命预期的延长、经济依赖的延长、自动化发展导致必须的劳动力降低、家庭维持完整不
112 变而分离延迟到越来越大的年龄。二十五甚至三十岁的年轻人仍然走不出家庭的怀抱,常常依靠着大学之后的之后的之后的教育"让他们免于游荡街头"。和阿里耶斯一样,你或许会质疑青少年的躁动不安究竟是像通常一样要归咎于家庭的瓦解,还是该归咎于家庭影响空前的延长。

阿里耶斯对家庭史的贡献堪比库恩对科学史的贡献。他们都是研究非连续发展的历史学家。他们看到,如果社会制度可以被理解,也只能在它自己的时空下被理解。现在的家庭结构与七十年前的家庭结构如何反映它们所处的时代呢?

朵拉的家庭结构是专制、父权、高度结构化的。家庭成员彼此之间的关系界定详细。行为是仪式化的,即依据规定模式。家庭权力等级分明。妇女和儿童处于社会劣势,承受着从属地位固有的各种侮辱与特权。朵拉的父亲希望她"恢复正常"。她突然退出治疗后,弗洛伊德注意到她的父亲完全没有失望,因为看来弗洛伊德主要感兴趣的不是父亲为女儿设立的目标——本质上说,就是让她缄口不谈他与 K 太太的关系。我想从我们的出发点或许也会对此产生误解。她的父亲对于他与 K 太太的关系暴露感到困扰吗?毕竟,那时候这不是多么奇怪的事情。甚至据称弗洛伊德曾多次与他的妻妹度
113 假,而把妻子留在家中。或许对他来说难受的是他的女儿竟敢怀疑当然的权威秩序,质疑他的安排。如前所述,实情我们无法确知。当

然对弗洛伊德来说,她质疑父母的私人事务是不合理的。

我们当今社会的家庭,尽管在快速变化之中,但组织方式相当不同。家庭倾向于非权威、母权的,在此意义上相当非结构化。结构与信息之间的关系非常重要。结构越明确,指令越细致,人就越不需要了解他人、他人的动机、意图等等。人们的行动依据规则,而非出于反应。这种儒家的仪式化是任何隐蔽的权力安排的构成成分。

在机械范型中,人或零件彼此咬合,顺畅运作。个人的目标是顺畅运行家庭。方法是减小变数,标准化生产以减小差异。朵拉的父亲受到治疗的质疑,不是因为(不独因为)他不肯悉心照料女儿,或和她谈论性,而是因为弗洛伊德有意地通过怀疑结构而质疑他的权威。系统越是开明,弗洛伊德越是不会落到过早结束治疗的结果,结论也会变得越是错综复杂。在这样的家庭中,临床症状学是机械的,把家庭内的功能失败视为内部功能的失败。我有问题,而不是我们之间有问题。僵化的社会依赖于责任感的内化:我不能适应是我的错。

为什么朵拉比她同时代的其他少女问题更多? 首先,她可能并 114
非十分特殊的例外。前面我引用了琼斯的话,他说癔症症状泛滥。我也相当怀疑她受到性刺激的经验在当时属于例外。有趣的是她之所以被送来治疗,不是因为她的癔症,那被认为是当时女性劣势地位的可悲产物,而是因为她的不当行为——她拒绝按父亲的规则玩家庭游戏。如前所述,在两年前弗洛伊德请求她父亲允许对她进行治疗却遭到拒绝。在这个较早的时期,她对家庭系统还不构成威胁。我们还难以理解的是,弗洛伊德对她、她的个人不满并不感兴趣。他只想要“治愈”她的癔症症状。

在沟通范型中,信息替代了结构的地位。我们不再有家庭规则——即,因为“爸爸这么说”或“一直以来就是这样”——我们有家庭会议。任何事都是用民主方式达成一致。团结、理解和劝说替代了逼迫。这需要更多的现场反应。在概念上,沟通的增加应有助于乌托邦式的家庭安排。在实践上,这意味着实施权威的方法从躯体控制变成了言语控制,从恐惧或羞耻变成了宣传说教。问题在于,沟通没有带来多少关系的改善,倒是电子机械带来了更好的世界。人可以使用电子科技来定位和杀死敌人,与在雾中让飞机安全着陆一样容易,或许还更容易。

115　　早期的沟通学者和家庭治疗师详细描述了极其复杂的图式,用来理解人们彼此之间言语影响的方式。然而,讽刺的是,基本的前提还是原封不动。为什么假定沟通的改善会导致关系的改善?在这种背景下,理想的家庭是结构最小的家庭。我们得到保证,如果不加干涉,在各种各样的食物中,儿童会选择正确的饮食,也不会失足于悬崖。我们还听说,自我调节这一平衡装置是固有的。养育比管教更重要。母亲之玫瑰胜利了。父亲退居次要地位。

　　我必须再次强调,把人当成机器人—机器的概念在此仍然不变。这个改变的变革性不及人们的料想。这里发生的一切只不过是告诉我们要放弃控制。儿童不是需要驾驶的机器;他是内有自动驾驶装置、能让他保持正轨的机器。我们只需要添加燃料,即养育,不要挡着路。他只是从第一种范型的机器变成了第二种。

　　在有机视角中,我们会认为家庭是有机系统。不同零件之间的相互关系不是一对一的,也不可以预测。在某种意义上,存在着家庭生态学。至关重要的是,每个成员都知道他们是相互联系的,没有谁
116　的行动不会影响到他人,而家庭是许多更大系统的组成部分。这种有机参与的意识是新的真理。沟通的增加没有带来同等的功能改善;倒可能让功能恶化。它认识到人们彼此关联的方式必定是利己和破坏性的,而同时也是支持性或友爱的。人们不再寻找所有动物共同栖息的伊甸园,而追求具备平衡与模式的可行生态,对于有机系统各部分之间错综复杂且时常无迹可寻的关系不再感情用事,而是心怀尊重。

　　因为成年早期是我们时代的标志年龄,他的语言最清晰地反映出改变。例如,弗洛伊德时代的年轻人谈论美德:勇气、友谊、忠诚。人要自律,成为最好的自己,实现潜能,尽职尽责。动力学的概念是有关能量和机械的,例如"控制"、"力"。另一方面,电子时代的儿童

使用电子的语言："关闭"(turn off)、"调低"(tune out)、"失控"(blow my mind)——都是真空管和晶体管的语言。这个时代的信条是享乐主义：要是并不伤害任何人，为什么不这么做呢？

　　第三个范型的语汇是模式、视角主义。"做自己的事"替代了"开启"(turning on)，也替代了"做个男人"(being a man)。时代的信条是美学：如果那是"美"的，就做吧。从"他是个发电机"(精力充沛)和"特殊材料"，我们经过了"时髦"(groovy)和"酷"(cool)，到"美"！电子时代的孩子逃避社会。他们使用致幻剂，因为，如果不去多想，对一群看惯了电视影像、习惯于把自己的大脑想成电子设备的人来说，药物诱发的视幻觉是相当自然的。如果他们撞到头，他们会欣赏撞出来的星星。使用致幻剂有个奇怪的副作用：幻觉带来的兴奋后来变成了"旅行"(trips)。为什么叫"旅行"？使用者感到超越时间、空间和界限，着迷于致幻剂带来的天人合一感。自我、个体的意识消失了。正如麦克卢汉曾预言的，电视不是单纯增加了一个感官维度的收音机，而是全新体验。毒品文化也是如此。它是一种全新体验，创造了它自身的进化(确实，它沿通常的进化方向来到了第三种范型)。

　　新青年的试金石是生态学和社会意识：事物之间的联系，追求世界的平衡和前景。新的信条是耆那教义(Janistic)，敬畏生命与存在的各自形式。不难预料，在这三个模型中关于疯狂的概念发生了变化。维多利亚时期的人认为疯狂(典型表现为自大)是意志的失败，是"崩溃"(crackup)。电子时代的人认为疯狂(表现为紧张性精神分裂症或妄想症)是沟通的失败，是完全隔绝的孤独，退缩到充满幻想和自闭意象的个人世界，是"关闭"(turning-off)。机体时代的人对疯狂的看法与原始人很像，带着奇特的敬畏，认为是"怪异"(freak-out)。疯子在做他自己个人特色的事。个人独特的体验在这种视角中如此重要，以至于他们以冷静的礼貌态度看待我们认为是精神病的体验，如同贝拿勒斯的人们对待身上涂抹灰烬、凝望太阳的苦行僧。赋予精神病行为的价值发生了如斯改变，所以精神病过程发生了侵蚀，与20世纪50年代发生的无意识神经症过程的侵蚀并无不

同。精神病的思维过程，就像我们亲爱的老朋友俄狄浦斯情结，正在
日益变得自我和谐（ego-syntonic）。我们越来越多地见到有人在公
众眼前明显出现精神病发作，而每个人都主张把它当成舞台剧、当成
艺术创作来严肃对待；于是最终它就成了那样，常常以真正有价值的
艺术产物的方式自我解决。生活模仿着艺术。

　　例如，想想罗纳德·莱昂充满鼓励的提议说要把我们逼疯："如
果我能让你兴奋，如果我能让你可怜的头脑失常，如果我能告诉你，
我就会让你知道。"[5]与原始人通常的看法相似，在这里幻觉或妄想被
视为多样的个人体验，既非道德失败也非让社会排斥的原因，这种观
点更接近沙茨（Szasz）而非克雷佩林（Kraepelin）。

　　性态度的改变也反映出同样的转变。从维多利亚时代到第二次
世界大战（电子革命的开始），男孩子担心的是无法"控制自己"。手
淫是"自渎"。不加控制的冲动是可憎、变态的；对同性恋的恐惧猖獗
泛滥。性事表现是关键；糟糕的性事表现，错误的性事表现，对后果、
疾病和耻辱的恐惧。尽管对于性事表现的焦虑持续到电子时代，但
它从属于无力去爱、去交往的恐惧。在第三个时期（机体时代），人们
不再在意后果，性事表现变得远远不那么重要。我们一度视为自然
本能的变态形式，变成了私下里的多样体验。一度构成离婚或入狱
的合法原因的性活动，变成了性爱指南中公开倡导的方式。诚然，口
交行为在第二个范型期间就在性爱指南中得到了认可，但仍带有这
样一种感觉：作为前戏，一点点变态可以给关系增添趣味，润滑齿轮，
改善表现。在第二个时代，对于性花样的高度宽容——是修养的体
现。现在，接纳的程度更大了，但体现的不是宽容，实际上是对别人
的私人行为漠不关心。

　　在"爱"的概念上也可看到几乎同样的转变；如弗洛姆所言：

　　　　在维多利亚时期，以及在许多传统文化中，爱往往不是自发
　　的个人体验，最后可能导致婚姻。相反，爱是因习俗而缔结
　　的——借助或是德高望重的家人或是婚姻介绍人，或者没有这

样的居中协助；它是在社会考量的基础上订立的(婚姻要门当户对)，而人们认为一旦缔结了婚姻，爱就会产生……[6]

即，爱是机械的。另一方面，沙利文把爱界定为一种状态，在这种状态中"关注对方的满足至少和关注自己的一样"。[7]这显然是使用反馈的语汇所下的定义。在新青年的体验中，爱似乎更是对群体或社群的感受；它没有刺激—反应社会所珍视的一对一特性。

第 十 章

逃世：当代心理病理学

121　　在维多利亚时期高度结构化的家庭里，几乎不存在质疑。权威的界限和结构界定清晰，源自神授。在沟通范型中，一切都被质疑，这指的是所有的内容，但不是形式。做事的方式总是受到审视——例如，这是母亲对待儿子最好的方式吗？模式变化不定而目标则本质上不变——即，符合先定的结构。在《纽约客》（1966 年 10 月 15 日）上有一幅查尔斯·萨克森（Charles Saxon）画的颇为有趣的漫画，画上是一幢相当精致的乡村别墅的门厅。后门开向精心照料的花园。妻子站在台阶上，一手抓紧栏杆，显得忧心忡忡。她的丈夫脸色发白，整洁地穿着件马德拉斯小西装，正在急切地讲电话。标题写道："听我说，弗朗辛！待在学校里！ 我们可以在假期里讨论你是谁、我是谁的问题！"

122　　这幅漫画所捕捉到的胜过言语描述：习于常规、颇为安心乐意的父母在初次接触青少年同一性危机的语言时所感到的突如其来的冲击。时尚需要自我怀疑、质疑权威、寻找灵魂——只要系统的本质结构没有受到挑战。马尔库塞曾指出，暗损或"利用"反叛的能力是我们社会中的一种强大力量，即，以接受其外表而暗损其内容的方式来吸收接纳反叛与异议。你只需想想时尚杂志，刊载着年轻人穿的嬉皮杂色和印第安破布，只是这个版本价格不菲，由女装设计师缝制。

　　在萨克森漫画中辍学的女儿可能许多父母并不陌生，因为在十年前足有半数大学生没到毕业就中途辍学。当然，后来许多回到学校完成了学业，但是有相当一部分天资聪颖的年轻人不再出现在学术领域。这些辍学者是过渡者,处在我们为之叹息的 20 世纪 40 年代崇尚安稳的公司员工与 60 年代晚期的校园反叛者之间,后者没有像前辈一样被动地退出校园回到家里,而是留下来争取做出改变、扰动或破坏。

辍学者是属于上一沟通范型的孩子。深感焦虑的中产阶级父母让他们接受心理治疗来"了解自己";即,让他们回归学校。治疗师治疗辍学者的两难困境与弗洛伊德治疗朵拉的困境相当。治疗什么?为了谁? 为了什么目的? 十五年前我们清楚地看到他们不满、不安,但我们没有看到随后将会发生的学生革命蓬勃发展。这些学生例证 123 了我的主要观点,即神经症的表现形式是整个时代变化潮流的一部分,偏离常轨的神经症对时代改变的方向相当敏感,因此值得更细致地探讨辍学经历的一些方面。

1962 年,我们在威廉·阿兰森·怀特精神分析研究所开始进行一项大学辍学生的研究。在五年的时间里,我们访谈了大约两百名大学辍学生,治疗了九十名。这项研究在他处有详细描述,但是对于此处的呈现,有些特殊的家庭互动方式比较重要,需要介绍一下。[1]

在开始这个项目时,我们以为会看到这些学生被雄心勃勃的、支配性的父母所驱策,因而崩溃,陷入被动—攻击的不履行责任的状态。按力比多的术语来说,他们属于肛门—保持;他们不愿给予父母期望的表现。然而,我们发现,种瓜得瓜,专制型父母产生专制型的孩子。他们在其他领域或许充满了神经症性焦虑和不良表现,但工作成绩基本上是好的。这些辍学者的父母经常苦闷地说:"我现在真希望我曾像 B 太太对她儿子一样督促我的强尼;他现在在哈佛医学院读二年级。"

辍学者的父母也逃避到被动的不履行责任状态,我必须强调,这在那个时代的父母中相当典型。他们反映的是沟通范型。他们的孩 124 子几乎没有表现出任何在比较专制的家庭中的孩子身上常见的经典症状。但他们确实表现出行为不当。而且,尽管家长吹嘘自己多么宽容,看到早先表现很好的孩子出现第一桩真正的社会适应不良行为时,他们恐慌不已。

我们发现,这些父母独具三项突出特征。第一,在关系中缺乏真诚,从来不是有什么说什么。第二,对自己的生活怀有相当程度的幻灭。我特意使用幻灭而非失望一词,因为他们的期望不切实际、近乎童话,无论是从社会目标方面,还是更重要的,从理想人际关系的可能性方面来说都是如此。第三,这些父母在自己成年早期有些反叛的端倪。他们中的许多人曾是左翼分子,参加过劳工运动,尝试不羁的生活,独闯新路。我们项目中的这些父母里几乎没有在大型家长制公司里工作的公司职员。

简言之,他们充满活力、紧随潮流,按照书本(斯波克)*养育孩子;他们强烈信奉个人选择、自由、民主社会进程。儿童遇到的不是逼迫,而是尊重的对待,允许自己做决定。哪里错了? 真的,有任何地方不对吗? 他们的孩子是最早的辍学者,当时大学经历的价值还不像现在这样公开受到质疑。回顾往事,可以看到他们是当今大学生反对我国教育的传统形式与概念的群众运动的先驱。然而,他们对环境变化表现出有些病态的过敏。就像金丝雀进了煤矿,他们表现出对有害影响的强烈反应——昏倒。其他同样敏感的学生或是离开大学探索其他的道路,或是留下来斗争。

他们的父母或许是一群正在半途的人? 他们敏锐感受到了改变,但是过于深陷在机器范型中,无法选择作出结构的改变,于是陷入失去功能的状态;他们最初的反叛已经被他们所谓生活的重击所遏止(毕竟他们是垮掉的一代)。尽管他们在婚姻和社会方面相当有成就,但对生活却不满意,然而他们否认这种不满意。他们是愿望落空的波希米亚人。人们或许会认为,父母的反叛和幻灭会激励孩子冲破束缚。然而如果孩子感受到父母的不满并力图实现,他们就面临大量莱昂所称的"蒙蔽"(mystification);即,他们相信自己以为存在的东西其实不存在:那是他们的歪曲。附带说,治疗师常常和父母

125

---

* 指在西方影响广泛的《斯波克育儿经》。

一样,在病人真正改变时会感到害怕,开始后退。

在沟通取向的家庭中,充斥着混淆视听的沟通;即,沟通被用来误导和遮蔽孩子的认识。在我看来,在弗洛伊德时期,家庭中的不平等和虐待基本上是明白可见的。没有人真正刻意地让孩子困惑;只是告诉孩子管好自己的事。他没有理由期待得到公平或民主的对待。社会制度就是一切。在沟通范型中,家庭通过言语的控制系统来维护其组织。如果孩子真的威胁到社会结构,会向他宣教,会让他困惑从而顺从。沟通模型的终极目标乃是理解,它带来的是平息,而不是改变。这些理解孩子的父母,事实上不把孩子看成独立的人。母亲表现得仿佛孩子从来没做过任何她不知道的事。一步步地将理解演绎成共生。孩子的行为必须与父母有关,必须让父母看来合情合理。在婴儿早期、童年或青少年期都始终发现缺乏任何真正的反叛。这些孩子的排便训练很容易,睡觉很好,总是很听话。简言之,他们是模范,是品行良好的"好孩子",极少甚至没有明显的反叛或问题,总是那么通情达理。"你总能和他们谈话,和他们讲道理,"父母这样说,而对于他们与孩子关系中明显的大量干涉和逼迫毫无觉察。

总的说来,这些家庭最突出的需求是保持虚假亲密(pseudomutuality)的氛围。与精神分裂症家庭不同,他们的做法不是容忍或鼓励古怪行为,而是强调家庭内的正常。或许可以将他们比拟为部落群体的成员,纳瓦霍人(Navajo)或阿帕契(Apache)人,待在保留地里没有问题,可是进入广大的社群就遇到重大问题。这是说,与精神分裂症或见诸行动的孩子不同,这些人似乎只要待在一起就没有太大的问题。似乎是当某个群体成员离开时,他们会遇到最大的问题。

这种家庭内奇怪的部落整体性符合乔安妮·列文森(Joanne Levenson)在研究这些家庭的文化模式时得到的一些观察结果。[2]在她的研究中,这些家庭群体的种族优越感风格明显。例如,许多家庭具有三代人紧密联系的网络,即,父母与他们自己的父母住得很近,经常居住在同一个社区甚至同一栋房子。在我们研究中的许多学生曾受到祖父母的大量照料,或者幼时曾由祖父母养育。这些家庭也有种族优越感,指的是他们朋友比较少,而且朋友与他们惊人地相似。他们在习俗和价值观方面非常狭隘,极度保守。由于无法看懂他们所处的复杂关系网络,他们选择用沟通范型来澄清和理解,以期真相带来自由。最后,他们抱成一团,在充满恶意、敌对的外人的世界上形成理解与亲密的孤岛。这些家庭的典型特征是爱责怪学校、教师,从幼儿园直到研究生院。沟通只在家庭内部发生。

肯尼思・凯尼斯顿(Kenneth Keniston)有两项关于大学生的有趣研究。其中一项名为"不务正业者",覆盖的群体与我们的研究相似。他也观察到同样的一群年轻人,他们隐隐认同父亲年轻时、未被"生活压垮"时的幻想。[3]

128　　在对校园活动家的对照研究中,这些人家庭关系中更为真诚的风格令凯尼斯顿印象深刻。[4]尽管同样对父母存在矛盾情感,但这些情感得到了清晰的体验和言语表达。子女对父母的理想化程度很低。威拉德・盖林(Willard Gaylin)在对狱中反战人士的研究中,惊讶地发现他们眼里只有父亲及其成就和社会责任。[5]父亲看来是反复无常的人,但孩子对他即使不太理解,也能清晰认识。

用大学中的持不同政见者作为成熟的典范或许不太合适。但我们缺乏对学生所要达到的目标,即新理性的研究。我认为晚期沟通模型的家庭就是我们研究的辍学者家庭;典型特征是,他们从来没有放弃过让自己和孩子表现良好的目标。这个新范型的曙光强调人与社会环境和生态环境之间复杂的交互关系。它远离了沟通的乌托邦主义,转而相信在家庭中是复杂的系统决定了关系。尽管父与子力求坦诚沟通,但他们注定由父亲的家庭经验(他的经历)、他与儿子之间体验世界的巨大鸿沟、他们各自角色的社会要求(做个让父亲自豪的儿子)和他们置身其中的社会制度而联接在一起。最后一点至关

129　　重要。在当前家庭结构中,固有着不可避免的权力等级。例如,孩子在经济上完全依赖父母;父母具有法律控制权和责任。社会要求父亲为儿子的问题担负道德责任和精神健康责任。如果一位著名法学家的儿子触犯了法律,我们知道他是在报复父亲,或者,至少是我们

当前的系统让我们这样认为——这是父亲的错。

在 20 世纪 40、50 年代家庭中令人难以忍受的隐私缺乏（房子里唯一有隐私的地方是洗手间）、给人压力的坦诚和亲密，都是沟通范型的反映。父母与儿子的关系同样是彼此在家庭系统和社会系统中的范型变形。在家庭模式中当然可能有生物或本能的残留因素。如果有，它们所起的作用就像结构化过程中的给定条件。当父亲和儿子坐下来"彼此交流、澄清误会"——沟通范型的必需品——他们最后经常落得互相角色扮演。他们否认机体现实——即他们都被社会基质左右，他们与它彼此相互创造。阿德里（Ardrey）的著作《地域法则》的流行，或许部分是由于它告诉人们，人是按照可敬的本能模式行动的，从而带给许多人解脱。[7] 人就像老狒狒一样保卫自己的领土权，而不是怨恨自己的儿子想要和他妈妈睡觉，或者过于"冷漠"而没做到应有的沟通，这样认识或许更让人心安。认识到自己囿于生物（本能）的、社会的、个人的结构中，是一种解脱。这不是呼吁任其发展，但至少在经过沟通范型的无限可能性后，这为可能性重建了的合理限制。在一个 8 岁孩子穿得像成人、随意混杂于成人之间、学习成人技能、13 岁结婚圆房的社会，父亲和孩子的关系会有所不同。或许在未来多个家庭共处的延伸家庭中，又会出现全然不同的关系。

这种从沟通向关系的转变在整个社会中变得日益明显。十年前的流行杂志上刊载着关于亲密和关系的文章，现在则谈论着容忍，关心着人格特质。我们习惯于听到：在世界上找到你的位置。例如，在性的方面，十年前的手册是操作指南：这样做十分钟，然后再那样做十分钟。如今我们越来越发现必须顾及个体差异。有些女人需要阴蒂刺激才能达到高潮，其他方式都不行。好吧，那就给她们阴蒂刺激。她们不再受到抨击，说她们是阴茎嫉羡或潜在男性化。人类多种多样的反常特性被作为可容忍、甚至享受的既定事实而接受——而不是需要控制，像弗洛伊德的观点中或像对待机器人一样。我们从事情应该怎样，走向了让事物成为本来的样子。例如，同性恋要求认可他们的生活方式合法。生活存在多种可能性、人需要在世界上找到自己的位置,此中有种近乎东方文化的意味,一种对天性的无为接受。值得注意的还有神秘主义的增长:《易经》、占星学。这些被斥131 为倒退,然而,这样来认识也过于表面。例如,占星学承认存在着普遍影响、基本差异。它强烈地意识到人要让自己的生命符合更广大的节律,接纳个人的本性。是否通过超越科技、超越工具,我们才改变了与自然的关系,从传统西方转向了东方?从对抗自然的斗争转向了接受?转向诺思罗普(F. S. C. Northrop)所说的东方美学视角,把世界看成是无法划分的美学连续体?[8]

显然,人不能把时间像鸡尾酒一样分层。如果上帝并不和世界掷骰子,同样他也不是个酒吧招待。不同的范型之间相互重叠,彼此融合。仍有病人生活于、也"生病"于机械机器模型中,或许他就在更现代的病痛隔壁。社会阶层、经济、地点都是决定因素。许多年轻人表面看来仍是机械范型的完美典范,但即使那样,他们的潜在层面也有超出料想的转变。治疗师怎样适应这个改变的世界?治疗发生了怎样的变化?

让我首先强调,我们仍然可能找到具有经典癔症症状的病人:失忆、麻痹、不经心的欢乐情感(泰然漠视),安慰保证或催眠疗法能对他们迅速起效。但他们要么是来自相对隔绝的种族中心群体(贫穷的黑人或纽约的波多黎各人),要么,如果来自较为复杂的环境,他们132 可能被诊断为精神分裂症。为什么?因为我们不再信奉癔症。我们感到如果人的行为如此不合时代,必定有严重的问题。我认为,如果早期曾受到直接的性刺激,这种性刺激常常来自父母(弗洛伊德最初的设想),仍可看到癔症行为的出现。这种性刺激比人们猜想的发生更加频繁,而不仅是性幻想。但是,要允许公然的性企图发生,则需要这样的家庭缺乏教养到几乎难以置信的程度,或者身处非同寻常的与世隔绝。记住,如阿里耶斯所言,过去曾有而现在仍有把成人对婴儿和儿童的性刺激视为常事的时代和地方。

治疗师必须警惕多重的时间错位。要治疗当代的癔症病人,必须努力描绘他生活的不利环境。让我们假设,有一名穷困的年轻黑人女性,刚从南方迁来,居住在纽约贫民区,她出现了腿部麻痹,无法行走。如果我们关心她的机械特征,我们认识到这个症状是保护她免于觉察自己不可接受的冲动;或许是脱离她的生活处境;或许是想要躺下来受人照顾。这是一种原始的心理机制:否认。我们可以给她注射阿米妥钠,或给她催眠,甚或和她长时间地谈论她的不快乐,而麻痹症状会消失。我们治愈了她。怎么治的?我们消除了否认的机制,或者,在第二个范型中,我们和她沟通了。在此之前从来没人带着一丝同情之心倾听她的故事。但我们当然没有替她做什么,只是让她自己重新站起来,回到她那糟糕的世界里去。所谓的生态精神病学则关注她的全部体验,认为必须考量她的整个环境,其中不排除隔壁的杂货商、教区的神父、街角的毒品推销者。心理治疗是压制(repressive)吗?治疗师可以做到所谓中立吗?让我们想想黑人精神病学家弗朗茨·法农(Frantz Fanon)在阿尔及利亚治疗的一位政治刑讯员,工作上的痛苦引发了他的躯体症状,但不是由于人们可能猜想的他厌恶这可怕的工作,而是由于他的功利心带来的痛苦。他抱怨说,他花了整天时间打垮犯人,然后到五点钟下一班接班,他就失去了让犯人坦白的功劳。这让他头痛。法农引用他的原话:

> "你可以没有意识到,但是这非常累人……有时我们甚至给那家伙钱,从我们自己口袋里掏钱,让他说话。我们的问题是这样:你有能力让这个家伙说话吗?这是个人成就的问题。你看,你在和别人竞争。最后你出的拳都白费了。"[9]

或许这个例子太过骇人听闻。那么外行人在设想精神分析治疗时经常出现的骄纵的郊区家庭主妇呢——海伦·霍金森(Helen Hokinson)的漫画里圆乎乎的妇女,戴着傻气的小帽,鞋和手包整齐摆放在沙发脚下,她一边唠叨自己的日子,留胡子的分析师一边轻轻打着呼噜?她是亚急性抑郁,或许还有疏离、空虚的感觉。她的丈夫不和她聊天,他对文化事务不感兴趣,她渴求优雅博学的男人关注她

134 （最好不是性方面的关注），和她谈些真正重要的事。人们或是轻视
她，或是替她感到遗憾。但是当代分析师可能会感到，她和满族宫女
一样，是时代的牺牲品。今天，我们不再裹小脚，我们捆住了拥有闲
暇时光的妇女的头脑。

沟通帮不了这位可怜的妇女。她需要感受她遭到的毁损，在一
个把女性当作被征服的少数民族的社会中她的潜能所受的毁坏。她
需要首先体验到愤怒，然后尽可能地重建自己——如果这是可能的，
而这恐怕不可能。于是，心理治疗提供的只是觉察；不能改变的依然
还在。这不是乌托邦。如果相信所有的心理痛苦都是机械失常导致
的，能保护治疗师免于绝望，因为这样在理论上一切都可治愈，或至
少是固有缺陷导致的，而不是治疗师的错。治疗师没有责任，他已经
尽力了。但如果治疗师为一位广岛的少女治疗抑郁呢？他并不比治
疗这位郊区妇女更无可指摘。在这两种情况下，他都是压迫者（op-
pressor）。

沙利文把"参与者—观察者"的概念引入精神分析语汇，指的是
治疗师的角色不仅是观察者，也是治疗过程的一部分，具有一系列个
人反应和参与行为，这是治疗过程中至关重要的一部分。这是沟通
时代的概念。治疗发生在人际之间，而非精神内部。但是，在损害着
病人和治疗师自己的更大的社会结构中，治疗师是怎样作为参与
者—观察者呢？这时变成了"忠实"于什么？为了什么目的？为了谁
135 的目标？从结构主义理论的角度来看，系统是自我维持的；从精神分
析实践中建立的理论会反映继而支持其自身范型。

由此，责任问题变得比在遵循传统界限的时代远为复杂。当代
治疗师在此时此地工作——无论是否喜欢。他的理论前提可能历史
悠久，他的治疗概念可能落后于时代，他的病人可能表现出传统的保
守症状。如果他不能认识到自己的时代局限性，他会和病人同玩一
场彼时彼地的游戏，但实际上他存在于此时此地。如果患有癔症的
贫穷妇女生活在 1900 年的世界，或在与世隔绝的山村，她或许会得
到短期领悟治疗或催眠，但即便那样，电子世界也可能已经侵入。无

论她多么与世隔绝，她也会听过收音机或者（在纽约）看过电视，知道其他的生活方式，从而滋生不满和怨恨。霍金森的妇女也知道，另有一个不同的世界。归根结底，她为什么抗议？世界上到处是过着更加倦怠、无关紧要的生活的妇女。一名（文化允许的）她能与之交谈的治疗师的存在是表面承认她有抱怨的权利——如果仅仅为了让她闭嘴。

正如我曾在第一章说的，对精神分析最强的攻击来自追求社会变化的人。对他们而言，分析师是现状的巩固者。如果我们告诉一名女子，她之所以对生活不满，是因为她没有接受自己的女性身份、或者她有阴茎嫉羡，或者她未能解决她对母亲的内疚与依赖，难道我们不是在说现状是可接受的——只是你无法接受它？我们的历史短视就是这样，尽管每隔十年左右世界会变得不同，十年之前会显得陌生且有点荒唐，但当我们生活在其中，这世界看起来正确得清楚无疑。

我们中间很少有人会真的想让朵拉接受维多利亚时期女性角色的虚伪，并告诉她她无法接受的原因是她有点问题。或许只有稍多一点儿的人会告诉亚历山大·波特诺别再做个被宠坏了的顽童，要认识到母亲爱他、想要帮助。然而，我们会毫不迟疑地支持和采纳我们自己当今眼前普遍流行的胡说八道。如果有人坐在滚烫的火炉上，你告诉他别人不介意、待在那上面是你的责任、火炉并不烫或者那不是火炉，都没有真正的帮助。如果我们能至少向病人承认这就是他的处境，就已做到了许多。这可能听起来不那么多，但比许多人一生得到的援助都多。或许他可以从火炉上下来，关掉火炉或者穿上石棉裤子。如果火炉是不可避免的存在，至少他可以哭号！如果他能离开火炉，我们就能跟着提出第三个范型的问题——他在那里干什么？

第 十 一 章

治疗逃世者：关心的政治

精神分析师和病人在一系列变形中彼此反映，变形回响在他们相互接触的各个层面，从最普遍的社会政治前提，到最独特的治疗室内个人互动。治疗协议要求参与双方一致赞同治疗角色和目标；赞同"病人"有些问题，而治疗师处在帮助的立场。对于那位不满意生活的妇女，在治疗她的阴茎嫉羡及其造成的性冷淡时，治疗师知道病人哪里有问题。病人则赞同这些；否则她不会来治疗。当病人希望自己的头脑得到修理或者沟通得到澄清时，就界定了治疗师的角色。只要能够，治疗师就会帮助病人。但如果问题的界定包括了治疗师和病人双方呢？或许治疗师会停止帮助，而开始一种不同的参与。

随着当今病人变得越来越行动取向，被动症状越来越少，这种情形对治疗师来说变得愈加无可回避。问题变得更加清晰：做什么的功能？为了谁？为了什么目的？因为各种解放运动的极度宣扬，妇女、黑人、同性恋看起来也不同往昔了。人类价值与角色的问题当然也渗入了卧室。性冷淡是女性功能失常、关系问题、不良沟通的后果，还是对女性自我形象的被动反抗？这种自我形象也折射在女性体验中的各种变形层面。

精神分析师就这样丧失着天真无知，不仅是因为逃避社会责任的病人（他们仍自我界定为病人且主动求助），而且由于并不寻求精神病学帮助、也不被任何人界定为"病人"的人。一些受过精神分析培训的、精熟的"观察者"来到这个梦幻岛，用逻辑思考追逐着正在消失的病人——值得注意的如埃里克·埃里克森的心理自传、罗伯特·

利夫顿（Robert Lifton）对广岛受害者的研究、罗伯特·科尔斯（Robert Coles）对贫困群体的研究、威拉德·盖林（Willard Gaylin）对反战者的研究和肯尼思·凯尼斯顿对学生活动家的研究。盖林和科尔斯尤其反映了受过良好训练的敏感的精神分析师在离开了自己熟悉的领域时感到的痛苦混乱。

　　起初，精神分析的治疗室被视为一种独特的环境。人们认为精神分析的协议条款——治疗师的沉默、躺椅的使用、五十分钟的固定结构化时间安排——都促成了"实验室"控制。人们相信，这一安排近于手术般的社会隔绝，促进了移情神经症——这一控制下的退行所需的非现实感，从而使治疗成为可能。据说，在这个意义上，精神分析是唯一制造疾病又治愈疾病的治疗模式。移情神经症是人为诱导的"退行"，（在机械范型的可逆时间概念中）回到病人固着的年龄，病人不再继续发展和成熟的时间点。

　　因此，治疗师与"病人"的关系被认为是完全独特的。但正如本杰明·沃尔斯特恩（Benjamin Wolstein）所述，弗洛伊德早期精神分析技术的发展是出自治疗癔症的尝试，首先采用催眠，随后是暗示。[1]催眠师对于被催眠者而言是权威，疗效相当单纯地主要取决于催眠师影响被催眠者的能力。对精神分析协议的宽容度——关于取消预约、单次治疗时长、治疗师的匿名程度——因治疗师的"理论流派"而不同；而且，正如所料，流派反映了更广泛、普遍的社会构型。因而我要指出，最初的精神分析安排反映了弗洛伊德时代的机械权威范型，而这种安排中本质的不平等虽有变化，但一直延续到更近期的沟通范型（更少的僵化刻板，更多的治疗师实际参与，更多的把治疗师与病人的人际体验作为真实体验使用）。我无法想到任何方式可以改变这一固有的不平等，除非在我们生活的社会中，作为对治疗师的服务的回报，病人也提供给治疗师一些真正的专业照料。在我们当前社会，尊重双方尊严和平等的交换系统还不可能。我们最了解对于什么我们不能改变、或选择不去改变。[2]

　　这并不是说改变绝不可能；只是不太可能。罗纳德·莱昂曾在现已不存的金斯利大厅(Kingsley Hall)尝试建立一种新的治疗环境。根据费城学会(他们的基金会)的报告,这种尝试是:

> 许多人同意在没有预先界定的职业或社会角色的条件下聚集在一起。我们的研究得出的认识是,在许多案例中,问题不是个人的"疾病",而是与社会过程有关的问题。这意味着我们不仅对于问题是什么,而且对于问题在哪里改变了认识。"什么"并不是一种"疾病",而"哪里"即使在个人的大脑或化学物质中,也不是仅此而已。这是一种社会领域中的复杂疾患,其中包括社会领域中的人的化学物质。我们已开始了解,我们无法通过解释而脱离体验,而必须去体会体验。[3]

在金斯利大厅任何人都可以质疑其他人的行动。没有病人和医生;他们只是共同的居民。没有哪个"居民"给别人镇静剂。人们按自己的愿望做事,自由来去,可以结伴,可以独处。更重要的是,这是试图解除"病人"的屈辱角色,把他们当作有尊严的人来平等对待,并认识到病人除疾病角色之外,也可能是相当有才能和价值的人,或许比治疗师更有本事。这样有效吗?不幸的是,他们不会告诉我们,因为如果告诉我们疗效,甚至从治疗与治愈的角度思考,理论上就会让旧的范型永远持续。我们只能读到马里·巴恩斯(Mary Barnes)在金斯利大厅的经历的报告,发表在《亚特兰大月刊》上,看起来是相当积极的。[4]

这种心理社会实验很难复制。建立衍生机构的尝试常常是灾难性的。只要想想在缺乏尼尔(A. S. Neill)的领导下萨默希尔(Summerhill)的仿效者频频失败就可知了。如果没有自我审视和严于批判的诚实态度(或至少追求诚实的努力),这样的实验会沦为戴着面具的极权系统,充斥着隐含的禁令,使用欺瞒蒙蔽来操纵病人。这就远比公开的收治住院更糟糕。

我们有必要实话实说:在机器范型里可以进行出色的"治疗"。

但是必须认识到,治疗的所有概念将与该范型一致,包括治愈的概念。让病人恢复功能是可称颂的目标,但那是用来做什么的功能呢?如果问出这个问题,就得寻找另一种治疗方式。

我们在治疗中或许会注意到,比如说病人与工作中的上级,和与他严苛的父亲之间有着同样的问题。这不是因为他把父子关系投射到上下级关系中,而是因为上下级关系和父子关系是同形相似的,他用同样的方式处理这两者。在传统上,我们可能会赞同,他的上级实际上很像他的父亲,同样非常专横。然而,我们得说,这只是个诱发因素,不是主要关系。实情是:如果你能学会应对你的父亲(通过把我当成幻想的父亲来应对),你就能学会应对你的老板。顺带说,治疗师一贯具有独立的工作环境、令人羡慕的地位,可能从未对付过类似的工作处境。治疗师遇到不想一起工作或为他工作的人,也能离开。此外,他与病人的关系和父亲或上级一样,是真正权威的。治疗师是系统里的第三个同形体。这个人生活中的所有社会系统都以同样的方式运作;它们全都系出同源:家庭、工作、学校和治疗。

治疗师尚未做出任何助人举动之前,就已经是又一个权威,树立了该如何表现的期望。病人以被动妨碍的方式令他失望。但是这些都不是"歪曲"。通过病人参与的每个社会单元,同形在多个方向上发挥作用。如果社会行为存在共有的结构,那么亚系统也都会遵循同样的原则。于是从社会学到精神病学,社会科学可能有一种共同语言,并可能具有组织和行为的共同规则。或者可以说,在严格的家庭中长大的经验,与在严格的社会中长大的经验一致。家庭服务于社会,像所有的仆人一样,也反映出它所服务对象的不公和势利。美国中产阶级的宽容,是沟通范型的产物,目的在于产生"相互关联"(related)的组织化的儿童,以适应繁荣、友善的社会。正如父母的绝望会证明的,这种宽容的目的不是想要产生辍学生,那是即将出现的下一个范型的反映。我们触及了罗纳德·莱昂所说的经验的"政治";即,如果愿意把家庭和社会的活动同等看待,那么就完全可以理解为何会刻意使用不当的标签。莱昂认为家庭与社会力量同样的运作,逼迫个体顺从——这是社会思维与精神病学思维的整合。

如果神经症需要微观政治学,那么在社会和个体的立场上,同形机制都会发生作用。例如,如果一个人受到贬低和压迫他的限制约束(或者由于对他无可期待而用宽容给他带来压迫),如果他不能明确地反抗压迫,或是因为这样太危险,或是因为他无法看清——或是因为即使他看到也感到合理——那么可以确定地说,这个人是被压迫的,被"洗脑"的。

对压迫的社会分析可以勾勒出结构化的案例,因为在所有情况下,受害者的反应都是以夸张的形式表现出赋予他的角色。神经症的行为可以界定为是极端的变形!归根结底,维多利亚时期的女人难道不是维多利亚时期男人理想中女人的缩影:脆弱、敏感、依赖男人、动不动就昏倒?20 世纪 40、50 年代疏离的强迫症难道不是当时浪漫神学家的期待的化身,他们告诉我们人应该负责任、热情、关爱、温柔、有男性气概、敏感、善良、彼此相连、乐于牺牲,同时还要快乐、进取和获得社会成功?那实在是《远大前程》的时代。

145　　　压迫的社会分析既需要一些奴隶般的顺从,又需要一些对压迫者所怀期望的夸张。乔治·奥威尔曾说,缅甸殖民主义的一项可怕之处是本地人和殖民者彼此成了对方最夸张的期望。本地人成了"肮脏的黑鬼佬",殖民者成了"毕林普上校"*。易比派领袖杰里·鲁宾(Jerry Rubin)在《干这个》中说,年轻人变得淫秽下流、披头散发、恶臭难闻,部分是成为了父母最糟糕的期望中的夸张形象。[5]他们是彼此的变形,他们彼此创造。如同少数派的受害者,病人接受了刻板印象,让压迫者自作自受,并回避了面对面的对质。这是"好兵帅克"综合征。

根据这个观点,可以认为心理治疗是在宣传某种政治压迫,确如哈勒克(Halleck)[6]、莱昂[7]、沙茨[8]和激进"少数派"群体(同性恋、女性)支持者的主张。据说,精神分析的语汇——"歪曲"、"移情"、"替

------

* colonel blimp,源自英国漫画人物,代表愚蠢、顽固。

代"——都是宣教，都是为了支持社会的权力结构。

例如，一位治疗师力图向青少年病人展示家人是如何对待他的，这经常变质为我们的同事或督导所说的对病人"过度认同"。我们得知，治疗师失去了中立，与病人站在一起对抗家庭，支持病人的愤怒，并开始见诸行动。例如，在弗洛伊德的朵拉案例中，朵拉的愤怒从治疗延烧到她的父母。根据我的经验，见诸行动常常始于治疗师以好父母的身份打算支持病人对家庭的指控——但不是对病人自己的指控。出于自身的焦虑，治疗师令病人屈从于自己的意志。病人觉察到老一套熟悉的不忠——病人任命了谁来当伟大的教练、伟大的发言人，自己却不能上场打球。更糟糕的是，他不会承认这一点。

如果治疗师以尊重的态度对待病人的体验世界，如果治疗师尽可能地追求诚实、真诚、不强加于人，治疗应该会出现效果。如若相反，治疗师会发现自己处在中产阶级自由主义白人的境地，"勇往直前"，想要和黑人建立关系，得到的却是蔑视和嘲笑。病人会因为治疗师"体验贫民窟生活"而惩罚治疗师。他不相信平等，会充分表演夸张的疯狂角色。治疗师的努力可能会遭遇病人怯懦、转瞬即逝的移情反应，被动攻击型嘲弄（例如前面的例子）或者公然反抗的见诸行动（即，做出让治疗师和病人在一起感到尴尬的行动）。治疗师被逼无路，诉诸言之凿凿的攻击："你……敌对、强迫、偏执、冷酷、疏离、抑郁"——治疗师的随便什么具体用词。

说来也怪，病人可能会对这种攻击感激地做出"改善"的反应。统计上显示，我们之中一些最麻木不仁的治疗师获得了"最好"的疗效。病人再次确定他是错的；父母是对的。所有那些关于他受到虐待的隐约、微弱的感觉，不过是忘恩负义者的恶劣本能。他感谢治疗师的帮助，然后回家。愤怒被回避了，分离的风险被遏止了。在社会的固有框架下，这是巨大的解脱。相信自己神智健全是非常疯狂的。病人像《1984》里的温斯顿·史密斯，在顺从中感到安乐。

似乎病人问题越严重，他就越难接受顺从的常态。这究竟是因为他更健全，还是只因为他更混乱，仍有待讨论。治疗精神分裂症家庭的治疗师常常注意到,病人有时似乎是家里最有魅力、最有学问的人。例如,一名受训中的精神分析治疗师报告了与他负责照料的一名住院精神分裂症病人的经历。他报告这个案例是想说明,过强的解译会如何促发治疗中的退行。在这样一个颇难取得效果的领域,治疗师能用过早或过深的解译造成病人焦虑和崩溃,治疗师钟爱的这种自以为是真是令人奇怪。

在这个案例中,病人曾颇有改善,这时她突然产生了妄想,认为治疗师是中央情报局特工,于是拒绝和他继续合作。治疗师重听录音,感到这与自己对病人与其父亲关系的一次解译有关。治疗师推测,在移情中,病人因为她对治疗师的投注(力比多)可能暴露而感到焦虑。

148 为什么她认为他是中央情报局特工?因为这是典型的牵连和被害妄想。为什么是中央情报局?因为她是政治活跃、倾向左翼的学生自由分子,瞧不起中央情报局暗中的操纵控制。如果我们把病人的感知看成是夸张但有意义的,为什么那天她会把他等同于秘密特务、叛徒?唔,前一天发生了一件事,他说,但那只是医院的例行程序,每个病人都经历了,所以她没有理由感到自己是被特别挑中的。

例行程序的内容是,院长决心让每组病人—治疗师一同到他的办公室谈话。三个人坐下来谈谈治疗和医院;病人将完全被当成合作者对待,而不是医生们要劝说开导的"疯子"。这个设想是好的。行政院长变成参与者;病人接触到机构的最高层。

于是他们会谈。一切进展愉快。但过后没多久病人就拒绝再理治疗师。如果要问治疗师对这次会谈感觉如何,答案出乎意料。首先,他认为院长是个蠢货,据他说大多数住院医生都这么认为。他迟钝而又自大。本当平等的会谈是这样进行的:到了约定的时间,治疗师和病人来到院长套间的等候室,坐着漫无目的地闲谈了大概十五149 分钟。然后秘书把他们叫进了办公室。院长从他的写字台后面站起身,和蔼可亲地招呼他们,然后坐回了写字台后。病人和治疗师坐在他对面。院长提的问题无关痛痒,主要是展现他的兴趣和亲切。大约十五分钟后，他感谢他们，于是他们离开。治疗师对这次会谈的感受是微微有些屈辱和恼火。但他没有以任何方式与病人交流彼此的感受。

尽管院长意识中的意图是做个好院长，保持思想开明、熟识现代治疗概念，但实际上，整个会谈却是为了强化他的权力与地位。如果他在普通治疗室或咖啡间会见病人和治疗师会更好。他的提问咄咄逼人、居高临下。病人和治疗师都感觉到了，但都没有说。病人怎么会不把治疗师看成是出勤的警察、医院的特务呢？无论他是否喜欢，他就是这样的角色。他可以藐视要求会谈的谕令。这样可能危及他住院医生的身份，但帮助了病人；或者他可以承认他需要在体系内成功（这没什么不光彩的）而编个巧妙的借口让她脱身（在治疗中此刻不合适与她会谈），或者就坦陈他也感到屈辱和恼火。她对他的过失的容忍可能胜于他对她过失的容忍。他无需品行完美。他只需要诚实，反映出真实发生了什么。向病人否认现实以维护自己的自尊对病人无益。

还有其他的可能原因。院长可能对治疗师无意识中的敌意有些不安，而敌意可能是病人在治疗师身上引发的反应。或许在和其他住院医生—病人会谈时，他并不那么戒备。而且，治疗师在这次交流中的意图再良好、行为再检点，也不能让他在随后治疗的某个时间不站在院长的立场上。病人会重现熟悉的经验模式。

弗洛伊德理论指出，治疗的必要条件（*sine qua non*）是分析阻抗，即病人以何种方式拒绝接受对自身无意识企图的觉察。沙利文学派则认为，必要条件是解决偶秩模式，即病人把过去经验带到当前尤其是带进治疗室时，对现实知觉的歪曲。一言以蔽之，重点是歪曲，是何种不真实；这仍是功能不良范型。病人在发挥功能时无法避免歪曲、纰漏。这里隐含着以润滑良好的平顺运行为目标，这样病人的困难就会解决：他能充分"发挥功能"——无论在治疗师特定的系统中这意味着什么。病人头脑中有一以贯之的脉络；即，他"看"的世界是那样的。治疗师的角色是扮演现实的裁定者，让他看清事物不像他看到的那样。病人了解到自己的歪曲、歪曲背后的焦虑或驱力以及如何应对"真实的"生活。在第二种情况下,即在沟通范型中,系统变得更加精细。病人被告知,如果你不用这种方式行事,别人就不会用这种方式反应,而生活就会变得更容易。

151 　　视角主义带来了看待歪曲的新观点。这种观点可以不把病人对治疗师的"歪曲"解读为误解或夸大,而解读为对某种确实存在并观察到的东西在美学上的真实表征。由此,从最温和的神经症性"歪曲"到偏执狂过分的错误表征,可以说病人的知觉尽管不全对,但仍然是有关治疗师的知觉。毕竟很难说漫画再现了现实,但它却比真相更真。这种歪曲与聪慧的十岁孩子给亨利叔叔画的漫画并无二致。我们可以夸赞他的天才,为他的敏锐洞察而大笑,或者告诉他亨利叔叔的鼻子可没那么大! 什么是真相? 是什么让诗歌为真? 为什么漫画尽管其实画得奇形怪状,我们却可一眼认出? 格式塔是对的:这是美学上的真。

　　问题不是谁的现实为真,而是一个人如何改变、甚至毁坏他人视角中的现实。问题在于我们如何彼此教化,又付出何种代价。如果确实病人成长所在的家庭沟通系统会歪曲或否定对世界的真实知觉,那么治疗师就必须担任确认者的角色:在病人的经验中,这个人同样能听到那隐约的乐声,或至少能尊重别人听到曲子的耳朵。

　　对于敏感的治疗师,不难识别这些歪曲、两相矛盾、物化(reifications)、蒙蔽——所有这些社会控制技巧——在病人生活中的运作。

152 在我的经验中,似乎谁都不难觉察病人生活经验中的邪恶影响。我们常常难以让病人信服我们的觉察。

　　治疗的讽刺之处常常在于,治疗师追逐着他的诠释学体系、他所理解的真相,自作多情地相信"领悟"会给病人自由。病人则相当明智地对这些内容不甚在意。如果观察者能敏锐觉察潜在的调节系统,他就会看到,不管治疗师的解译内容如何,这两人演出着与病人生活模式完全一致的模仿剧。

　　例如,在一次治疗中,病人抱怨自己懦弱,不能维护自身利益,容易被人伤害,他描述了这样的模式:他先如何顺从,然后又以愤怒、自毁的方式见诸行动;在感到被老板不公正地批评后,他忍气吞声,然后他忘了定闹钟,错过了一次重要会议。治疗结束时,病人走向门口,转过身来说,"哦,我忘了告诉你,我下周不能来。我有一堆考试,"或者"这是老板允许我休假的唯一时间"。缺乏经验的治疗师温顺地微笑着说:"喔,好。祝你愉快。"老练的治疗师可能会请他回来讨论,告诉他原来安排不是这样的,他必须为下次付费,或者什么也不说。

病人可能会恼怒,或者可能松了口气,因为治疗师不那么容易受控制,至少不像他一样在同样的领域中那么"神经质"。他可能感到受伤害。如前所述,在门口的见诸行动同形匹配了治疗内容,即,同样是处理受人摆布的情况。这是治疗的内容与形式之间经常可觉察的同形关系。治疗师或许会向他指出,进行"解译":他大吐苦水,抱怨自己受虐待,争取别人的支持,然后却恰恰让别人遭受他所抱怨的待遇。就像接你的出租车司机猛烈抱怨上一位乘客是个多糟的吝啬鬼,让人不敢不多给点小费。或者,你可以说,他想先感觉一下治疗师的立场,再请求休假。我们能否说治疗师未必不像他的上司?他为什么在请假时这么害怕?为什么治疗师要如此武断地为这个关系下结论?病人难道不能说:"看,你鼓励我坚持自己的主张,可是我这么做时,你却又给我一巴掌?"要是你问他为什么等到最后一分钟才说,他会说之前他不敢说。

这类排列组合几近无穷。精神分析师们如果研讨,对于这次互动可能有多种多样的不同意见,取决于其理论取向。唯一明确无疑的是病人把治疗室外的服从与控制的问题迁移到治疗室里。如果他不这样做,治疗就无法进展。在这一点上,治疗师与病人之间真正接触,从而可能扩展觉察和视角。

这个案例中有什么可以追求的目标?如果病人因为治疗师设定规则而被迫顺从,并在遵从的同时不带内疚或复仇之心,他显然会得到解脱。他可以停止与老板的游击战,老板也可能继而让步。他的人际关系将非常明确地改善。我认为这是机器范型的治愈。它不一定持久。如果持久，也是因为环境（上司）现在也会做法不同。比这更好的则是如实展现并在意识上觉察到调节机制，认识到在关于休假的斗争背后不是人可悲的变态体验，而是机体经验的核心。这与改善沟通有何不同？目标不是理解，不是赞同，而是自我平衡。病人与治疗师可能没有达成"理解"。在休假这件事上，他们的目标和利益是不可调和的。治疗师不想失去这份收入、闲置这段时间，而且可能感到当时这对治疗有害。病人想要去度假、脱身离开，或许是回避令人不安的觉察。

"治愈"可能发生在病人了解到他并不需要改变自己的态度或情感之时。他不得不顺从治疗师，只因为治疗师拥有权力，按自己而非病人的需求来设定关系条款。一个著名的例子是，弗洛伊德让病人躺在躺椅上，是因为据他自述，他无法忍受别人整天盯着他。在利益冲突中失利或许也不那么糟糕，只要没人劝他说这是为了他好、他之所以反对是因为没理解真正的问题。随着承认自己在社会宇宙中的所在（不是阶层等级意义上的"位置"），治愈便开始了。"知道你的位置"对治疗师来说与对病人一样必要。在我看来，这是在宏观结构中定位的问题，这个宏观结构即包括治疗师和病人在内的较大的社会系统。这只是治疗过程的第一步，不可混同于全部，但需要阐明这一步后才能继续思索微观结构，后者即个人特有的治疗体验之核心。

另一个在假期引发的危机或可有助于说明不同的范型水平。在这个例子中，病人相当冲动地坚持要去度假。治疗师感到这次休假属于"见诸行动"，而且是逃离在治疗中原本遗忘而将浮现的重要资料。病人坚持要求。治疗师最终让步，也没有给出最后通牒；换言之，他没有同意休假，但也不会终止治疗。几天后，治疗师接到了一个从机场打来的电话。病人在恐慌中仓促返回。他应该怎么办？

病人曾经因为代偿失调（decompensations）而短期住院，治疗师建议他直接去医院办理住院手续，他会晚些时候去看他。病人同意了。治疗师回到当前躺椅上的病人身边，他突然有种不祥的预感。

他取消了预约，冲到病人家，发现病人因服用巴比妥药物而昏迷。

我在十五年前听到这个案例报告，当时它是见诸行动可能会多 156
么危险、治疗师永远不应赞同治疗中断的例证。治疗师应该给病人
最后通牒。这是在自我控制的关键时刻出现治疗中断，促发了精神
病发作。治疗师的预见则归因于他的临床敏感性。这个范型显然是
机器范型：病人的刹车失灵了。

因为那时我坚定地立足于沟通范型，这个案例在我听来相当不
同。我对于休假是"见诸行动"并无异议。如果治疗师不让病人离
开，可以避免这次危机。但是，当病人在恐慌中折返时，为什么治疗
师没有立即在自己的治疗室见他，或者给他一些安慰，或至少花些时
间和他在电话里谈谈？治疗师的警告变成了自我实现的预言。病人
崩溃是因为他无法承受在这个时候离开，还是因为他终不敢将治疗
师置之不顾？他的崩溃是由于自我的失败（第一个范型），还是顺从
（第二个范型）？无论如何，治疗师严厉、残酷的回答在我听来像是反
移情。"看看你不听我的话把自己搞成什么样子，"他说，"现在你必
须去医院。"几分钟后他突然预见到的麻烦，则不过是他意识到自己
无意识中的敌意，并感到病人可能做出绝望或惩罚的反应——自杀 157
尝试足以同时达成这两者。病人因违抗权威而受到惩罚，然后治疗
师威严合理的宣称又把他蒙蔽，就像父母说："相信我，这让我比你还
痛苦。"

我认为，在今天来看，整个互动，从要求休假到崩溃到自杀尝试，
是一组完整的舞蹈，病人和治疗师在其中演绎各自的角色。此外，我
要说，舞蹈的主题正是见诸行动之时所讨论的治疗主题。自己威胁
要独立或分离、对方警告、自己做出分离的行动、在对父母角色来说
最不便的时候崩溃、对方带着掩藏的报复心来救援、自己愤怒的报
复，这个系列模式可能在病人生活中周而复始地出现。注意如果治
疗师不想因病人休假而带来不便，他就要取消整日的预约。病人成
功地索取了治疗师全部的注意和时间。治疗师扮演的角色有两个重
要的决定因素：第一，他必须反对休假，但又不够强大到落实他的意

见;第二,他必须隔离自己的愤怒,才足以在病人回来时给予惩罚。简言之,治疗师扮演了假装无所不能的父母,实际上却被病人操纵和驱使,觉得自己无力实施限制或坦陈愤怒。这个规律有许多可能的变式,但可以合理地推断,病人的家庭经验、当前生活经验、梦、幻想、诸此等等,都反映出同样的模式。

158　　病人找到这样一个完美吻合他生活结构的治疗师是否不幸? 在一定程度上,他正是因为这个原因选择了他。病人总是为了错误的原因选择治疗师。然而病人生活风格的冲击如此强大,任何治疗师迟早都会卷入其中。从机体范型的立场来看,治疗师分析的不是自我缺陷或见诸行动,不是沟通失败或治疗师的反移情,而是治疗师和病人刚刚上演的整场活戏剧。治疗师的愤怒很重要;他不愿表露出愤怒也同等重要。对于这个人的行为,愤怒可能是恰当的反应。

　　在这个互动中理想的"演通"(playing-through)会是怎样呢? 是否应该鼓励病人坚持追求独立? 治疗师是否可以简短会见病人然后再让他回去度假? 治疗师是否可以不带怒火地容忍病人半途而废的挑衅? 他是否应该坚决地设定限制? 禁止休假? 必要时终止治疗? 他是否应该表现出愤怒,让病人知道自己是多么讨厌——他夸张地声言要独立但却总是崩溃,好像困在树上的小猫一样,迫使父母角色放下一切跑去救他! 这就是精神分析的工作;至少在第三种范型中,治疗的很大一部分就是摆脱系统等效性,而不是避免其发生。

　　在这些例子中,病人和治疗师一致认为:治疗师是理性的,病人是非理性的。病人在陈述自己的问题时夸大其词。治疗师不予采信,抨击这些陈述夸张不实。病人获知自己的知觉是疯狂的;他"受159 到蒙蔽",不能确定自己最初对治疗师的觉察。但我们不知道病人有多相信自己所说的治疗师是中央情报局特工。他相信什么? 更准确的问题是:我们相信他相信什么? 或许病人并没有被逼疯,而事实上是不让自己对自己有任何其他觉察。他需要治疗师不相信他,而他在别人身上激起足够的焦虑以恰恰确保发生这种结果。疯子或可定义为让观察者感到他疯了的人。

前面的两个例子是对病人一方相当极端的"歪曲"。在下面的例子里，治疗师随意的玩笑引发了"过度反应"。治疗师在为男性青少年犯开设的培训学校中担任咨询师。那是一家对精神病学家的作用理解甚少的机构。他的待遇相当委屈，分配给他的办公室是个小小的隔间，而且总的来说，惩教人员对他不讲情面、居高临下。他的病人卡尔在通向这个扫帚间一般的办公室的大厅一头等他。因和另一个犯人忙于谈话，他没有注意到治疗师经过。几分钟后，治疗师走出办公室，叫卡尔进来治疗。奇怪的是，卡尔似乎相当恼火。"为什么我没看到你就进来了？"他诘问道。"我一直在大厅里。不可能我没看见你就经过。"治疗师轻轻用玩笑带过这个问题，"喔，你知道我们是巫医，我们能穿墙而过！"卡尔觉得不好笑。他变得更郁闷沉默。治疗师更加困惑，指出卡尔似乎对温和的玩笑产生了相当过度的反应。他指出卡尔看来与各种权威人物的关系有问题。他解译说这是对治疗的阻抗。病人最终同意他是反应过度了，但是仍然阴郁不语。治疗师询问童年经历，而卡尔完全不热衷，治疗就这样结束。

发生了什么？

从第一个范型即机械机器的立场，可以说卡尔对咨询师产生了不恰当的、略微偏执的反应。随后的提问揭示，他与权威人物的关系始终有问题，某种过度敏感。他的犯人身份当然更增添了他对咨询师的怨恨、愤怒，因为治疗师不是犯人，来去自由。换言之，这展现了他的内部精神机制。咨询师本无恶意的玩笑只是个促发刺激。

从第二个范型即信息机器的立场，则认为这里发生了误解。如果卡尔是因为咨询师突然、出乎意料的出现而不快，应该问他是否可以详细讲出他对此的感受。治疗师应该收集更多的资料。他可以为卡尔澄清，卡尔的吃惊、卡尔不知道他经过，有什么特殊意义。这个立场表面上看似具有更多同情、更少压力，但仍属于机器范型。这是至关重要的问题！在这两种情况下，治疗师都认为卡尔做出了不恰当的反应。在这两种情况下，错误都归于机器缺陷，是卡尔的性能曲线上的平点。

161　　从第三个范型即有机范型的立场来看,我们设想卡尔与咨询师或许是一有机整体,他们彼此间发生的互动也同形响应着他们置身其中的整个机构系统。从视角主义的观点来看,在同一系统中一方对另一方的任何观察都是与系统有关的观察。这里有两项观察结果直接具有核心重要性。第一,尽管他们都身在管教机构中,但卡尔是囚犯,而治疗师不是。第二,卡尔感到这个玩笑是伤人的,那么它就是。

　　我对待卡尔是否并无不妥? 毕竟,那是一个无伤大雅的小小玩笑。若对你或我来说,确实如此。关于跛的笑话也是这样。但我们不会当着跛足者的面讲那样的笑话。卡尔是被关押的囚犯。"你知道我们是巫医,我们能穿墙而过"这句话界定了两点。第一,我是个分析师,或者是属于我们的群体,界定了我对于你的角色,从社会地位角度界定了我。第二,治疗师指出自己能绕过守卫而不被看到,能够自由来去。在囚犯的幻想系统中,再没有什么比能飞过高墙更重要的了。

　　好吧,你或许会说,"你补充的角度很有帮助。你指出卡尔为什么可能对这个玩笑如此敏感。你剖析了他的偏执"。喔,这是个开始。现在我们知道,他的反应是有意义的,而非完全不妥。事实上,如果你或我身为囚犯也可能会有这样的感受。但是这样只能说咨询师失言(*faux pas*)了,很遗憾他考虑欠周。不是这样的。从整体模式化的观点来看,我们必须假定治疗师与卡尔一样是系统不可分割
162 的一部分。很像之前提到的视角主义的例子——关于日本人的——我们必须假定,卡尔的体验对他们的特定情境来说是有意义的。对采取系统观点的人来说,有必要认识到,无论咨询师意图多么良好,无论他是否愿意,他都参与了权力结构。机构向他施加权力,分配给他不够用的小房间,微妙地制约着他的咨询及其他。卡尔无法像他一样来去自由。他来见咨询师是因为他必须来。所以他们置身于更大的监狱权力系统中。他们是监狱系统中的亚系统。治疗师与囚犯的关系、看守与囚犯的关系,两者是同样的同形关系。治疗师就像看

守一样回家,回到外面的生活。即使他对不平等的话语更加敏感,显示出咨询师的礼貌与同情,但并没有改变他的职责。他是看守。而且,他是关押卡尔的社会的一分子。

从任何方向都可以对模式化的整体进行探究。假设我们想要了解咨询师的感受。为什么他通过提及自己的工作角色"我们巫医"来使自己脱离和物化。难道他不是在说"我不是你们囚犯的一员。不要把你的怒火指向我。我在这里是为了做好心理治疗"?他也处在包括他在内无人不在监视下呼吸的系统中、因而也是这系统的一部分,难道他不为此感到害怕和痛苦吗?权威限制了他的行动,就像卡尔一样,他的每个举动都需要得到许可。所以他既是囚犯,又是看守。

163

咨询师借助一系列互动来否认他的两难困境。首先,他指出卡尔实在非常敏感,所以不仅是这个小小玩笑的原因。然后,他指出这个玩笑并无恶意,不该引起这样的反应。

咨询师对于卡尔的反应从否认到驳斥,最终这一系列行为蒙蔽了犯人的知觉,他的知觉不再是真实的。意图良好、敏锐而怀有同情心的治疗师如何陷入了这种处境?

根据系统论,这是不可避免的。一旦治疗师进入监狱,他就陷入了监狱权力系统的同形重复中。这无可逃避。如果治疗师认识到他的参与不可避免,并实现参与,即,接受这是他工作环境的必要前提,也可能困惑更少。但是这并不会让事情好一些;这可能让情况更糟。出于对咨询师的顺从,卡尔把愤怒埋藏起来,这种顺从倾向当然控制了他。对卡尔来说,或许意识到他的怒火、意识到要求他与一名可以走出监狱的关心他的人好好谈话是多么不平等,只会加深他的不幸。或许咨询师无意识地捕捉到了这些。如果揭露这个系统、探讨和承认个人的参与、承认自身的无助,会令人沮丧而起不到实际作用。但是这样是真实的。而且这样比较可取,因为这不会以质疑卡尔的判断力和感知世界的能力为代价换取双方的舒适。

从更广的社会结构的角度来看,参与双方都是机构体系的变形。164

但还应注意的是,这个互动或其变式在与其他囚犯的咨询中并不发生。只有在卡尔身上引发了这种反应。因此似乎可以确定地说,卡尔确实存在一种个人特有的对权威的反应模式,这种模式把治疗师卷入在卡尔以前生活中肯定曾经出现的互动中。当治疗师指出卡尔与权威相处有问题而误解了他无心的玩笑时,难道治疗师不对吗?这个解译在内容上为真,但意图上不真,因为治疗师做出这个解译的目的是否认卡尔知觉的真实性:卡尔看到治疗师对自己在监狱中担任的角色感到不安、敏感、屈辱。此外,卡尔的控制需求中有什么无疑让治疗师变得防御。卡尔没有歪曲;监狱的结构和卡尔生活的结构强加于治疗师身上,让治疗师成为了这些结构的产物。

治疗师进入治疗时,希望带来他在监外的自我,或许为因犯卡尔带来抚慰。在这方面,遇到其他人时他相当成功,其他人愿意响应他的探视。对卡尔来说,他最后成了又一个审讯员,又一个看守,不是因为他缺乏技巧、判断力或好意,而是因为人无法既进入系统又不成为系统的一部分。参与就会改变。当然,并不是只有系统或结构取向才重视对自身的参与进行观察。哈里·斯塔克·沙利文的"参与观察"概念正描述了这种现象。你可以说那么它就是属于沟通范型的概念。但在我看来,对这种同形现象的认识,纵向和横向的,尤其应归功于结构取向。进入监狱,人就是监狱系统的一部分。进入监狱生活,人就是等级森严的系统系列的一部分。身为父母,人就是另一套系统的一部分。置这些于不顾就像在行进中想脱离军乐团的步调一样无效。节奏感会把人带回队伍。

我们都服从于强大的外部力量,让我们遵从于行为模式。如前所述,古人谈说星星之歌;我们可以谈谈系统之歌。你可以说这听起来极为宿命;人确实会反抗系统。因犯就会。但即使如此,文化决定了谁、如何和何时出现反抗。文化界定了偏离常轨的形式,同样也界定了顺从文化的形式。

这听上去颇像奥威尔的《1984》,每次反叛、每个脱离常轨的模式都已被预料、期待、甚至鼓励它的完成。奥勃良知道一切。但偏执就在理智健全的剃刀边缘。认识到自己"被控制"或许并不像乍听起来那样疯狂。这可能是自由和理智健全的开端，我将在临床部分详细阐述这一点。

第 十 二 章

临床演绎:心理治疗的舞蹈

尽管每个范型都会引发不同的治疗观点,对于治疗至关重要,但范型却难以描绘。范型之间的历史重叠,精神分析术语的复杂考古学使一个词在不同时期、对不同使用者来说含义不同,而历史必然性使无论何种流派立场的当代治疗师都使用同样的范型,这些造成了充满模糊性的复杂局面。维特根斯坦曾说,可以展现的却不可述说。但愿我用更多的临床案例能把这些不同观点中隐含的变形转变传达出一些感觉。

埃伦是一名 19 岁的女孩,她在大学三年级辍学。她在学习和社交关系方面逐渐下滑。她变得日益孤僻,对朋友和老师颇多猜疑。尽管在大学里接受了支持性心理治疗,她还是出现了一次突发的恐慌。她的父母被电话叫来,接她回家。一到家,她的焦虑就明显减轻,看起来快乐和轻松多了。三年后她被带来见我。她接受了三次治疗,当时表现得友好、坦诚、非常合作、渴望交谈。她带来笔记,提出话题,似乎治疗师的努力在她身上很有效果。这时她突然在周末服用了过量药物,企图自杀但半途而废。她害怕起来,逼自己吐出来。当时家里还有个女管家,所以或许可以认为这次自杀不是那么认真。我在她的家里见到她。她有些昏昏沉沉,但很友好。她说,她对于改变感到完全无助。为什么? 她不知道。当时似乎不需要住院。

下一次治疗,母亲把她送到我的办公室——她的改变实在非常令人震惊。她看起来很愤怒,有时沉默不语,说话平板缓慢。她似乎处在偏执状态中。她望着我说，"如果我不喜欢你，我也必须要和你说话吗？"我说不用，但是我有种感觉，因为上次治疗发生的什么事让她对我非常生气，而我也隐约知道大概是什么。我说我认为之前我完全没有理解她其实有多么难过，我对她的欢乐信以为真，因为这更容易处理。事实上，我说，我记得上次治疗时我曾想，对她进行治疗是多么令人愉快：她提出那么丰富的资料；那么多的梦，还有她有目共睹的帮忙和合作。她的行为模式曾有一刻改变；我们在整个治疗中一直交谈，最后要离开时，她说："既然我们要坦诚，就做一件事：不要为我开门。让我自己走出去。"我说："好的。"就是这样。

那次过后，治疗中相对平静无事。不要为她开门的要求意味着什么？不要虚假作态？不要靠太近让我受不了？女权运动？根据第一个范型，这是个"过度决定"的要求。根据第二个范型，这是沟通，或许是要求真诚，要求不是彬彬有礼却居高临下的关系。根据机体范型，人无法知道这件事的意义，更甚者，无法知道人所做的任何事的未来意义。某种环境正在产生。她要求治疗师不做某事；治疗师既不争辩也不质疑地同意了。某种互动模式正在建立：第一支双人舞出现了。行动及其后果不是按一对一方式发展的。我们所能说的就是，治疗内容和门口的小举动都涉及我们对彼此会做什么和有何期待的问题。

有一次更早的危机显示了她的家庭动力学机制。一天晚上，我接到了她的紧急电话。她非常难过。她与父母发生了严重的争吵。她父亲接通了电话；她和她母亲使用分机。（郊区家庭治疗——三个分机。）情况是他们带她去机场搭乘飞机。她在汽车后座睡着了。他们早到了半个小时。母亲让父亲把车开进停车场，这样他们可以坐一会儿，让女儿睡觉，再提前足够的时间叫醒她上飞机。正开进停车场时，她醒来了，顿时大发脾气。他们想和她讲道理。她跳下了汽车。他们追赶她。父亲威胁说要把她送进精神病院。她最后拒绝上飞机去按计划度周末。他们把她带回家，给我打电话。谈话中，父亲开始斥责她忘恩负义。她开始痛哭。情况逐步升级。我说尽管此时

169

170

情况并不十分清楚,但我想我能了解情况并理出头绪,我想我理解她为什么那么生气,而我能向他们所有人解释清楚。我强调说,我不认为她的行为真的不可理喻。他们都安静下来,第二天前来接受家庭治疗。

母亲用呜咽的语调讲述了来龙去脉,女儿原计划周末出城去看几个朋友。他们开车送她去机场。母亲不断地强调女儿非常疲惫。她工作非常辛苦,精疲力竭。"我们头天晚上都睡得很晚……埃伦在车里睡着了,她那么累,而时间还早,所以我对她父亲说:'咱们开到171 停车场去,让她睡一会儿。'"女儿醒来,睡眼朦胧地说:"我们能穿过停车场不用付费吗?"她以为他们是开去停机坪。母亲说:"哦,是,没关系。"她又睡着了,正停车时她醒过来,勃然大怒。父亲立即把车开出停车场,转到停机坪,开始帮她下车。当时每个人都在尖叫。母亲对她说,"我们只是想让你睡觉。要是我们知道你不想去停车场,或者你不想让我们和你一起上飞机,我们就会把你在停机坪放下的。"当时在我的办公室,父母二人都在指责她。父亲为人极其强调自己的善良助人,他非常慈爱地对她说,"但是,亲爱的,我们会做任何你想要的事,只要你告诉我们。下一次,告诉我们!"女孩开始让步并说,"好吧,我想我没有把我的想法说清楚。"他们开始大笑,并达成了和解。我问这位母亲为什么她一直强调女儿是多么疲惫。母亲说:"哦,她一向工作很辛苦。"我说,"她不比任何人工作更辛苦,而现在她已经工作了几周,我看她精力充沛啊。为什么那天你特别在意她的疲惫呢?"母亲不知道。我对她说,"告诉我,你对她要离开过周末的真实感受是什么?"母亲开始迟疑,然后说:"我不认为她能去——她应该去。我不认为她应付得了。我认为她在那里会遇到巨大的压力,我想让她去之前好好休息一下。"同样重要的还有,女孩告诉了母亲大量的信息,关于这次旅行会是多么艰辛,而另一方面她住所的安172 排多么简陋,等等。我问父亲,他用晚上的时间开车送女儿去机场,然后坐在停着的车里半个小时,在黑暗里等着女儿打盹直到登机时间,做这些时他的感受是什么。难道他晚上没别的想做的事?于是他承认感到有些恼火,"不过,"他摊开双手说,"她怎么说我就怎么做"。指她母亲。

显然这时母亲忧虑的是,首先,试图暗示女儿不要去,她过于疲惫,无法旅行。母亲不断夸张地展示女儿是多么累,要处处小心在意。换言之,母亲传达出逼迫的姿态,"你应付不来,你不应该去"。因此,如果你愿意,考虑到她可能在他们在停车场里又黑又冷的车里坐了半小时后醒过来,女儿的愤怒和入了圈套的感觉并不是那么毫无根据。对如此牺牲到家的人,究竟她如何能感到愤怒呢?父亲这时转向女儿,依旧非常慈祥地说:"好吧,可能送她去搭飞机是我为她做得太多了,所以我不该每天早上开车送她去上班,不该为她做这做那。"看起来他在这么说的时候其实非常生气。言外之意也很清楚;即,如果你拒绝我的任何关怀,那么从我这里你就什么也得不到。我告诉他,说来奇怪,在他说话的时候,我看他显得很生气。这时女儿对他说:"我一直都怕你,爸爸!"他的脸涨紫了,咧出一个大大的、僵硬的笑,他看着她说:"告诉我,我做过什么让你害怕的事。为什么你要害怕我?"几分钟后,又接着出现了同样隐含的意思:他对她说,"我一直做的都是一个父亲所做的正常的事"。他开始暗示她的反应本质上是不正常的。当然,直到他们离开,每个人,包括女儿,都力图重构事件的原状。

现在,假定在接下来的一次个体治疗中我和女孩讨论这次家庭事件,并对她说:"我认为或许可以看到,你的家人用了许多手段来逼你听话。"的确如此。这可以是在支持她,但我也可能借这样的说法来诱使她与我形成同盟,因为我害怕她的愤怒,不愿当面指出她对家人的敌意控制和她利用他们的内疚来让他们照顾自己。这当然是家庭事件中的一个重要成分。另一方面,我可以强调她的责任,无论是出于我自己的愤怒,还是因为我害怕看到她对父母的愤怒浮现出来。换言之,治疗中实际的舞蹈远比内容重要。哎呀,所有正确的话都可以为了错误的原因说出来。

此处呈现的临床资料当然也可视为是对沟通反馈的描述。你可以认为这个女孩是被她父母在慈爱关怀的面具下所掩盖的控制而"蒙蔽"了；或者可以认为她激起了他们出于内疚的表演性的忧虑。简言之，你可以关注他们、关注她或关注他们作为整体的互动。但如果要向她解释你"看到"了什么，就会出现问题。正如我在后面将要

174 阐述的，她听到的不是互动的内容，而是互动的形式。你可以对她说上一大堆关于她的精神内部动力学或者复杂的家庭动力学的中肯之言。显然，互动有多个层次，彼此相互控制。但更重要的是，无论在家庭中发生什么，都会在治疗中重演。而且，这不是歪曲或移情，而是治疗师参与其中的真实的同形重演。治疗师无法通过"受过充足的分析"或因为眼光敏锐而避免这些。构成治疗的并不是治疗师对动力机制的破解，不是他对意义和目的的"解译"，而是他对病人的深度参与。对于治疗重要的能力不是抵抗病人的歪曲（移情），或抵抗自己与病人非理性互动的诱惑（反移情），而是他能陷入、沉浸和参与到系统中，然后再设法走出来。这是第三范型的"修通"的定义：不是对歪曲持续地重新解译，而是通过抵抗变形而逐渐改变病人的整个场域——是从内部打洞的过程。

　　继续谈这个临床案例：治疗到后来，她回到了大学。她选择了一个很难的项目，这在她身上相当典型。她的学业活动是一系列的危机和濒临危机。她总是感觉像在走钢丝，非常紧张危险。她不断让治疗师和父母担惊受怕。她在两方之间挑拨离间。要是她觉得治疗

175 师的支持不够，她会勇敢地微笑，然后向父亲借安眠药。如果治疗师忧虑不安，她会暴怒。如果治疗师没有忧虑不安，她也会暴怒。每一次她自己都相当有理。对于女儿相当进取、主动的风格，母亲的反应总仿佛那是某种不可理喻的进取心。"她总是［原文斜体，性格物化的要素］这么有追求。甚至在她很小的时候……"这位焦虑、被动、有些抑郁的母亲，对当前焦虑的反应是："我这样告诉过她——太过分了。她会崩溃的。"另一方面，如果谁要支持她，她会把这种支持当作是缺乏同情心、居高临下的："我也经历过这些，兄弟，我知道这不容易。"当然，无论怎样她都是对的。无论是哪个立场，都意味着治疗师

对自己的表达风格不够敏感。然而如果使用经典技术任凭挫折感增长，在这个非常现代的病人身上会造成见诸行动，可能无法控制。至少她早期的自杀举动让治疗师如此相信，回过来看，那可以看成是为他日后在面对她的焦虑时感到无助打下了基础。

如果他指出她的自大（确实是有），她会听到的是她"贪心不足"。如果他关注于她的竞争性、阴茎嫉妒——结果仍是一样。如果他处理她的自尊低下，恐惧竞争，又变成了缺乏同情心。如果指出母亲无意识中的竞争和希望女儿失败，只会激怒她，让她进一步感觉到治疗师想获得非凡的成绩。有件事是确定的，治疗师的中立是病人不允许的，也是治疗师做不到的，治疗师的能力展现也同样既不可以也不可能。

简言之，治疗师的任何行为在她听来都吻合她的家庭经验。这是表面上的移情。她能在治疗师身上唤起一系列不顾一切的努力来"理解"她的行为，为她做事。这是反移情。至此，这属于传统的困境。但治疗师变成了父母；病人对他的反应不是"歪曲"。她拒绝对他的解译做出反应不是"阻抗"，而是准确的察觉到治疗师像她的父母一样，用同样的蒙蔽、自我保护来对待她。解译失败，首先因为她把治疗师卷入了她的视角世界，她得以带着一定程度的偏见看待他所有的解释努力。而且，告诉治疗师分析自己的反移情就是告诉他对她不要有那种感受。事实上，她不允许有其他选择。治疗师可以分析自己对她在他身上唤起的东西的焦虑，但这不会让他的感受或行为促发她的改变。这会让他更清晰地体验焦虑，从而能向病人展现，在她的世界和她相处是怎样一种感觉。治疗师是参与者—观察者，或者更确切地说，是敏感而自我觉察的参与者。

治疗师的体验可能相当难以预测。他必须报告他真实的感觉，而不是他认为他应有的感受。这样他就为病人和自己扩展了觉察的范围。在这种情况下，治疗师向她描述了他所看到的事件序列：病人表露出某种痛苦，治疗师先是将信将疑，最终被卷入积极的参与。她貌似带着兴趣和仰慕倾听，但却不做出实际反应。治疗师筋疲力尽，

177　觉得自己很蠢,好像受骗上当了——奇怪的是他受伤的感觉比愤怒更多。在他说完后,她开始谈论她的想法,在她小时候,在父亲的强权和保护下,她觉得和他在一起多么安全。在此之前,她谈及他的帮助时只有恼怒和轻蔑。这是第一次从她口中听到她吐露掩藏的极大依赖以及这种依赖的复杂根源:对外界和他人善意的怀疑。

　　发生了什么?治疗师否认自己无所不能吗?她是否听到他说:"没有人能像你认为你父亲那样地照顾你?"是否有任何解译把治疗师置于神奇的助人角色?是否顺其自然,承认自己的无助,能够"有用"?但一个人如何让别人看到自己不是神奇的助人者?通过不提供帮助?那么他就是不愿助人的神奇助人者,或者对他来说病人还没有发现引起他帮助的神奇配方。如果离开了刺激—反应的机械模式,那么我们就无法知道。后果并不直接源自行动。这不是弗洛伊德理论中"过度决定"的同源物,认为一个事件可以在无意识的不同层面有多种意义。在那里,我们仍可保留令人安慰的信念,认为因果序列在每个层面上依然存在。

　　有一个梦完美地显示了这种模糊性:在田径场中央的一个笼子里关着撒旦。女孩和一个朋友沿着跑道奔跑,有种强烈的被胁迫感。

178　撒旦看起来很可怕(浑身是毛、残忍、有蹄),一直把手伸出栏杆来抓她。她很怕他。但他一直在说"你的生活不止一种方式。不要让他们抓住你。"她逐渐看清了外边的世界,跑道周围的人就像冯内古特的《泰坦海妖》里的地球人一样(她的联想),脑袋里植入了电极,有让他们安静、快乐和洗脑的效果,与此同时他们生存在火星上可怕的环境中。撒旦想让她反抗,而不是顺从,不是失去她的个体性。在治疗中发生的序列则是这样:她投入地讲着,与治疗师自由地交谈,有问有答,有说有笑。突然发生了什么事,她变得很疏远。按照沙利文理论的说法,那是焦虑点,从这里开始出现解离(dissociation)和选择性不注意。但可以发现治疗模式精确地遵照梦的模式,带有对诱惑的恐惧,顺从——对谁?魔鬼的力量?外边的世界?她在与治疗师演出这一切。但模糊性仍然存在。哪里有善意并没有更清楚。撒旦

（治疗师？父亲？）是否真的保护她免受奴役？是否他在促使她感到自大和独立？是否他给了她偏执的世界观？为什么他，撒旦，既令人反感，又乐于帮助？是否因为他诱惑她放弃自身强烈的自大野心，所以他是撒旦？他是否是混合着性诱惑、多毛的男性气概与权力的形象，就像《罗丝玛丽的婴儿》中一样（她的联想）？他是否是个浮夸的高谈阔论者？显然梦与治疗行为是同形的。治疗师在解梦时说的所有话都会吻合这些模糊或矛盾的角色界定之一。所以解译演出了梦。那将是"撒旦，退我后边去吧"。* 如果只是指出重复，点出焦虑的时刻（增进觉察）并提炼出模式，把模式与梦联系起来，解译就是不必要的了。治疗师至少在那一刻，抵抗了变形。病人又自发地继续谈一些她与父亲的经历。她描述了近期的事件，他们讨论了学校里的事：首先，他如何选修过她选的课程；这门课多么难，很挑战但也很有趣；如果她有困难，他会为她请个辅导老师，不必担心。爸爸会安排好一切（在预言了困难之后）。谈话中没有认为她可能应付起来没有困难，或者朋友或老师可能助她——这是一种她刚开始发现的可能性。

乍听起来仿佛父亲在诱使她顺从、屈服，接受他邪恶力量的保护。但或许并非如此。当然他确实维持了夸张的帮助体系。他与家庭外的其他人一同这样做。但她对父亲行为的联想，在这个例子和前面的例子中，在治疗师表达了他的感受之后，是否一定反映了领悟？毕竟，她或许在挑拨治疗师与父亲的关系，把父亲展现为恶棍是为了诱惑治疗师。此外，可以看到这次她与父亲互动的次序与治疗师阐述的他对她模式的参与严丝合缝。都是同一支曲子。

如果听起来好像我在说，我们什么都不能说——我们无法做出让另一个观察者感到无可辩驳或无懈可击的解译——那么的确如此。每个治疗师都会在这个系列的互动中"听到"他自身的诠释系

---

* 出自《圣经·马太福音》，8:23："耶稣转过来，对彼得说，'撒旦，退我后边去吧！你是绊我脚的，因为你不体贴神的意思，只体贴人的意思'。"

统、自身的内容。病人如同一只小鸟，会与治疗师系统的碎片结合，纳入治疗师的视角之巢。在顺从型神经症（想要受压制的癔症、追求优秀的强迫症）的黄金时代，对治疗师来说，生活比较容易。病人相信了治疗师的神话。病人离开时已"治愈"；即，他对自己的行为具有逻辑完整的一套解释，因而拥有了改变自身的蓝图。治疗师可以从表面的混乱中理出秩序。但今天一切都变得相当不确定。

第 十 三 章

"他们成为他们之所见"：
细说变形

　　"抵抗变形"是否真与分析移情或偶秩不同？在上述这三种情况下，治疗师难道不是都会指出病人当前知觉中的歪曲？变形与沙利文的偶秩歪曲是不同的概念，正如弗洛伊德的移情与后者不同一样。如前所述，在每一种情况下范型都不同，隐含着相当不同的解决方法和治愈。沙利文的支持者（克拉拉·汤普森、[1]欧文·辛格、[2]帕特里克·穆雷[3]）遇到了颇多困难，不是在阐明弗洛伊德与沙利文的理论差异上，而是在展现治疗的实际效果上。正如麦克卢汉所言，媒介决定信息；精神分析的日常实践中看似至关重要的差异，似乎因书面的字句而发生折损。或许这正是为什么在所有机构中精神分析的学习是通过学徒关系，而不是通过书本。辛格、[4]本杰明·沃尔斯特恩[5]和爱德华·陶伯（Edward Tauber）[6]曾对弗洛伊德与沙利文进行逐项对比。但是，无论什么情况，都必须在术语用法的变化背后寻找变化的视角。

　　弗洛伊德的概念属于机器范型。正如第六章中所述，机器意象决定了移情歪曲是病人把来自过去的冲突投射到（作为空白屏幕的）治疗师身上。这种意象是视觉的：幻想、梦、自由联想。根据弗洛伊德的观点，次序是投射—歪曲—移情—解译—领悟。领悟是治愈性的，尽管如辛格所言，弗洛伊德后期对于解译、对于告诉病人哪里出了问题的疗效感到失望。

　　沙利文则相反，属于沟通范型。他谈的是"理解"，发现病人所说的"意味着"什么。沙利文的意象是言语的,不是视觉的。他对于幻想不感兴趣。他的次序是投射—偶秩—歪曲—澄清—觉察。这两个系统在解决阶段的分歧最为显著。弗洛伊德认为治愈即"领悟";沙利文则认为治愈是在人际领域中互动的"觉察"。然而两者都赞同病人存在着初始歪曲——把治疗师并不拥有的特性归于治疗师。弗洛伊德的模式是视觉模式;他的原型病人是癔症病人,具有视觉可见的症状表现。症状是让观察者的眼睛发现的:"你可以看到我身不能动、口不能言、充满恐惧,诸此等等。"沙利文的模式是言语模式;他的原型病人是强迫症病人,具有言语方面的症状。症状是让观察者的耳朵发现的。全是谈话,却无情感。新的病人问题不在于症状,而在于发挥功能或不发挥功能。注意,他是个功能正常、正在发挥功能的人,但他不会把这与恰当的角色联系起来。所有的症状都可认为是行为选择,不过是在意识觉察之外。如果把行为看成一个连续体,那么病人是从指向内部的行为(自体模式[autoplastic mode])愈加移向了指向外部的行为(外向模式[alloplastic mode])。在治疗中他也不会扮演好病人。新的治疗模式是行动;原型病人是无法投入关系的、轻度反社会的"波特诺",或更现代的逃世者。治疗师从担任空白屏幕,转向担任共同出演的演员。我们已从电影走向了舞台剧!

如前所述,语言常常保留不变,而治疗师无论是否愿意,都在变化的世界中随之改变。当代的弗洛伊德主义者仍在使用"领悟"这一早期机器范型的古老术语来描述其实更接近于沟通概念的临床操作。结果常常淹没在比喻中,例如"给予某人领悟",它变得带有自嘲的意味,很像"深层来说他是浅薄的"。[8]

结构视角并不质疑病人眼中的现实。他的知觉被视为真实,是病人系统的影响与治疗师真实人格和结构之间互动的结果。并没有什么投射到治疗师身上。病人的知觉不是误解,不需要借由谨慎沟通来消除。尊重视角不同的现实,意味着认识到在现实中有着个体的参与。治疗师遂能认识到,无论他的解译内容多么客观理性,也仍可能服务于对病人结构的无意中参与。因此,解译的价值不仅取决于内容,至少也同样取决于解译是否坚决、善意、同情、不是随口胡说,诸如此类。在移情解译与抵抗变形之间最重要的区分,是在后者中,真相不仅在于说了什么、而且在于所说的内容如何与病人世界的整合。治疗师说"你把我看成像你父亲一样,好像我一直非常喜欢批评人",这或许是准确的移情解译。病人把治疗师的干预误解为敌意或非难,听起来就像她的父亲(在第一个范型中很可能认为是俄狄浦斯式误解,在第二个范型中则认为是准确的认识)。但当然可以说治疗师确实在批评。而且,他是在贬斥病人的个人现实,本质上在说:"如果你认为我善意的帮助是在破坏,那么你误解了我,你疯了!"那么要假定病人永远是对的吗? 难道不可能存在歪曲的作用? 我认为这个问题是没有意义的,只不过是对"孰对孰错"的力量角斗。更重要的是,治疗师可以说:我以为你想要得到"帮助",我提供了帮助而你却感到的是攻击和批评。于是我碰壁受辱。事情次序如此。让我们达成一致,我们所看到的都是对的,我们彼此激发了这些,很可能你与父亲之间发生的事情次序也是这样。模式是一致的。那么又是否存在误解,即第二个范型中的失败? 我们能否通过发现你真正想要从我这里得到什么而解决问题? 或通过不加干涉? 或者支持? 但或许你得到的正是你之所欲——批评和蒙蔽。随着同样的模式出现在梦里和其他情境里,什么事发生了,不见得是领悟,即接受某种解释。而是因为等效性(equifinality)的旧有情境站不住脚,所以改变发生。

你可能宣称视角主义"不过是"尊重另一个人的个人体验,无疑是人类交往的古老原则。然而,礼貌容忍别人的"疯狂"与视角主义之间存在着绝大差异。在机器范型中,我们之中必有一人错了。或是他在歪曲,或是我有"盲点";习惯上我们希望是病人疯了。莱昂曾颠覆这一观点,指出病人如同顾客一样,永远是对的。用他的名言来说,病人"忘记了记得忘记"自己所知为真的内容。疯了的是社会现实。

结构主义避免了内部空间—外部空间之间的这一无休争论。[9]治疗师不仅尊重病人的个人现实,而且也认识到自己也的确成了这一现实的一部分,即,在与另一个人的任何互动中,治疗师都进入了一系列意义重大的同形变形。治疗师和病人彼此创造。

戴维·库伯(David Cooper)在《家庭之死》中读出了他正在治疗的同性恋青年的母亲写的一封信。

> 我感觉到我与这名青年关系的变形,我比他母亲更像他内心的母亲。我的语调改变,变得更高,带着明显的母性(Urmütter)特性,而他的嗓音低沉,变成了柔和的男性语音。他重新创造了他的父母,但改变的一刻是在读他母亲的信时,我感觉到他内化的母亲逐渐加于我身,不是理论上的概念,而是我的切身体验。[10]

当然,这些都充满了神秘主义的意味,或者,如果喜欢用精神分析的概括,是"反移情"。在只存在歪曲或误解的范型中,感到一个人融入另一个人是过于异样,过于"神秘"的。西奥多·赖克(Theodore Reik)围绕共情参与的使用提出了临床观点,在某种程度上同弗洛伊德一样;但这种"第三只耳"的觉察被界定为是超出普通科学解释范畴的东西。[11]对于治疗师自由地运用自己有关病人的梦与幻想,不是作为反移情而是作为参与,爱德华·陶伯与莫里斯·格林(Maurice Green)在他们的著作《前逻辑经验》中清晰论述了这样做的效用。[12]对于深深植根于早前范型的人来说,这不是"错误的",但真是无法理解。

但是,在这种现代神秘主义、科学和美学的影响下,或许所有人都能理解威廉·布莱克的"他们成为他们之所见"。在卡洛斯·卡斯塔尼达的《巫士唐望的教诲》中,有个非常有趣的例子展现了这两种世界观的对立。[13]这本书在年轻人中间很流行,我认为,部分是由于它如此清晰地展现了科学怀疑主义的不足。卡斯塔尼达曾经接受一位年老亚基印第安人唐望的传统巫术训练。卡斯塔尼达勇敢地经历

186

这些体验，同时他也是观察者。他是沙利文的著名概念参与者—观察者的反例，因为在震撼的经验冲击下他无法保持距离。一次，在墨 187 斯卡灵草的作用下，他"像鸟儿一样飞翔"。随后他问当时在场的唐望，真正发生的是什么。谁的现实为真？他是出现了幻觉吗？他真的不可思议地飞翔了吗？

　　我想问他一个问题，但我知道他会躲避，所以我等他自己提出来；我等了一整天。最后，在那天晚上离开之前，我只好问他："我真的飞了吗，唐望？"

　　"那是你告诉我的，不是吗？"

　　"我知道，唐望。我的意思是，我的身体飞了吗？我像鸟一样离地飞翔了吗？"

　　"你老是问我一些我无法回答的问题。你飞了。那是魔鬼草第二部分的作用。等到你更接受它之后，你就会学到如何飞得十全十美。这不是一件简单的事，你想要知道的事并没有道理可言。鸟儿就像鸟一样地飞行，而使用魔鬼草飞行的人就那样飞行。"

　　"像鸟一样？"

　　"不是，他像使用了魔鬼草的人那样飞行。"

　　"那么我并没有真的飞，唐望。我在想象中飞，只在我的脑子里，那我的身体在哪里呢？"

　　"在树丛里，"他挖苦地说，但迅即又发出了笑声。"你的麻烦是，你只用一种方式去了解事情。你不认为人能飞；但是一个巫鲁荷（brujo）可以在一秒之内跑到千里之外去看事情，他可以给远方的敌人重重一击。因此，他会飞还是不会飞呢？"

　　"你看，唐望，我们两个说的不一样。为了讲清楚，假设我使用魔鬼草时，我的一个同学和我在一起。他能看见我飞行吗？"

　　"你又回到了假如会怎么样的问题……那样讨论是没用的。188 如果你的朋友，或其他任何人，使用了魔鬼草的第二部分，他就只能飞翔。如果他只是看着你,他也许会看到你飞,也许不会。这取决于他这个人。"

"但是,唐望,我的意思是,如果你跟我看着一只飞鸟,我们会承认它在飞。但是如果我有两个朋友看到我像昨天晚上那样飞,他们会承认我在飞吗?"

"嗯,他们可能会。你承认鸟在飞,因为你看见它在飞。飞是鸟儿平常就做的事,但是你不会承认鸟儿所做的其他事,因为你从来没见过它们做那些事。如果你的朋友知道人可以使用魔鬼草而飞,那么他们就会承认。"

"我们换个方式来说吧,唐望,我的意思是,如果我用一条粗重的链子把一块石头绑在我身上的话,我还是一样地飞,因为我的身体与飞行毫无关系。"

唐望难以置信地看着我说:"如果你把自己绑在石头上,那恐怕你就要带着链子和石头一起飞了。"[14]

如前所述,从结构主义观点来说,病人是完整的美学实体,而同形就像一块石头落入四维的池塘。波纹在时空的每个方向上扩展。在治疗室中病人的模式发生持续不断的同形重复,并不仅在焦虑状况下才发生。每件事——他的过往经历、当前行为、幻想、梦和在治疗室中的行为——都会反映出同样的模式。更令人震惊、或许对治疗来说也是最为意义重大的一项发现是,无论治疗内容如何,这些内容总是在治疗师与病人的元沟通中同时演出、舞蹈;治疗的形式复制着治疗的内容。病人与治疗师的关系,在任何一次治疗中,都与治疗内容相对应。如果他们讨论病人与母亲的问题,在他们之间就会上演正在讨论的某些问题。知道了一次治疗的内容,就能预测移情互动的方向和结果。治疗师和病人之间的这一互动是真实的,它真的发生。它不是病人投射到空白屏幕般的治疗师身上的歪曲。

此时此地取向的精神分析治疗师非常熟悉类似的另一种形式:即,在治疗中发生的一切都可看成是移情的表达。如果病人谈到他的母亲只取不予，他其实是在说治疗师。最终，这成了治疗中的机关，而治疗师陷入了自己的物化。归根结底，病人可能在谈他的母亲，而以治疗师为媒介；这本质上是移情歪曲概念的要义。其实，可以说同样的经验模式发生在病人与母亲和与治疗师的关系中，也会出现在他的梦里、他与妻子的关系中、任何可被建构的情境中。这是他的模式。进一步来说，治疗师会按病人的编排而行动。在治疗师进行解译、理解病人行为之时，非常可能会按病人熟悉的方式进行，因而这些解译病人也就听不到。

例如，一名 28 岁的女性报告了两个梦。第一个梦很短，治疗师 190 在诱惑她。她觉得受到了冒犯。第二个梦很美丽，色彩鲜明。她在日本，置身于一家餐馆的楼上房间里。她和一个日本人在一起，那是个非常喜欢她的老朋友。因为她不太能说日语，所以和他交谈会丢脸。她从没想过说英语。于是她坐在离他固定的距离之外。他们没有交谈，似乎也没有注意彼此。她很高兴处于这样的关系中，一点儿也没感觉到被冒犯。

这两个梦显然都是有关治疗情境的。对梦的内容可以做出各种移情和反移情的解释。在治疗中，明显可见几个重复出现的模式。有几次她更正自己的语法，并纠结于正确的用法。（她的父亲是英文教授。）交谈断断续续。她开启话题，而一旦治疗师表现出兴趣，她就失去了兴趣。她突然问："你的周末过得怎么样？"治疗师感到频频碰壁。她鼓励治疗师谈话，然后看似顺从地坐着，但手上却做着打拍子的恼人动作。简言之，她小心地确定和控制着社交距离。如果治疗师靠近，她就拒绝他；如果他撤退，她就诱惑他。她请求治疗师的帮助，然后又暗示治疗师对她并不真的关心，治疗师只想要找点乐子，她应该是个不错的艺伎。

她与父亲、丈夫、治疗师、雇主的关系，都同样重复着对距离的小心调整。如果她违反了这一社交距离，治疗师马上会重新确立距离。191 他不是这一模式的受害者；他是模式的一部分。

在另一个梦的例子中，病人在溪流中跋涉，两边的堤岸高兀。有

个看不见面目的人,在岸上跟着她。从弗洛伊德理论到存在主义现
象学,对这个梦各有不同的解释。岸上的人是病人的一部分还是治
疗师,溪流是生命、时间还是尿道? 这并不重要。梦的结构是同样
的。梦中隐含的关系是一致的。一半浸在水中,一半不在水中,但两
者并排而行。在溪流中的那一半只能沿溪而行,另一半跟随着但可
以离开。

　　这并不仅指治疗的所有方面都贯穿着同一特征结构。梦与治疗
的形式安排之间的关系比这更加精细。让我们假定,在溪流的例子
中,治疗师发现了移情。他意识到病人觉得治疗师并不真正卷入病
人的问题。我将在下面阐述,这一解译的时机完全改变了其意义。
如果治疗师较早做出解译,在病人意识到他的恼怒之前,尽管内容是
正确的,解译的效果却正是重演这一抱怨。结果是治疗师跟随着病
人但保持着距离。如果他等到病人觉察到他的感受后再解译,那么
他可能是报告此时在这个互动中他的感受,从而卷入其中。但即使
如此,"解译"也仍可能在表达"如果你认为……,你就是在歪曲"。发
生次序是:病人认为治疗师置身事外;治疗师确实是置身事外的;治
疗师通过指出病人想要治疗师更多卷入是移情歪曲,从而继续维持
置身事外;病人改正,回溯童年,发现他的不满足,比如希望从父亲身
上得到更多。治疗师可能会宣称,如果没有治疗师"空白屏幕"的参
与,就不会出现这一领悟。但或许他的父亲的确是置身事外的,或许
治疗师也是如此。如果病人认为没有人会和他一起泡在水里,或许
真相就是如此。所以治疗师的目标是抵抗变形,不要成为终归置身
事外的观察者。如果他承认病人知觉的真实性(即他确实感到事不
关己),他们就能继续探索是他们之间的什么引发了治疗师这样参
与。这不是第二种范型中的沟通。麦克卢汉说:"大多数人认为沟通
是让所说的话与所听懂的内容相符合。事实上,沟通乃是创造
(making)。沟通的奥秘在于创造的艺术。"[15]

　　或许这就像蛋白霜或卡斯蒂利亚咬舌一样,把缺陷变成了优点?
或许精熟的精神分析师不会陷入病人的机械特征。如果分析师始终

在机械机器范型中运作，我认为这在一定程度上是对的。但是必须严格遵守其技术（躺椅、自由联想、分析师的中立）。他必须认同机械范型的治愈。如沃尔斯特恩所言，无论是否愿意，治疗师作为参与者—观察者（沙利文的术语）也是被观察的参与者。这是一个不同的范型，来自包含着另一种病人和另一种治愈的另一种环境——如前 193 所述。

如果说，在前面这几个例子里，尽管治疗师声称他在跟随病人的"模式"，但实际上他仍专断地界定了界限，这样的批评似乎也很合理。是把社交距离还是把置身事外作为讨论话题，是治疗师的选择。难道就不能说治疗师把他的结构强加在资料之上？换成另一个治疗师，是否可能会选择另一种界限，使用另一个神话？

在某种程度上必是如此。不可能有纯粹的参与。然而，治疗师是从病人的意象和行为出发的。他试图推演出贯串于治疗中的共同分母，就像联立方程一样，不仅表现在病人所述内容的"红线"中，也表现在言语内容与形式互动的关联中。需要注意的是，他不是自动地随即做出关于保持距离的意义的"解译"：恐惧亲密、乱伦焦虑、敌意，等等。他向病人和自己承认，他的参与受到了模式的影响。如果治疗师在每个病人身上都发现同样的模式，那么他真是落入了审美俗套；他的知觉不可信赖，就像在每本书或每幅画中都"看出"同样主题的批评家一样。目前我只想指出，治疗时在治疗师与病人互动的形式模式中会演出梦的内容。只要知晓治疗内容，观察者就能预测治疗的这一小时将如何发展，在两人之间将发生什么。治疗师可以"解译"互动的任何方面，但会受到有效的反击。

194

对于病人主题的共鸣是如此惊人，以至于在督导情境下也可以观察到。哈罗德·瑟尔斯（Harold Searles）曾说，精神分析的受训者在描述病人时，常常在无意识中模仿病人，令他难以区分何时是病人何时是治疗师。[16]更糟的是，督导会发现自己在向受训者解译病人的行为的同时，无意识中演出了治疗师的角色。在讨论案例汇报的小组会议中也会发生基本相同的情况。就像旧时布满镜子的理发店，人坐在那里,沉浸在自己无限变远的反射映像中。

为免有些人以为线索只在语言方面,可以想想宠物因顺应家庭结构而著称。我们难以声称狗能掌握多少语言的微妙之处,但狗会以极大的敏感性随家庭之歌而起舞。例如,我们都学会了小心那些表面上温柔可爱的豢养恶狗的人。我记得有一条狗,只要独自被留在家中,就反抗地跳上母亲的床撒尿。狗主人是个高中辍学生,他以被动攻击的方式强硬要求母亲的照顾。他退学在家,不肯出门。还有一个例子,一条受过充分训练的成年狗,遇到了一名颇具肛欲特征的保姆(这位老妇人会在父母回来后令人反感地津津乐道每个孩子的排便功能)。每当她来,那条狗无一例外地都会在客厅地毯上排便。这样她就又有一件事可以报告了。我记得还有一位强迫性的追求清洁有序的主妇,她无法驯服小狗。小狗排便、撕扯地毯、啃咬桌脚。在送走后,它一周内就训好了。

换言之,动物会与孩子所谓的家庭"振动"共振。无需寻找言语交流或人们所玩的游戏;系统的等效性有足够的力量让所有的参与者听命:无论配偶、孩子、狗——以及治疗师。

第 十 四 章

聚焦治疗问题

归根结底,结构主义立场关注治疗中的三个相互关联的问题:第一,解译乃至更普遍的理解的谬误;第二,同形变形的无所不在;第三,定位治疗过程的问题。如果解译是无效的,如果治疗师接触到病人的个人神话而发生变形,那么治疗是如何、在哪里发生的呢?

解译的谬误是双重的,因为它同时违犯了视角主义和同形现象。如前所述,对行为的含义进行归因这件事是高度武断的。解译表露并反映了治疗师的信念系统;行为会印上他的个人意象。尽管如此,解译还是会变形,传递出符合当时情形的信息。即使解译可能正确,它的内容也仍然没有它的变形那么重要;即,病人所听到的将符合当次的治疗之舞。结果是——治疗师完全不能确定自己所说的是对的,或者更糟,完全不能确定自己是在说以为自己在说的东西!

例如,一名 17 岁的男孩是严重的学校恐怖症,他正在接受家庭辅导。在这之前,他在学校的成绩严重下滑,并且曾濒临偏执解离的边缘。他的老师在他家里与父母和儿子见面,并说他的功课顺利。他看来进展相当不错,特别是数学。在老师说话时,父亲忽然唐突地插话。他说:"记住,B 太太走的时候要帮她开门。"然后过了一会儿,"记得在楼梯上有冰的那段要扶着她。那儿很容易摔倒受伤。"这些插话让男孩隐约有些恼火。显然可以说,父亲出于竞争心态打断了老师述说儿子的成功。当然他是在赶客人快走。从家庭动力学的角度来看,儿子其实是"出于同情的牺牲";他必须失败,以掩盖父亲的无能。然而在这个家庭中还有角色的反转。父亲是母亲的角色,是养育者。在少年联赛支持者的伪装下,他其实是个被动、唠叨的人。他对儿子男性气概的关注,掩盖了一种老处女式的养育。他对老师的话完全可能出于敌意和故意阻挠,但也可能是他表示高兴的方式。他通过笼络别人来表示满意:"亲爱的,给 B 太太拿些蛋糕,说谢谢,帮她拿外套,给她搬把舒服的椅子,扶她下楼梯。"

对这个男孩的发展来说更重要的——是他的父亲敌意阴损,还是他缺乏恰当的男性行为榜样? 如果治疗师"解译"父亲的敌意,认可儿子的恼怒,可能会有帮助。但这样,治疗师也加入了儿子的立场,以尖刻的态度控制着父亲对他无休止的照料,又否认自己对此的促成。而且,通过承认父亲缺乏男性气概,治疗师把自己确立为男性榜样:"我不像你的父亲。"病人会把这听成是治疗师与父亲竞争来照顾他。以男性气概而沾沾自喜、掩盖竞争的养育角色的同样模式将会出现。变形与等效性改变了解译所传达的信息。我必须强调,这不是歪曲,因为治疗师给出解译不是纯粹出于科学目的;当然治疗师已经陷入男孩的系统,他要保卫自己的男性气概。

在观察到的治疗师与病人的另一个互动序列里,治疗师在做相当冗长、细致又颇为巧妙的解译,他用好意劝说的语调谈及病人的行为方式和病人头脑中可能在想什么——他的动机、意图。告诉别人他自己想的是什么,即使说得准确,也总是在贬低别人。从不告诉别人(病人、妻子或酒吧招待)他自己的所想所感倒不会有多大的错。病人像他往常一样,带着崇拜、兴趣和赞同的神情聆听。他在恰当的时候点头,看起来仿佛在思索。治疗师说完以后,他说:"哦,我觉得你可能是对的,不过我不想归纳那么多。"然后他突然谈起了另一个话题。治疗师不承认病人的话中隐含着对他的解译的攻击。(他是否认为病人头脑过于"执着"而无法接受他的解译,或是他"没有留意"他自己逐渐增长的恼怒?)但他看起来确实有点儿恼火。然后他向后一靠,燃起一支雪茄。病人长时间漫无边际的东拉西扯。治疗师看起来略嫌夸张的极为礼貌的倾听,几次倾身向前询问:"你说什么?"请病人重复。旁观者知道这是治疗师感到恼怒的迹象——他刚好耳背到足以让人恼怒。最后,病人渐渐不说了。发生了什么?病人拒绝接受解译是因为解译太"早",太有威胁性吗?内容错了吗?无关紧要吗?技术是否有失误呢?

我以为内容的确无关紧要。我们能观察到一种熟悉的舞蹈。在前面的例子中,治疗师解译的内容正与他们随后彼此展现的这种行为有关。如果我说,"在你亲切慷慨的表象背后,其实你是非常吝啬的人。我认为你不想让任何人称心如意地接近你"。而病人说,"哦,你可能是对的,不过我想谈别的"。难道他不是正在演出当前讨论的内容?然而如果我向他指出来,难道我不是在否认我做出这个"解译"的原因也有愤怒?我们不可能期待治疗师在进入病人世界时,对病人的图谋一无所感。如前所述,神经症的系统绝不是虚弱无力的。它们极为有效,远远超过开放的、神经症较轻的系统。病人是陈腐老套的专家;他能如此有效地削弱任何新情境的新奇性,所以很难给他带来新经验。我们只能希望治疗师是感官觉察的专家,在互动中的某个时刻他会察觉自己或病人的恼怒,回溯情形并阐释这次互动。治疗师需要真实,对病人有反应,并能不带羞耻或内疚地利用自己的反应。

旧谚说,病人越让治疗师焦虑,治疗师就越可能给病人贴标签或辱骂病人。克拉拉·汤普森曾说,只要在督导中发现受训分析师开始把病人称作"精神病人",她就知道治疗师是感到了威胁。抽象概括来说,他们的互动从"我感觉",变为"你感觉",变为"你是",变为"你是一个"。即:"我感到生气","你让我生气","你在生气","你是个爱生气的人","你有施虐—受虐性格障碍","你是个心理变态"。想想普通语义学的创始人阿尔弗雷德·柯日布斯基(Alfred Korzybski),他在很大程度上正是以这样的抽象序列为基础建立的临床理论。他说:"一切人类生活都是在不同抽象水平之间的永恒舞蹈。"[1]通过给病人贴上标签,治疗师界定了自身的结构,并要求病人成为他的环境的一部分。他告诉病人在治疗师的世界里病人是什么人:可悲、狡诈、无情、利用别人、值得爱、不值得爱。沉默是极好的治

疗师和极坏的治疗师的避难所,但即使治疗师保持绝对的沉默,他也已塑造了病人。精神分析界的俗话说,弗洛伊德学派的病人梦到阴
202 茎,荣格学派的病人梦到城堡,弗洛姆学派的病人梦到爱。所谓好转可能是变成治疗师对你塑造的样子,即弗洛姆所说的改造(reform)。

　　病人学会了治疗师的隐喻。他听不到内容,因为内容无关紧要。因为病人比治疗师更加现代,所以他可能学会治疗师的模式,而治疗师却只学会病人沟通的内容——"你的行为其实意味着……"如果治疗师和病人双方都意识到病人重复出现的模式,比如说,病人接受权威的要求或受到溺爱的模式,他们会注意到无论治疗师或病人说什么,他们都在重演同样的模式。

　　在一切经验都受模式影响的世界里,意义取决于关系而非内容;正如在音乐中,曲调来自于音符之间的关系,或者,举个更日常的例子,正如同样的小点排列的模式决定了照片的图像。如前所述,在解译中关系比内容更重要。解译的意义很大程度上不在于内容,而在于它的安排,它的"时机"。弗里达·弗洛姆—赖希曼讲过一个例子,一名青年在梦中把他的妻子认同为母亲。[2] 如果治疗师在病人没想到这种联系之前就指出来,会导致他离开那名女子。如果治疗师等他觉察到了这种联系,表露出不安,再做出解译,他很可能会感到解脱。于是会导致他区分对妻子的意象与对母亲的意象,能够在对待她时不再把她当成母亲的模拟而是基于现实,作为此时此地真实的人。
203 顺便说,结果不一定是爱的回应——他可能会离开她。总之,解译的意义在于其时机。如果较早,他会听到治疗师说:"她就像你的妈妈,快跑吧!"如果较晚,他会听到的是:"你把她和你的母亲混为一谈了。搞清楚吧。"在这两种情况下,内容一样,安排不同。决定解译时机的很可能是治疗师的意图,尽管是无意识的。但是,正如第七章中猴子的例子一样,意图就在效果中。从机械范型的角度,弗洛姆—赖希曼会说解译的效果取决于病人的防御状态——他如何听。我的观点很简单,在治疗师说出的那一刻,时机改变了意义。治疗师就像我们每个人一样,注定在错误的时机、出于错误的原因,说出绝对正确

的内容。

　　如果说感官觉察和模式创造是当代心理治疗的核心，那么我们必定会记得正如现代治疗师一样，寻找重复出现的模式也是弗洛伊德早期的关注。弗洛伊德把排便训练与成年生活的吝啬和强迫行为联系起来，这当然也是识认出同形模式。此间的区别在于把模式归结于何处。在机器模型中，它是在头脑中；病人把模式投射到外部世界。在后来的沟通范型中，病人是误解，而非歪曲。基于沟通失败，他的互动引发其他人做出符合他最糟预期的行为。于是他确实创造了环境，而不仅仅是误解。但这是无意而为之的。仿佛他在一次次重复同样的错误，而不改正。在沟通范型中，神经症就是这个人只知道一种做事方式，而这种方式却行不通。环境是病人积极创造的产物，是需要结构主义观点的完全个人视角的世界。他没有误解"现实"世界，他不是因为听不到反馈而一次次重复同样的错误；相反，他创造了事实上是美学产物的整个环境，尽管有时并不令人愉悦。

　　例如，一名病人在一次治疗开始时报告了两个梦的片段。第一个，他爱上了他的学校老师。第二个，他看到一枚火箭起飞，然后解体。治疗师是位迷人的年轻女性，她觉察到其中的移情含义，学校老师非常像她自己。她敦促病人做出联想。病人躺在躺椅上，突然转过脸来看着她问："你对我完全没感觉吗？"治疗师不知所措，回答说她喜欢和尊重他，而且"她不会与她不喜欢的人一同工作"（提醒他她的喜欢是专业限制的）。病人沉默了一会儿，然后又突然说："你戴的耳环看起来好像避孕套！"治疗师感到一阵愤怒和受伤。她刚刚对病人表达了一些情感，而且这是她最喜欢的耳环。她坦诚回应，告诉他她感到生气和侮辱，指出她在回答他的问题时对他是友好的，而他却令她碰了一鼻子灰。她接着说，在他的生活中，和其他女人相处时有一种模式重复出现。治疗师提供了动力学解译，关于他寻求亲密而又害怕，他的粗鲁行为意在赶走因亲密而让他感到威胁的女人。病人受到了触动，或许主要是因为治疗师的情感，而不是解译的内容。随后几周颇有改观。

我们把这次互动看成是充斥着不妥反移情的"见诸行动",还是一次真诚坦率的成功交流,取决于我们对治疗的理论观点。根据经典观点,治疗师不应该回答这个问题。她应该询问他的幻想(在第一个梦的片段中已有暗示)。继而会浮现的是,他基于过去经验把她歪曲成爱的客体。另一方面,根据沟通观点,他是与人成功地进行了澄清,对方让他知道与他相处是什么感受。

还有第三种可能。你或许下结论说,在回答前一个对他的感觉的问题时,治疗师的反应相当虚伪,既非传统的阻断,也不是真诚坦白的反应。假如她不喜欢他,或者对他无动于衷呢?她其实没有回答。她说他是她的病人,而作为关心病人的治疗师,她不会治疗她所不尊重的人,从而她没有表态。她没有告诉他她对他的感觉;她只是明确了她作为治疗师的角色。让我们假定他"不知道他知道"她的反应令人失望。但他随后的话,讥讽的攻击,或许可以解作"你的双耳都蒙上了避孕套。什么都进不去!"她的怒火完全可能是被"揭穿"之后的反应,病人准确地指出了她的防御系统。病人的行为于是不被视为歪曲或自我挫败的神经症性沟通,而是敏锐觉察到治疗师的某些真实特点的反应。这有些像拉康的观点,把病人的知觉看成是真实有效的。刺激—反应的模式依然存在;但这时只有相反的两极。传统观点上病人对治疗师的反应是错的;现在他是对的,而治疗师是错的。

再想想这两个梦:他喜欢学校老师(她谨小慎微而反应冷淡吗?),一枚火箭解体。难道不能说治疗的进程演出了梦的内容吗?即,他试图接近老师,却被击落了。现在他的悔悟和疗效是因为他发生了领悟,还是因为他曾被阉割,而现在是能力爆发?也许病人原来的问题就是暗藏陷阱、令人无法回答的。治疗师可以拒绝回答,从而贬低病人作为男人的价值,或者治疗师可以回答,由此必然让自己完全暴露于他随后的攻击。从机体观点角度来看,他与她创造了一种互动,与梦的内容同形。这次治疗的舞蹈演出了梦的内容。这是个美学整体。他没有先寻求亲密然后又做出拒绝。他构造了一个具有必然结局的情境。动机则完全属于另一个维度,是对这种行为模式中的愤怒、恐惧、恶意、怀疑、色情、依赖、脆弱的归因。在沟通模式中,治疗师说:"我给予亲密,而你拒绝了。"在最后这种诠释中她必定 207 会说:"在这样的互动中我无法给予你亲密,甚至任何自然的反应。你把我变成了破坏你的男性气概的人。"我们注意到,不是你"把我看成",而是你"把我变成";因为这不是病人单一方面知觉的歪曲。治疗师确实演出了为她设定的角色。

　　或许任何解译系统都非对亦非错。内容的重要性不如它所带来的结构,即组织病人生活资料的方式。正如皮亚杰所言,"关键要记得形式与内容本身并不独立存在:就像在数学中一样,在自然中每一形式都是'更高级'形式的内容,而每一内容也是它所'包含'的东西的形式"。[3]精神分析师使用的"动力学"是对行为目的的归因,而行为则是由治疗师的诠释系统所界定的——他认为什么重要。那可能是爱、力比多、敌意、社会力量,随便什么。理论可以或"软"或"硬",弗洛伊德理论、人际、游戏理论,随便什么。而且,在理论与疗效之间似乎没有多少联系。正如沃尔斯特恩所言,"所有心理治疗师都能产生积极疗效,而无需瞬间神秘地转变为他们特有的元心理学观点。如果精神分析探询的结构是科学,那么治疗目标的达成就是艺术"。[4]

　　实际上,所有治疗师的程序都要梳理组织病人的经验,为病人提供结构的"编码"或语言。但正如萨丕尔—沃尔夫假说指出的,语言是具有高度选择性的经验模板。病人要编码组织的是他的内部经 208 验、人际经验、还是美学结构的和谐变式?

　　彼得·焦瓦基尼(Peter Giovacchini)主张,对精神分裂症病人的治疗或许正是依赖于治疗师为早至前言语期存在创伤经验的病人提供这样的结构模板。病人不具备语言来整理他身上所发生的事。治疗师,就像萨满巫师一样,为严重创伤的病人提供神话故事。

　　　　在早年他们被建构在无法言语表达的精神病水平。为了让这样的过程可以沟通,他们必须用言语形式将其表述出来。分析师通过把病人已知的东西……转变为言语形式，而促进病人的治疗。分析师通过用言语包裹起尚不成熟的内部过程，他建构了情绪过程的概念基础。在某种意义上，他在建构病人的心理病理机制。能够使用概念来进行觉察，为分析性理解增添了重要因素，也在很多方面界定了疾病。在内在一致的理论体系之中，把原始机制上升到抽象水平，这种能力也为病人所共享，而一旦病人能够使用分析师所提供的"词汇"，我们或许就可以认定治疗师已成功地创造了心理病理体系。[5]

这种立场显然与罗纳德·莱昂对能够预见未来的精神分裂症的尊重相当不同。在焦瓦基尼的立场中，精神分裂症是混乱的，需要治疗师的组织整理来帮他把内部现实结构化。

那么是什么带来了治疗改变呢？如果顿悟只是病人在行为上仿效治疗师的期待，如果排除了顿悟，那么还剩下什么？我们可能容易把改变看成是与治疗师互动的新经验所带来的结果。在一定程度上这非常可能是真的。假使治疗师认为分裂样病人是因父母的双重束缚(double-binds)和逃避推诿而被蒙蔽的，就此而言，治疗师一丝不苟的明确对待是病人过去没有的经验。如果一个人过去别人对待他的方式是仿佛他所有的知觉都是疯狂的，那么遇到一位像沙利文或弗洛姆—赖希曼学派那样极为尊重病人知觉的治疗师是极大的安慰。但对于善于操纵的癔症患者来说，这也可能是灾难性的。他们的家庭经验充满了伪善，治疗师严谨诚实的态度会被看成又一次伪装，又一次赤裸裸的谎言。对他们来说，治疗师承认自己的模糊矛盾和无意识中的操纵可能更加有益。那么，这不是与治疗师的"新"经验吗？这种经验的新鲜之处在于治疗师的不可塑造，如果仅指与他生活中的重要他人不同则并不新鲜。当然病人也曾遇到过其他真诚的人。

即使那样，经过一段时间后，这些技术也似乎不那么有效了。弗朗茨·亚历山大(Franz Alexander)最先描述了在短程心理治疗中治疗师调整行为以适合病人的需求。[6]在有限的目标下,即在明确属于机械范型(促进有效行为)而非寻求人格全面改变的目标下,这是有效的。在心理治疗中,新奇只在新奇消失以前有效果。每个治疗师都经历过对病人不断地说出某些真理但病人却看起来丝毫不受影响的情况。然后餐馆服务员这么说了,病人就改变了。为什么? 我们用"阻抗"、"修通"的咒语来安慰自己,或者告诉自己说病人太过抗拒或执着,所以不肯接受我们提供的真理,不愿让我们获得成功。同行治疗师的委员会里有多少成员,就会给我们多少对此经验的不同解释。让问题愈加复杂的是,有时在对解译理解程度最少的病人身上会得到最好的疗效,而有些情况下病人达到了非常可信的理解,却似乎毫无疗效。治疗师知道病人的问题在哪里;治疗师也适当地调整解译或行为以适合病人——可是什么也没发生。病人囫囵吞下治疗师然后继续生活,就像约拿在鲸鱼肚子里一般不溶不化。如果说治疗师难免要梗在病人的神经系统中难以消化,为什么治疗效果如此变化无常?

这似乎是结构系统的第三个特征,即自我平衡或等效性(equifinality)。无论起始条件如何,系统最终会达到同样的平衡点。在精神分析情境中,无论治疗师的起始姿态如何,他会无可避免地卷入病人的个人世界。有个精神病学的老笑话说明了这个问题:施虐狂是什么? 答案:对受虐狂友好的人! 这很像罗纳德・莱昂《结》一书中的段落,是对等效性的颂歌。[7]对受虐狂友好是一种不友好。如果你对受虐狂友好,他会觉得你不友好。他的不友好会激发你的不友好。你的不友好会满足受虐狂。你会激活自己的施虐倾向,对他不友好。他对你的看法将会是对的:你就是施虐狂。换言之,心理系统的等效性取决于它无论起始条件如何而重新创造自己的能力。无论从何处开始,都会抵达同样的平衡点。

所有这些无疑足以把治疗师逼成紧张性精神病——或者变得像《爱丽丝漫游奇境》中想要用黄油修好疯帽子的表的三月兔,只能惊奇地说:"可这也是最好的黄油,最好的黄油啊。"解译就到此罢了。

治疗师还剩什么呢？

归根结底，治疗师对于挫败是熟悉的。"修通"的概念提醒他们一遍遍地反复重播整套解译的必要性。第三范型的目标不是克服病人对领悟的阻抗，而是抵抗病人的吞噬，直到病人的结构转变。在技术上，治疗师促进这一过程的做法不是解译病人对治疗师眼中真理的"阻抗"，而是报告治疗师自身对互动的体验。

告知病人与他相处的感受如何，避免了解译"内容"的陷阱。至少这是具体而简单的。本质上这蕴含着一种主张，认为心理治疗的核心在于描绘模式，即事件的形式结构，它构成了可称之为经验的美学——不是通行的关于美和光的美学，更确切地说，是关于意义感受力和知觉的美学，也就是关注于感官经验的形式和组织方式，而非内容与意义。

212　　病人必须在互动的每一步中意识到他的感受。治疗师必须同样意识到他的反应。感官觉察的扩展遂为第一步。在描绘了他们的经验模式后，治疗师和病人可以开始查看病人生活中其他方面的同源体：梦、社交行为、幻想、经历。换言之，治疗师尽可能多地积累感官经验，然后进行模式归纳。理想来说，进行模式归纳无需任何其他对病人的先前了解。或许这是真正直觉超群的治疗师的工作方式。我们其余人力求与病人经验的节奏产生共鸣。感官觉察和模式归纳可能是治疗的核心：你会注意到这两方面也被界定为创造性过程。或许在美学范型中，治疗就是美学体验。弗洛伊德自己也承认，与其说他是科学家，倒不如说他是艺术家，尽管他认为这是种贬低的评价。苏珊·桑塔格在描述美学的新的感受力时简洁地道出，"伟大的艺术作品从不只是（甚至主要不是）思想或道德情操的载体。艺术作品这种事物先于一切的特征是，改变我们的意识和感受力，也改变着滋养所有具体思想和情操的土壤的构成，纵使后一种改变极其轻微"。[8]同样的话也适用于精神分析经验。

所以，治疗师是参与者—观察者，但注意，不是哈里·斯塔克·沙利文界定这个词的最初意义。根据沙利文的理解，治疗师的功能

是专家;他使用自身的参与来理解和阐明病人的偶秩或歪曲。后来
这个术语的含义由爱德华·陶伯与莫里斯·格林[9]、厄尔·维特伯格 213
(Earl Witenberg)[10]、欧文·辛格[11]大幅扩展,囊括了范围远为广泛的
参与。"参与者—观察者"是词汇的桥梁;它是一个足够开放、超越了
其自身范型的术语。正如苏珊娜·兰格(Suanne Langer)所言:

> 关于困难概念的正确词汇的出现常常早于概念的界定;定
> 义在这个词的持续重复中发展,借助它的词源和所有的语言联
> 系、它在传统上的模棱两可、它在诗歌和甚至俚语中的罕见用
> 法。思想家凭借有潜力的词语,希望发现恰当而进步的概念作
> 为这个词的可能的意义;尽管逻辑创造的步履艰难,但词语和它
> 的提示让他保持着思维的脉络。[12]

　　我必须要强调,治疗的发力点并不在于病人矫正了他的反馈或
者与治疗师有了新的经验。由于等效性的存在,他会一次次以旧的
方式将觉察重新纳入旧的模式。治疗师带来的"新"经验与昨日的领
悟一同陈旧。根据机体观点,无论领悟、澄清还是新经验都不会带来
不同。所有这些都是变形之磨盘下碾磨的谷物。正如我将要阐述
的,矛盾的是,治疗师指出这些努力的失败才起到了作用。
　　这些是否太过悲观?是否没给真实的感受、真诚的关系留下空
间?考虑到病人需求的复杂性,考虑到大多数精神分析师的情感能
力基本上与大多数人不相上下,那么,以为治疗师是通过善意、尊重
和爱来"治愈"的观点,是难以置信的自以为是。如果治疗师能爱病 214
人是因为病人并没有真正以任何持久而有意义的方式冲击他的生
活,那么这种爱又有多少价值? 有时,恨病人可能与爱病人一样真
诚、有益。爱可以出于真实、施舍、回避对方的愤怒、防御、自利、诱惑
及任何含义。治疗师最有爱的行动,是保持真实、在场,并乐于承受
卷入病人系统所带来的不适。治疗师在治疗中与病人相处,了解与
病人最好和最坏的方面打交道是怎样的,了解他把别人转变成怎样,

在人身上激发起什么。这种冒着自身同一性的风险、与病人一同"旅行"的意愿,是从萨满巫师到精神分析师的助人者的基础。在原始社会,召唤灵魂可不是安全或随便的事,治疗师委身于治疗的变形中也同样如此。阿尔弗雷德·诺思·怀特海德(Alfred North White-head)曾说,关于未来的事业必定危险,未来是改变的舞台。

治疗师的功能是通过觉察而抵抗变形。他就像一个持续的不和谐音符一样改变了曲调。这时浮现出来的仍旧是病人的个人故事(不像焦瓦基尼所认为的是治疗师的故事),但故事发生了改变,从而解释新的资料,就像随着星体运动的改变,古人改编和发展了神话故事。治疗师并不像在机器范型中一样,担任马苏德·坎(Masud Kahn)所言的"过程的仆人"(servant of a process)。[13] 他也不是分娩过程中的助产士。相反,他从病人互动领域的结构内部发挥作用——事实上,就是通过不被同化。病人可以拒绝治疗(这当然会发生)或者可以封存治疗(就像那些没完没了持续二十年治疗的"极品")或者可以通过改变而迎接新经验。恐怕成功的治疗与其说是治疗师做了什么、不如说是治疗师不让什么发生的产物,正如"无为"(并非怠惰)之中自有禅意。作为沙利文的参与者—观察者的延伸,治疗师成为了完全的参与者和自身参与经验的观察者。通过成为病人故事的一部分——就像中国画家"心中有竹"——他成为了美学连续体的一部分。

说来奇怪,这吻合前沙利文时期不属于人际的自体概念,那是幻想和意象丰富的个人审美体验。在这个意义上,尽管我们在"深层"结构(列维-斯特劳斯的结构)层面上都"更加相像而非不同",如沙利文所言,但在个人构型的层面上我们更加不同而非相像——并且喜欢这样。我认为,沙利文失去了弗洛伊德的很多伟大情怀。美国精神分析一直颇为实用主义。欧洲的许多精神分析没有受到美国实用色彩的压力,仍保留了内部神话创作过程的概念。梦、自由浮动的意象状态,被认为自身具有疗愈作用。杰罗姆·辛格(Jerome Singer)曾归纳治疗中意象使用的发展。他指出,这个旅途本身，借助连续的意象而探索前意识王国的过程本身，就固有治疗作用。主要的治疗元素，有时贯串于几十次治疗之中，是要求治疗师主动探索自身意象之流，并设法消除对于自然地使用想象的阻碍……个人基本的意象模式——在与家庭经验的关系上一部分是个人独有的，还有部分因为体质的原因与同性别共有，部分因文化的共通性、人类基本发展的自然表达而集体共有——成为梦的治疗中探索的核心。[14]

对于结构美学很难比这描述得更好了。显然治疗过程的运作在治疗师和病人直接可见的领域之外。如果病人的模式无法维持，因为治疗师不符合模式，那么在更深的象征层面会发生一些事，病人可持久地认识到自己的经验构型。正如列维-斯特劳斯所言："因此，我们不是要展示人如何创造了神话，而是神话如何在人身上创造了自身，而人并不知道。"[15]

最后，改变难以界定，一如它的难以描述。即使是在无可争议的成功的精神分析终止时，治疗师和病人也都难以清晰概括发生了什么。如果一定要说，他们会借助于没有说服力的"组织信条"，即："病人能够解决她的乱伦……"或"我看到了丈夫对儿子感到嫉妒，而我对他就像对我哥哥哈利一样，他一直是我妈妈最偏爱的……"改变多多少少有些无法形容。就像卡斯塔尼达遇到唐望，科学的观察者变得愚蠢。如何衡量改变？如果无法衡量，改变是否就不存在？我以为一部分困难在于，精神分析本身没有改变，但它的前提业已改变。在关于经验的机体模型中，改变与治疗师的所作所为之间并无因果关系。在这个理性主义的世界，精神分析师的命运多舛，特别是当他想要争取"科学"资格之时。

你必定会赞同罗伯特·斯托勒（Robert Stoller）所说："为什么分析师该死的执着于被人当成科学家？艺术家不宣称自己是科学家，但他们的职业是可敬的，他们扰动我们，治愈我们的痛苦，有时甚至扭转历史。所有这些应该令人满足，但对我们分析师来说却不够。

似乎我们必须要当科学家。我想这意味着我们更希望自己是对的，而不是好的。"[16]

　　但科学不是公众心中如此敬畏的模样：精彩绝伦、界定清晰的研究。桑蒂拉纳引用伯特兰·罗素的话说："我曾希望知道星星如何闪耀，我曾试图领悟毕达哥拉斯所景仰的数字的力量，它统掌乾坤。在这方面我略有成就，但并不多。"[17]在对改变之歌更倾向于神秘、美学的寻求中，科学属于其中的一部分。

第 十 五 章

结语：总结与微弱的预言

阿尔弗雷德·柯日布斯基伯爵说，人是会连接时间的动物；即，人是唯一拥有过去和未来的动物。[1]但生活在时间里，需要感受到时间长度和变化，这是通过神话和历史的延伸，或是通过历史进程的加速。在一个毫无变化的社会，过去、当前和未来彼此融合，无法觉察。伊甸园里没有时间。人产生了好奇心，同时产生了时间。

未有文字之前，人类对于时间的知觉惊人的深刻。但随着人类开始对空间的机械征服，在文字和美学上，他对于时间和时代的关注减退了。我们构想时间和空间的能力之间似乎此消彼长。第二次世界大战对于复杂武器的需求加速了信息机器时代的开启。时间不再是物理上的地形，而再度成为事件系列的基质。在时间地形中，过程是线性发展的，与此不同，人们转向关注同时发生的事件的关系和模式。

当我们的目光超越了眼前，就能感到我们在广袤、复杂、相互交织的道路上前行。当我们跳舞、游戏、写书、治疗病人，我们全都在时间和空间上疾驰飞奔。这种宇宙知觉伴随着一种新的范型，重组了我们的科学和美学概念、以及在日常尘世活动背后的普遍假定。这种新概念的主题是连接、模式、和谐；活着的机体组织、生命本身的特征。这种与世界、与人之间的新关系遍及各种表现形式，广至工程学、生态学和结构主义哲学。在这个机体世界中，不再流行一种视角、一扇"知觉之门"独领风骚。美学、神秘主义、宗教，与科学同样是可敬的神明。社会学、人类学、政治学、心理学不再傲然独立。这些是同一学科的不同侧面。而且,事件之间的关系是有机的、间接的。刺激—反应规则的狂妄(hubris),每个原因都有结果,每个现象都有解释,已不再适用。事件与词语一对一关系中的解释、说明、理解、信念,是过去机器模型的精神分析理论与实践的支柱。

所有精神分析只在其自身时间限定的变形关系的系统中才有意义。历史连续性的传统意义,以及世人对它的崇敬和"科学"语言的传递,让病人、症状、治疗师和治疗的动态关系晦暗难明。随着范型——无所不在、遍及一切的模型——的改变,精神分析会谈的一切表现也尽皆改变。

结构主义、机体主义的模型不仅改变了人看待精神分析发展的视角,而且改变了当前精神分析治疗的形式。治疗不再强调病人作为独立的成长过程,而转为关注治疗师—病人沉浸在共同的变形场域中,以及更重要的,关注他们对彼此的独特创造。

最后这项听起来特别有种隐约的离经叛道和"神秘"的感觉,我以为很大程度上是因为我们还没有一套理论来解释我们在直觉上日益感到的连接和影响。早先我曾提到相互联系性、无关事件之间的关系在文化中的普遍存在。近期关于团体运作的许多精神病学和社会学研究关注人们彼此联系和影响的方式,类似于共情。然而,无论探询多么精细复杂,模型在整个人际空间仍然有指示作用。这方面我们所了解的仅有途径是听觉和视觉线索。我们等待新范型的出现,为当前难以看清的东西赋予"合理性"。

这个新范型将需要我们对关系的概念进行彻底重组。我们需要一种新的看待现实的视角来解释我们——人、鸟和树,都彼此联系,构成有机整体。在这方面有些信息正在积累。值得注意的有近期对信息素的关注,它是随空气扩散的浓度极低的相当简单的分子,刘易斯·托马斯(Lewis Thomas)说信息素:

乃是对万事万物给出准确无疑的指示所需的一切——何时何处聚集成群,何时分散,如何对待异性,如何确定什么是异性,如何按适当的权力等级次序组织社会的成员，如何划出地盘的确切疆界，如何确立个体无可争议地是他自己。[2]

现在的观点认为，就像鲶鱼和蛾一样，人受这种嗅觉联结的影响可能比以前认为的更多。甚至更难看清的关系和协同作用也在浮现。1971年，据报道，生活在同一宿舍的年轻女性月经周期会变得同步。[3]后来一位匿名的研究者注意到当他离开独居的小岛，到大陆追求女性时，胡子长得更快。[4]据称，植物在煮沸的虾旁边会蜷缩起来，研磨成粉的涡虫能传递记忆，梦里可能出现心灵感应现象。这其中许多不免带有骗术的意味，但正如针刺麻醉一样，即使我们不能解释，事情完全可能存在。或许用圣经的话来说，范型的改变是"奇迹"所预示的——是当前科学体系无法解释的事件。无论如何，空气中漂浮着改变的气息。

新的疗法正在出现，同时出现的还有新的治疗师和新的病人，更关注参与而非理解，关注感受力和模式而非领悟和理解。精神分析要保持具有真正敏感性的事业，必须多少有些领先于时代，感受并拥抱未来。这虽然可能有时髦气息，但不仅仅是时髦，而是相当必要的活力。在一段时期内实用"有效"的不见得在下一段时期有效。

精神分析中，还有什么会保持不变？我认为这无法回答。在结构主义观点中，从当前去推测未来是无用的，预言需要特殊天赋。我们所能说的一切只是，精神分析探询的结构将会改变，正如在它存在的七十多年中已发生的。我们当前各自为战的研究领域（社会学、人类学、精神病学、哲学、神秘主义、宗教）很可能会混同一体，成为统一的对人的研究。精神分析的精神是人类探询的精神，力图了解我们永远无法置身其外的世界。它应该提供的，不是治愈、心灵平静、理想关系，而是觉察、现实带来的兴奋、奋斗之中的欢乐，并让各式各样、多姿多彩、永远无休的人类经验之流将我们冲击。

注　释

第一章

1. 苏珊·桑塔格,《反对阐释》(*Against Interpretation*),New York:Farrar, Straus & Giroux,1961,第 25 页。

2. 菲利浦·瑞夫,《弗洛伊德:道德家的心灵》(*Freud:The Mind of the Moralist*),New York:Doubleday-Anchor,1961,第 13 页。

3. 引自路德维希·冯·贝塔朗菲(Ludwig von Bertalanffy),《机体心理学与系统论》(*Organismic Psychology and Systems Theory*),Barre,Mass.:Clark University Press,1968,第 53 页。

4. 马歇尔·麦克卢汉(Marshall McLuhan),《理解媒介——论人的延伸》(*Understanding Media—The Extentions of Man*),New York:McGraw-Hill, 1964,第 65 页。

5. 维特·宾纳(Witter Bynner),《老子的生活之道》(*The Way of Life According to Lao-tsu*),New York:John Day,1944,第 25 页。

第二章

1. 关于对内部—外部连续体更详尽的描述,参见理查德·拉宾(Richard Rabkin),《内部与外部空间:社会精神病学理论介绍》(*Inner and Outer Space,An Introduction to a Theory of Social Psychiatry*),New York:W. W. Norton,1970。

2. 约翰·加德纳(John Gardner),《戈兰德尔》(*Grendel*),New York:Alfred Knopf,1971,第 133 页。

3. 理查德·琼斯(Richard Jones),《梦中的自我综合》(*Ego Synthesis in Dreams*),Cambridge,Mass.:Schenkman Publishing Co.,1962,第 48 页。

第三章

1. 乔其奥·德·桑蒂拉纳(Giorgio de Santillana)与赫塔·冯·戴程德(Hertha

von Dechend)，《哈姆雷特的石磨》（*Hamlet's Mill*），*Boston*：*Gambit，Inc.* 1969，第 344 页。

2. 如果戴维·库伯（David Cooper）在他的著作《家庭之死》（*The Death of the Family*）中所言正确，未来的家庭设置可能向共有的方向演变，将与当今他认为作为物质主义社会的工具的独立家庭相当不同。他说，现在是时间"写下我们的遗愿和遗嘱，其中唯有一项条款迫切而重要，即什么也不留给家庭"。戴维·库伯，《家庭之死》，New York：Pantheon-Random House，1970，第 140 页。

3. 桑蒂拉纳，前书，第 8 页和第 347 页。

4. W. H. 奥登，"一天傍晚我出门散步"（As I Walked Out One Evening），《短诗集 1927—1957》（*Collected Shorter Poems, 1927—1957*），New York：Random House，1940。

第四章

1. 威廉·I. 汤普森（William I. Thompson），《纽约时报》（*The New York Times*），May 11，1971，第 39 页。

2. 桑塔格，同前书，第 298 页。

3. 迈克尔·莱恩（Michael Lane）主编，《结构主义入门》（*Introduction to Structualism*），New York：Basic Books，1970，第 14 页。

4. 让·皮亚杰（Jean Piaget），《结构主义》（*Structuralism*），New York：Basic Books，1970，第 37—38 页。

5. 同上书，第 60 页。

6. 同上书，第 36 页。

7. 冯·贝塔朗菲，同前书，第 55 页。

8. 埃德蒙·利奇（Edmund Leach），《克洛德·列维-斯特劳斯》（*Claude Lévi-Strauss*），New York：Viking Press，1970。

9. 有趣的是，冯·贝塔朗菲在阐述尤科斯卡尔（Uexkull）的论点时，也恰好使用了红绿颜色的例子。路德维希·冯·贝塔朗菲，《一般系统论》（*General Systems Theory*），New York：Braziller，1968，第 241 页。

10. 利奇，同前书，第 28 页。

11. 见德克·博迪（Derk Bodie）在"中国哲学里的和谐与冲突"中的引用，载 Arthur Wright 主编《中国思想研究》（*Studies in Chinese Thought*），美国人类学学会丛书，第 LV 卷，No. 3，第 2 部分，Memoir no. 75（1953 年 12 月），第 21 页。

12. 同上书，第 22 页。

13. 詹姆斯·乔伊斯（James Joyce）《一个年轻艺术家的肖像》（*Portrait of the Artist As a Young Man*），New York：Modern Library，1928，第 249 页。

14. 利奇，同前书，第 7 页。

15. 皮亚杰，同前书，第 9 页。

16. 克洛德·列维-斯特劳斯，《结构人类学》（*Structual Anthropology*），New York：Basic Books，1963，第 198 页。

17. 同上书，第 203 页。

第五章

1. 阿尔伯特·爱因斯坦（Albert Einstein）的论文《探索的动机》（*Motiv des Forschens*），引文见杰拉尔德·霍尔顿（Gerald Holton）的文章“论理解科学天才”（On Trying to Understand Scientific Genius），《美国学者》（*American Scholar*），XL（1971，冬），第 108 页。

2. 克洛德·列维-斯特劳斯，同前书，第 204 页。

3. 托马斯·库恩（Thomas S. Kuhn），《科学革命的结构》（*The Structure of Scientific Revolutions*），（Chicago：University of Chicago Press，1962）。

4. 同上书，第 150 页。

5. 同上书，第 2—3 页。

6. 顺带说，福柯极其反对被称为结构主义者。在《词与物》（*les mots et les choses*）英文版的序言中，他称之为“智障的”评论家——恐怕如此辱骂有些不妥，因为包括皮亚杰在内不止一位学术权威曾称他为“虚无主义的结构主义者”。米歇尔·福柯，《词与物：人文科学的考古学》（*The Order of Things: An Archeology of the Human Sciences*），（New York：Pantheon，1970）。

7. 麦克卢汉，前引书。

8. 冯·贝塔朗菲，《机体心理学与系统理论》（*Organismic Psychology and Systems Theory*）。

9. 诺伯特·维纳（Norbert Wiener），《控制论》（*Cybernetics*），（New York：John Wiley，1948）。

10. 阿纳托尔·拉帕波特，见沃尔特·巴克利（Walter Buckley）编，《行为主义科学家的现代系统研究》（*Modern Systems Research for the Behavioral Scientist*），Chicago：Aldine，1968，第 xix 页。

11. 莫卧儿帝王、伟大的占星家曾有这样满是镜子的房间。

第六章

1. 伯纳德·贝伦森（Bernard Berenson），《美学与历史》（*Aesthetics and His-*

tory），New York：Doubleday-Anchor，1954，第 93 页。

2. 达尼科夫·罗斯托（Danikow Rustow），《社会科学的意义》，（Relevance in Social Science），*American Scholar*，XXXX（Summer 1971），第 487 页。

3. 罗纳德·莱昂，《分裂的自我》（*The Divided Self*），Baltimore：Penguin Books，1965，第 29—31 页。

4. 彼得·梅赞（Peter Mezan），《弗洛伊德和荣格走了，莱昂来了》（After Freud and Jung，Now Comes R. D. Laing），*Esquire*，January 1972，第 93 页及其后页。

5. 克洛德·列维-斯特劳斯《生食与熟食》（*The Raw and The Cooked*），New York：Harper and Row，1969，第 5 页。

6. 路德维希·冯·贝塔朗菲，《一般系统论》（*General Systems Theory*），第 26 页。

7. 埃德加·列文森（Edgar Levenson），《明天有果酱，昨天有果酱：文化时间直觉与神经症的问题解决》（Jam Tomorrow，*Jam Yesterday：Cultural Time Perception and Neurotic Problem Solving*），ETC.：*A Survey of General Semantics*，XVIII（July 1961），第 167—178 页。

8. 罗伯特·斯托勒（Robert J. Stoller），内森·莱茨（Nathan Leites）编《新自我》（*The New Ego*），New York：Science House，1971，第 10 页。

9. 库恩，同前书，第 166 页。

10. 帕特里克·穆拉伊（Patrick Mullahy），《精神分析与人际精神病学》（*Psychoanalysis and Interpersonal Psychiatry*），New York：Science House，1970，第 344 页及其后页，可见对沙利文使用的这些术语的讨论。

11. 埃里克·弗罗姆（Erich Fromm），《逃避自由》（*Escape from Freedom*），New York：Farrar and Rinehart，1941。

12. 罗纳德·莱昂，《经验的政治》，（*The Politics of Experience*），New York：Pantheon，1967。

13. 乔治·奥威尔（George Orwell），《1984》，New York：Harcourt，Brace，1949，第 259 页。

14. 冯·贝塔朗菲，《机体心理学与系统论》（*Organsimic Psychology and Systems Theory*），第 5—6 页。

15. 阿道夫·波特曼（Adolf Portman），《生物学的新道路》（New Paths in Biology），见 R. N. 安申（R. N. Anshen）主编，《世界展望》（*World Perspectives*），New York，1964，第 69 页。

16. 同上书，第 158 页。

17. 同上书，第 159 页。

18. 埃德加·列文森、内森·斯托克姆（Nathan Stockhammer），阿瑟·费纳（Arthur Feiner），《大学辍学发生原因中的家庭互动》（Family Transactions in the Etiology of Dropping Out of College），*Contemporary Psychoanaly-*

sis，III(1967)，第 134—151 页。

19. 西奥多·利兹(Theodore Lidz)，斯蒂芬·弗莱克(Stephen Fleck)与艾利斯·R. 科尼森(Alice R. Cornielson)，《精神分裂症与家庭》(*Schizophrenia and the Family*)，New York：International Universities Press，1965。

20. 肯尼思·凯尼斯顿(Kenneth Keniston)，《不务正业者》(*The Uncommitted*)，New York：Harcourt，Brace and World，1960。

21. 欧文·比伯(Irving Bieber)，《同性恋》(*Homosexuality*)，New York：Basic Books，1962。

22. 埃里克·埃里克森(Erik H. Erikson)，《青年：忠实与多样》(*Youth: Fidelity and Diversity*)，*Daedalus：Journal of the American Academy of Arts and Science*，XCI(1962)，第 5 页。

第七章

1. 库尔特·冯内古特(Kurt Vonnegut)，《五号屠场或儿童圣战》(*Slaughterhouse-Five or The Children's Crusade*)，New York：Delacorte Press，1969，第 99—100 页。

2. 菲利普·罗思(Philip Roth)，《波特诺的主诉》(*Portnoy's Complaint*)，New York：Random House，1967。

3. 埃里克·埃里克森(Erik Erikson)，《领悟与责任》(*Insight and Responsibility*)，New York：W. W. Norton，1964，第 125 页。

4. E. B. 怀特(E. B. White)《从街角数起的第二棵树》(*The Second Tree from the Corner*)，New York：Harper and Brothers，1935，第 97 页。

5. 西格蒙德·弗洛伊德，《全集，第三卷》(*Collected Papers, Vol. III*)，New York：Basic Books，1959，第 63 页。

6. 拉宾，《内部与外部空间》(*Inner and Outer Space*)。

7. A. 费纳与埃德加·列文森，《出于同情的牺牲》(The Compassionate Sacrifice)，*Psychoanalytic Review*，LV(1968—1969)，第 552—572 页。

第八章

1. 厄内斯特·琼斯(Ernest Jones)，《自由联想》(*Free Association*)，New York：Basic Books，1959，第 124—125 页。

2. 保罗·罗岑(Paul Rozan)，《弗洛伊德：政治与社会思想》(*Freud: Political and Social Thought*)，New York：Alfred Knopf，1968，第 260 页及以后。

3. 同上书，第 262 页。

4. 西格蒙德·弗洛伊德,同前书,第 133—134 页。

5. 同上书,第 131 页。

6. 出处同上。

7. 弗洛伊德,前引书,第 132 页。

8. 埃里克森,《领悟与责任》(*Insight and Responsibility*),第 167 页。

9. 同上书,第 172 页。

10. 埃里克·埃里克森,《同一性——青年与危机》(*Identity—Youth and Crisis*),New York:W. W. Norton,1968,第 250 页。

11. 埃里克森,《领悟与责任》,第 174 页。

12. 弗洛伊德,同前书,第 36—37 页。

13. 同上书,第 57 页。

14. 同上书,第 60 页。

15. 同上书,第 59 页。

16. 布鲁诺·贝特尔海姆(Bruno Bettelheim),《波特诺的精神分析》(*Portnoy Psychoanalyzed*),*Midstream* XV (1969,6—7 月),第 3 页。

17. 埃里克森,《领悟与责任》,第 125 页。

第九章

1. 当然,按照我们大多数机构的现行行业操作,大多数精神分析受训者的停经和毕业会同时发生。但是时代确在变化。

2. 菲利普·阿里耶斯(Philippe Aries),《童年的世纪——家庭生活的社会史》(*Centuries of Childhood—A Social History of Family Life*),New York:Vantage Books, 1962。

3. 同上书,第 10 页。

4. 同上书,第 103 页。

5. 莱昂,《经验的政治》,第 138 页。

6. 埃里克·弗洛姆(Eric Fromm),《爱的艺术》(*The Art of Loving*),New York:Harper and Brothers,1956,第 2 页。

7. 哈里·斯塔克·沙利文,《精神病学临床研究》(*Clinical Studies in Psychiatry*),New York:W. W. Norton and Co. ,1956,第 142 页。

第十章

1. 该项目的有关参考书目可从威廉·阿兰森·怀特精神病学、精神分析与心理学研究所(The William Alanson White Institute of Psychiatry, Psycho-

analysis and Psychology)获得,20 West 74th Street,New York,10023。

2. 乔安妮·列文森(Joanne Levenson),在 E.列文森,N.斯托克姆,A.费纳著,《大学辍学发生原因中的家庭互动》(*Family Transactions in the Etiology of Dropping Out of College*),Contemporary Psychoanalysis,III(1967),第 145 页。

3. 肯尼思·凯尼斯顿,前引书。

4. 肯尼思·凯尼斯顿,《青年激进分子》(*Young Radicals*),New York:Harcourt,Brace and World,1968。

5. 威拉德·盖林(Willard Gaylin),《为国家服务》(*In the Service of Their Country*),New York:Viking,1970。

6. 玛格丽特·米德清晰地指出:

即使在不久以前,老一代仍然可以毫无愧色地训斥年轻一代:"你应该明白,在这个世界上我曾年轻过,而你却未曾老过。"但是,现在的年轻一代却能够理直气壮地回答:在今天这个世界上,我是年轻的,而你却从未年轻过,并且永远不可能再年轻。"这是开拓者和他们的孩子常有的经验。在这个意义上,所有在 20 世纪 40 年代以前出生、成长的人像那些新大陆的开拓者一样都是时间上的移民。我们在被养育的过程中所掌握的技能和价值观只有一部分适应新的时代,但是我们老一代却仍旧掌握着政府和诸多的权力。和当年那些来自殖民国家的移民开拓者一样,我们也执拗地深信,孩子们终归有一天会和我们一样。

玛格丽特·米德(Margaret Mead),《文化与承诺》(*Culture and Commitment*),New York:Natural History Press,1970,第 63 页。

7. 罗伯特·阿德里(Robert Ardrey),《领土责任》(*The Territorial Imperative*),New York:Atheneum,1966。

8. F.S.C.诺思罗普(F.S.C.Northrop),《东方与西方的相遇》(*The Meeting of East and West*),New York:Atheneum,1966。

9. 弗朗茨·法农(Frantz Fanon),《世界上受苦的人》(*The Wretched of the Earth*),New York:Grove Press,1968,第 268 页。

第十一章

1. 本杰明·沃尔斯特恩(Benjamin Wolstein),《移情》(*Transference*),New York:Grune and Stratton,1954。

2. 或许年轻人在全国各地建立的新的实验公社会演变出一种新的相互性。见罗伯特·艾瑞特(Robert Houriet)所著《重归一起》(*Getting Back Together*),New York:Coward,MaCann and Geoghegan,1971。

3. 《费城学会报告》(*Philadelphia Association Report*),London:Stott Bros,

1959，第 5 页。

4. 马里·巴恩斯（Mary Barnes），《R. D. 莱昂，寻找新的精神病学》（R. D. La-ing, In Search of a New Psychiatry），载《大西洋月刊》（Atlantic Monthly），CCXXVII（1971 年 1 月），第 62—66 页。

5. 杰里·鲁宾（Jerry Rubin），《干这个》（Do It），New York：Simon and Schus-ter，1970。

6. 西摩·哈勒克（Seymour Halleck），《治疗的政治》（The Politics of Ther-apy），New York：Science House，1971。

7. 罗纳德·莱昂，《经验的政治》，New York：Pantheon，1967。

8. 托马斯·沙茨（Thomas Szasz），《意识形态与精神错乱》（Ideology and In-sanity），New York：Double-day-Anchor，1970。

第十三章

1. 克拉拉·汤普森（Clara Thopmson），《精神分析，进化与发展》（Psychoanal-ysis, Evolution and Development），New York：Hermitage House，1950。

2. 欧文·辛格（Erwin Singer），《心理治疗的关键概念》（Key Concepts in Psy-chotherapy），New York：Basic Books，1969。

3. 穆拉伊，前引书。

4. 辛格，前引书。

5. 本杰明·沃尔斯特恩，《移情：精神分析理论与实践中的历史根源与当前概念》（Transference: Historical Roots and Current Concepts in Psychoanalytic Theory and Practice），载《心理》（Psychiatry），XXIII（1960），156—172。

6. 爱德华·陶伯（Edward Tauber），《沙利文的治愈概念》（Sullivan's Concept of Cure），载《美国心理治疗杂志》（American Journal of Psychotherapy），XIV（1960，10 月），66—676。

7. 辛格，前引书，194 页。

8. 参见内森·莱茨，《新自我》（The New Ego），New York：Science House，1971，其中有对精神分析的双重思维的精妙分析。

9. 参见拉宾，前引书。

10. 库伯，前引书，103 页。

11. 西奥多·赖克（Theodore Reik），《用第三只耳聆听》（Listening with the Third Ear），New York：Garden City Books，1948。

12. 爱德华·陶伯与莫里斯·格林（Maurice Green），《前逻辑经验》（Prelogical Experience），New York：Basic Books，1959。

13. 卡洛斯·卡斯塔尼达，《巫士唐望的教诲》（The Teachings of Don Juan），

Berkeley：University of California Press，1968。

14. 同上书，93—94 页。

第十四章

1. 阿尔弗雷德·柯日布斯基（Alfred Korzybski），《时限性，一般理论》（*Time-Binding, The General Theory*），Lakeville，Conn. ：Institute of General Semantics，1954，第 19 页。

2. 弗里达·弗洛姆-赖克曼（Frieda Fromm-Reichmann），《密集心理治疗的原则》（*Principles of Intensive Psychotherapy*），Chicago：University of Chicago Press，1950，第 151 页。

3. 皮亚杰，同前书，第 112 页。

4. 本杰明·沃尔斯特恩（Benjamin Wolstein），《新精神分析的结构》（The New Psychoanalytic Structure），载《美国心理治疗杂志》（*American Journal of Psychotherapy*），XXIII（1969 年 4 月），261—270。

5. 彼得·焦瓦基尼（Peter Giovacchini），《分析工作的神来之笔》（The Delicate Touch of Analytic Dedication），载《精神病学和社会科学评论》（*Psychiatry and Social Science Review*），V（1971，5，26），第 26 页。

6. 弗朗茨·亚历山大（Franz Alexander），《矫正性情感体验的原则》（The Principles of Corrective Emotional Experience），见 F. Alexander 与 T. M. French 主编，《精神分析理论》（*Psychoanalytic Theory*），New York：Ronald Press，1946，第 66—70 页。

7. 罗纳德·D. 莱昂，《结》（*Knots*），New York：Pantheon，1970。

8. 桑塔格，同前书，第 300 页。

9. 陶伯与格林，同前书。

10. 厄尔·维特伯格（Earl Witenberg）与李·卡利格尔（Lee Caligor），《人际治疗方法及对强迫症的特别探讨》（The Interpersonal Approach to Treatment with Particular Emphasis on the Obsessional），见 Benjamin Wolman 主编《精神分析技术》（*Psychoanalytic Techniques*），New York：Basic Books，1967。

11. 辛格，同前书。

12. 苏珊娜·兰格（Susanne Langer），《心灵：论人类情感》（*Mind:An Essay on Human Feeling*），Baltimore：John Hopkins Press，1967，第 109 页。

13. 马苏德·坎（Masud Kahn）为玛丽昂·米尔纳（Marion Milner）《永生上帝之手》（*The Hands of the Living God*）所写的序言，New York：International University Press，1969。

14. 杰罗姆·辛格(Jerome Singer),《意象在研究与临床使用中的盛衰》(The Vicissitudes of Imagery in Research and Clinical Use),载《当代精神分析》(*Contemporary Psychoanalysis*),VII(1971 秋),第 171 页。

15. 列维-斯特劳斯,引自《神话学》(*Mythologiques I*),第 20 页,利奇著,同前书,第 118—119 页。

16. 罗伯特·斯托勒(Robert Stoller)所写序言,见莱茨,同前书,第 8 页。

17. 桑蒂拉纳,同前书,第 5 页。

第十五章

1. 柯日布斯基,同前书。

2. 刘易斯·托马斯(Lewis Thomas),《生物观察者的笔记:敬畏信息素》(Notes of a Biology-watcher:A Fear of Pheromones),载《科学》(*The Sciences*),XI(1971,12 月),第 4 页。

3. K. 麦克林托克(K. McClintock),《月经的同步与抑制》(Menstrual Synchrony and Suppression),载《自然》(*Nature*)(London),CCXXVI(1971),第 244—245 页。

4. 《性活动对男性胡子生长的影响》(Effect of Sexual Activity on Beard Growth in Man),载《自然》(*Nature*)(London),CCXXVI(1970),第 869—870 页。

索　引

改 变 之 谜

序

  法国诗人保罗·瓦雷里曾说,拥有现代感受力的艺术家必须努
力看到可见的——而更重要的是,不试图去看不可见的。[1]他说,哲学
家(他大可加上精神分析师)却不惜高昂代价以追求反面。拿病人套
自己的理论、按自己的概念创造病人,这种倾向是精神分析实践最大
的阻碍。如果我们自身规则的有效性与恒常性可以信赖;或者如果
像精神分析师唐纳德·斯彭斯提出的那样,只要与病人构建一个双
方都满意的故事就够了[2]的话,那么这种目标或许未可厚非。

  但是,三十多年的精神分析经验让我确信,唉,我们和别人一样
爱赶时髦。回顾起来,许多精神分析信条已然过时,如同灰色法兰绒
西服或超短裙一样只属于那个时代。如果精神分析具有任何永不过
时的关切,它也不可能存在于这里。正如我最初在《理解之谬》一书
中所言,病人接受分析师特有的世界观,无论是作为美学现实抑或是
深刻的现实,并不会给病人带来多少益处,除非在结束治疗时病人处
理"治疗室外"现实世界中生活之错综复杂、模棱两可的能力已大为
改善。病人的核心问题恐怕不是"这意味着什么?"而是"这里发生着
什么?"

  要理解社会交往的性质,人需要相当程度的机敏、感受力和语言
经验。这绝不是以传统方式实践精神分析就自然会有的恩赐,我们
可能需要改变对治疗过程的理解才能获得这些。

  我一直觉得精神分析是种有力的影响工具,它要求治疗师仔细
区分过程及其结果。后者,作为治疗的目标,无论心照不宣还是公开
承认,都是元心理学中所固有的。所谓元心理学,无非是治疗师信奉
什么。在《理解之谬》一书中,我提出精神分析的力量可能在于与不

断扩展且相互交织的经验模式发生"共振"。现在我想把这种观点推进一步。我认为经验的扩展是培养某种帮助技能所必须的前提,即理解别人在做什么、自己被如何对待、自己因而成为什么、以及这些可以如何改变的能力。我希望在本书中继续发展这一研究脉络。

我在此一定要感谢一些人,没有他们我不可能写出这本书。我非常感谢基本图书(Basic Books)出版社的编辑乔·安·米勒,她最初给我鼓励,并不断地给我一针见血的建议。威廉·阿兰森·怀特精神分析中心,特别是中心主任厄尔·威特伯格,他一直以来提供的合作氛围和思想启发使这本书得以产生。怀特中心杂志《当代精神分析》的编辑阿瑟·费纳与编辑助理达琳·埃伦伯格对书中许多主题的成型作出了巨大贡献,因为这些篇章最初面世时是一系列杂志文章。当然,在怀特中心和纽约大学精神分析博士后项目中我的全部同事和朋友都对本书有贡献——有时是无意的,或许甚至是不情xi 愿的。我要特别感谢内森·斯托克姆尔、爱德华·陶伯、史蒂夫·米切尔与玛格达·德内斯,感谢他们的审阅和支持。克莱尔·鲍尔斯反复整理了本书的手稿,一直满怀信心地完成了许多几不可能在期限内完成的任务,他的作用不可或缺。最后,我的妻子琼一路陪伴着在写作中不时咬牙切齿、唉声叹气的我,我衷心感激。

第 一 章

引 言

拉伊俄斯在路口被杀害……

那是在福西斯，而道路分岔，

其中一条通向德尔斐，

另一条通向道利亚。

——索福克勒斯《俄狄浦斯王》

一名三十岁的女病人在性交中头一回体验到高潮。她突然对丈夫为前妻的孩子所付出的时间与金钱牺牲而愤愤不平、不能释怀。她是在逃避性或亲密体验吗，她是感到她可以更自由地维护了自己吗，抑或她在担心把自己全部交托给丈夫会遭到利用？

另一名病人在治疗中报告的第一个梦是，他、妻子和孩子们在一艘帆船上。帆船行驶在他家族产业里的一条狭窄运河中。船翻了，他担心孩子们会淹死。显然，他在担心他的婚姻；显然，婚姻的问题牵涉到他那极具权势、极度控制的大家庭关系。如果他脱离他的家族，婚姻会稳定吗？还是他的婚姻本就是他与家族关系中固有的一部分——是否他娶这个妻子就是因为她符合家族的意象？还是他在抱怨自己的婚姻或生活中从未有过真正的冒险？或许他从未扬帆远航，从未冒过真正的风险。

还有一名病人梦见他和治疗师在竞技场上，一大群不知名的人在围观。治疗师没有发觉别人看到了自己的光屁股。随后，治疗师向他的专业同行朗读一份他对病人的治疗报告，遭到了严厉抨击。

这个梦是预言性质的吗？另一名在躺椅上接受分析的病人指出，当他表达的是治疗师赞同的政治观点时，会听到治疗师哼哼一声；当他表达的是治疗师不赞同的立场时，得到的就只有沉默。治疗师被病人揭穿了，他承认。这个互动该如何发展？这是否是在解决之后就该抛开的令人遗憾的跑题；这是否是病人在他人身上引发的典型反应；病人这么长时间都没有说出他的观察所得，是否是具有受虐色彩的顺从？还是说这是种隐蔽的攻击行为？

这些场景取自临床资料，其中一些将在后面详述。根据治疗师对这些资料的反应，可以把他们划入截然不同的派系。然而，尽管存在所有这些分歧，我们还是隐隐感到我们或多或少在做同样的事，尽管我们归属不同的理论体系、或许脑海中有着不同的目标。就像互怀不满的家人，我们勉为其难地承认彼此相像。精神分析及其后继衍生分支的共同基础的性质正是本书讨论的内容。就当前来说，这些材料显示了模棱两可的特性，业已超越并模糊了传统精神分析资料的类别：即，关于病人的过去经历与当前生活、移情和反移情的资料。病人的问题是由于过时的幼儿式幻想系统，还是由于无法理解的现实？治疗需要的是领悟、参与还是冒险？应该如何利用病人对治疗师的知觉、治疗师在与病人互动中对病人和自己的知觉？治疗师要尽量避免犯下反移情之罪，还是可以利用它作为治疗的工具？什么是治疗，什么是思想工作？

显然，精神分析师对这些问题的理解和运用存在巨大差异，这差异即使最终不可调和，也至少指引了方向。问题在于精神分析的性质，或许不应把精神分析视为一种独特的现象，而应视为表现与谈论同时发生的诸多活动中的一种。做了什么、对于所做的又能知道和谈论什么，两者之间的缺口是认识论的难题。

如同任何复杂活动一样，精神分析的理论与实践之间的关系难以明了。对于任何曾经学过技能、练过运动、或从事过艺术创作的人来说，这是自不待言的。在这样的活动中，概念与活动之间当然的缺口属于常识，人们也理解，比起教学，学习活动更加复杂难明，取决于教师、个人认知风格与天分，教学只是为它提供支架。教学艺术处在理论与行动之间的裂隙中。

这一裂隙原本相当自然，只是当科学进入这个领域后，才成了一种尴尬。精神分析力求获得科学资质，也是理应如此：精神分析致力于建立一套系统的理论框架，以处理现象世界中的一致性和可预期性。与巫医和术士不同，精神分析师并不满足于搭起舞台，摆好道具，然后期盼事情发生。我们追求的是理论与实践之间极其确定的关联。更确切地说，我们相信我们的理论应该界定和决定治疗技术。为此目的，精神分析师不仅讨论"精神分析"理论，而且探讨"元心理学"，这是涵盖更广的远大设想，试图将临床概念与心理过程的所有哲学层面精心组织在一起；诸如"身心关系、心灵的起源与目的以及实证检验无法触及的类似猜想"。[1]

显然，这些愿望还有待实现。安娜·弗洛伊德说："[理论]……对那些感到自己完全偏离理论的临床取向的分析师来说已成为烦恼。"[2]近期，表达类似幻灭的言论并不少见。马苏德·坎说："当前精神分析面临着来自内部的危机：停滞的危机。在它的理论与临床实践之间存在着无可否认的差距。"[3]分析师们发现，他们使用元心理学作为个人语言，是一种对行业的认同，从而得以与同行讨论，在杂志上撰文。各个流派的分析师在治疗病人方面一直都相当成功（至少在医患双方的主观评估上如此），然而却不知如何说出他们做了什么，尽管他们做着自己知道怎么做的事情。这种难以描述的技能可以界定为精神分析的实践操作（*praxis*）：不是理论，也不是元心理学，甚至不是治疗理论，而是精神分析的所作所为（*act*）。

如果避而不谈理论，分析师也可以推进工作，像传说中的百足虫一样向前走，但愿他能不太关注自己的百足。他像威尔弗雷德·比昂所说的那样，"不带记忆和欲望"（借用 T. S. 艾略特的诗句）*地进

---

　　* 指《荒原》，原文为：四月最残忍，从死了的/土地滋生丁香，混杂着/回忆和欲望，让春雨/挑动着呆钝的根。

入每一次治疗,像舞蹈家或运动员一样凭借下意识里存储的已有训练和技能。有些精神分析师,更需要一种人生哲学(*Weltan-schauung*),从而依据一项简单原则的指引,即:帮助病人触及自身情感,让他有机会在关爱的氛围中成长,向他显示他的自尊有多低,或者他多有破坏性;事实上任意一种人类动机都行。在理论方面更加精熟的治疗师,不满足于如此简单的原则,却发现自己陷入奇怪的矛盾两难之中。通常,治疗师在理论上愈清晰,或病人愈是值得特别关注,就让治疗变得愈加困难。每个受训分析师在督导下治疗的案例中都会有这种感受。病人常常会发现分析师正在准备文章或口头报告,或者病人会梦到督导师,梦到的年龄和性别常常相当准确。纵使排除元心理学的考虑,有反思的督导师也常常会发现自己并不做他们教导受训者去做的事;在他们所做的——他们治疗的实践操作——与他们深思熟虑后展现的治疗应该如何做之间存在着显见的差距。

哎呀,看来理论与实践之间不可调和。理论的清晰不见得有助于治疗;倒可能有害。临床实践似乎不是直截了当地源于理论。操作上的局限使治疗师无法全然置身于自己的实践方法之外,无法在做治疗的同时清晰地表述他们做的是什么。这个领域的研究之难众所周知,因为恰恰是观察者的存在(或知道观察者的存在)改变了精神分析的框架和所有参与者的互动。而且,人只能观测到他能注意到的内容,精神分析过程中的许多关键互动却是如此微妙,又稀疏地分散在多次治疗中,导致观察异常困难。再次引用安娜·弗洛伊德的话,"最终,丧失的是一度被视为精神分析式思维的要素(*sine qua non*):临床与理论思维的本质统一"。[4]

我希望提出的假想是,尽管存在诸多混乱,治疗中仍然存在共有的实践操作。所有精神分析师,无论信奉何种理论,基本上都遵循同样的过程;他们都以同样的方法开展治疗。

这个论点主要指的是,约瑟夫·布洛伊尔及随后的弗洛伊德偶然创始了一种强大的治疗工具,它被第一位病人安娜·欧称作"谈话治疗"。而谬误则是,将这个工具的效力归因于谈话内容,而不是谈话过程本身。我们必须记住,这种程序是独特的:病人与医生坐着谈话,完全没有使用什么按手疗法,精神症状就缓解了。谈话为什么会有治疗作用呢?弗洛伊德推测,这一定是因为谈话内容。病人逐渐认识到一些他以前否认的关于自己的事。他推论,治疗疗效必定取决于治疗内容。随后则发现,疗效也依赖于谈话方式,即弗洛伊德对阻抗和移情的标志性发现。然而,内容是这一过程的核心,由此开始寻找将内容与过程联系起来的治疗理论,这一寻找至今仍在持续,因为,如坎所言,"在近期的精神分析讨论中,为人们所接受的一项事实就是,精神分析技术的整合理论至今还不存在"。[5]

但是,如果检视领悟的发生情境,而非其内容,会看到被高度限定并澄清的言语流程。在极大的限制情境下——限制并局限了参与双方的焦虑,由此也限制了他们对彼此的焦虑表达——治疗师和病人谈话。他们检视谈话的内容;检视谈话发生的情境:换言之,对彼此而言他们是谁。这种深入的对话,相对独立于相互的社交谈话,在世俗西方文化里独一无二,只有东方文化里的古鲁(guru)体验或可比拟。

我想指出,这一过程的有效性依赖于弗洛伊德无意中采用的一种语言规程(algorithm),为达成效果采用的一系列步骤。必须要指出的是,即便理论支撑存在错误或偏离,规程仍然可以实行;古代冶炼青铜、锡甚至铁的规程,远在科学的冶金学产生之前就已存在。

弗洛伊德的规程所触及的言语叙述的深层结构,是内置于人类系统——认知程序的一部分,与意识或无意识毫无干系,但完全在意识之外运作。人在遇到问题时,能够使用非常复杂的认知过程,这种认知过程似乎是内部所固有的,并不是有意识地构建或设想的。如果这一规程与内部固有结构相呼应,那么其效力并不完全依赖于所呈现资料的真相或价值——即内容的价值。精神分析师必须认识到他们的参与是处在影响的连续体上,这一连续体本质上与道德无关,

一端是戈培尔 * 博士的宣传蛊惑,另一端是一些团体治疗师和家庭治疗师出于好意而有意使用的治疗性劝说——有些精神分析师也常常在无意之中使用。这是一项重要的警示:精神分析师如果认为他们的治疗之所以"有效"是因为他们说出了更高级的真理,而不是因为他们在运用强有力的影响工具,则恐怕是福音传道者的自欺。

获得了有效而原创的治疗工具以后,弗洛伊德来到了十字路口。他有了方法;他需要一个解释。出于本书后面将详述的某些原因,他选择了将精神分析的规程应用于幻想世界。儿童之所以歪曲现实,因为他就是儿童,作为儿童,他就是生活在丰富幻想的世界中;而不是因为他过于缺乏经验、符号语言能力过于有限才难以理解现实真实的复杂性。因此在以幻想为心理现实与以蒙蔽体验为心理现实之间出现了不可调和的分歧。

10 我们面对着令人困惑的现象,人际流派与精神内部流派的精神分析师本质上采用同样规程:即,以同样的方式做精神分析,但对治疗目标和治愈的界定却完全不相容。在人际观点看来,许多在精神内部流派文献中认为是治愈的情况倒像埃利希·弗洛姆所谓的"改造"。从精神内部流派的观点来看,人际流派的许多治疗看起来充满混乱、悬而未决、模糊不定。

近来某些分析师坚定地相信,我们正在变得越来越接近,统一的精神分析理论可能会出现,或许"客体关系"理论提供了解决之道。这组松散组合的理论,在不同程度上,既可结合精神内部流派的驱力理论,也可结合人际关系的重要性,因而看似在互不妥协的传统精神分析与人际理论之间架起了一座桥梁。即使除了这一可能的理论和解,总的来说在精神分析师中存在着确定无疑的流派融合运动,基于一项无法否认的现实:不管我们如何命名,我们都似乎在做某些同样的事。我们听到曾经的弗洛伊德主义者谈着"自体",这显然属于人际概念,并承认母亲养育的"真实"早期经验的重要性。我们也听到

---

* 保罗·约瑟夫·戈培尔,曾担任纳粹德国的国民教育与宣传部部长,擅讲演。

人际学者谈着"投射认同"。以创立者命名的旧有流派分界变得模糊：沙利文学派、弗洛伊德学派、弗洛姆学派已失去了严格的区分。有些沙利文学派的学者现在看起来像是羞于告人的弗洛伊德学派学者，而弗洛伊德学派学者看似与背弃了弗洛伊德观点的同行相处更为自在，胜过与他在同一机构内的同行相处。我们不再是沿着康庄 11 大道携手并进迈向无意识，而是在十字路口团团乱转；真的就是急得团团转一词的本意。然而，如果接受我的假定，即存在着共同的实践操作，则精神分析真正的危机还不是在实践与理论之间难以建立联系。危机在于实践操作与目的之间的关系。表面上多样的理论立场并不怎么影响治疗的规程，但却导致在隐含的治疗目标、治疗目的的概念上产生潜在且危险的分歧。

通过研究弗洛伊德的发现——这一规程的性质、他如何使用规程、以及元心理学如何逐渐关注于经验的歪曲——或许可以逐渐清晰地看到他的发现与后续美国实用主义精神分析运动之间存在的差异。我要指出这种规程是扎根于言语而非幻想之中的，在很大程度上，哈里·斯塔克·沙利文偏向符号语言学的人际精神分析最为贴合这一模型。我将探讨治疗方法和目标所带来的结果，并将格外强调改变的政治和两类治愈——真诚的（*sincere*）改造与真实的（*authentic*）丰富——之间的关系。

我实质上要表达两点：第一，所有的分析师都在使用同样的言语过程，而无论其诠释学或解释系统如何。如同任何艺术一样，精神分析是对日常凡俗的升华。精神分析师所做的是高度有序、严谨的观察，观察在人们交谈时发生了什么。它的效力在于它与日常事物相联系，而非与某些特殊的神秘含义相联系。精神分析师就像魔术师一样，获得最真实的效果是通过无意中触及事件的自然结构，而不是通过苦心安排的珍藏仪式。第二，在运用这种方法时出现了剧烈的 12 分化。而且，这种分化大大超出派系边界，以至于分析师们自身出现了"边缘性"问题，我将以临床资料来说明。精神分析，就像弗洛伊德的俄狄浦斯一样，在一系列彼此交错的十字路口迎接着自身的命运。我推断,我们要做的选择不可挽回且本质上互不相容。我会给出充足的理由来支持人际观点的优越性。然而,也必须考虑到这仍将是精神分析中非常重要的争议问题,不会因我的努力而消除。

自 1982 年弗洛伊德的档案开放之后,人们对于弗洛伊德的史实真实性重新发生了兴趣。人们对于他给出的治疗指南提出了很多疑问,而这种否定他的治疗指南但不否定其过程的做法,就好像是倒掉洗澡水而不倒掉孩子。本书将扩展《理解之谬》一书中的构想,该书是我在这个领域的首次尝试。[6]本书将采用基于病人与治疗师双方真实体验的精神分析探询方式,其中成功的治疗效果不是令人放弃幼儿式歪曲,而是培养基于符号语言学技能的人际能力,令人可以分辨互动中的微妙差别。根据这种观点,自体和人际能力的丰富等同于心理健康。我们希望扩展病人,而不是让他"萎缩"*。

正如在《理解之谬》一书中一样,我在本书中使用的其实是散文的形式,这允许更广泛的推演,也不像传统学术论著那么需要逐处引证。这可能让某些读者反感,而让某些读者感到轻松。无论如何,这符合于我的目的,即把精神分析放在其所处时代中进行视角主义的 13 总结。我认为在我们的概念中到处渗透着关于现实性质的极为重要的无意识假定,而这些假定与文化背景相关联,极可能在我们并无觉察时已经改变。因为,正如我曾指出的,无论理论是否正确,精神分析师保有着相当的影响力量,他们应仔细区分说服与治愈、宣传蛊惑与自我实现。如果分析师坚信自己立场的重要性不可动摇,他可能会发现自己像只企鹅,在一堆正在消融的假定之上漂向大海。

---

* 作者这里用了一语双关 shrink,既有治疗师之意,又有收缩之意,与前面的扩展(enlarge)相对。

第 二 章

弗洛伊德的选择：事实
还是虚构

昔者庄周梦为胡蝶，栩栩然胡蝶也，自喻适志与，不知周也。14
俄然觉，则蘧蘧然周也。不知周之梦为胡蝶与，胡蝶之梦为周与？

——《庄子·内篇》

引自冯家福与 J. 英格利希

我们都会赞同，符号化以其丰富的表现形式（梦、幻想、病人对事件的表征，甚至语言本身）反映着真实的事件。但如果存在歪曲，如果在真实事件与符号表征之间存在着明显差异，是否这种歪曲反映的是对现实理解不足但试图把握的努力；抑或现实仅仅是幻想过程的起点，幻想是内部驱动的、自主的？谁梦见了这个梦？抑或是梦创造了做梦的人？我以为，这正是精神分析主要流派分裂中的核心问题，对我们如何理解治疗过程和改变的确切性质带来了深刻且难以调和的后果。

诚然，任何神经症问题的核心都是歪曲；然而这种歪曲可以被解15
读为是强加在当前事物上的幻想，也可以被解读为是处理困惑难解的经验时的挣扎尝试。针对前者，精神分析驱除幼稚；针对后者，它阐明困惑。

弗洛伊德起初走上了其中一条路，而后突然扭转了方向。他究竟是走上了另一条路，还是仅仅从原路退回，仍然值得商榷，后面将会讨论。沙利文从一个完全不同的方向进入精神分析领域，也到达了十字路口。对这两位革新者来说，都有一个预言性的梦开启了他们重大的生活危机。我认为，这两人都是在自身立场的激进扩展之路上畏而却步。

在探讨精神分析通用的规程前，我们不妨回顾一下弗洛伊德对自己的临床资料和他的标志性神话——索福克勒斯的《俄狄浦斯王》之中的矛盾观点的历史真实性的演变。这可以阐明弗洛伊德驱力理论的含义，并揭示沙利文的人际精神分析如何导向了另一个方向。

如前所述，近期出现了从心理历史学角度对弗洛伊德的生活与著作进行的尖锐批判研究。尽管这无疑是因 1982 年安娜·弗洛伊德公开弗洛伊德与威廉·弗里斯的全部通信而引发的，但也反映了在临床观点上一种微妙而必然的转变。弗洛伊德的医生和同事马克斯·舒尔所著的非凡之作《弗洛伊德：生活与死亡》于 1972 年在我国出版，而更早些时候，在 1954 年，弗洛伊德与弗里斯通信的删节版面世。[1] 尽管后者尤其吸引了大量学者的关注，前一著作的出现则在很大程度上是为一种业已得到公认的观点增光添彩。近期的探讨则更加危机暗藏，意图革新。他们质疑弗洛伊德精神分析的基础，宣称整个的元心理学结构是弗洛伊德的一种神经症性防御，防御他对于自己生活不该有的领悟。正如玛丽·巴尔马里所言，这个理论在防御父亲的"过错"。[2]

通常，人身攻击不会得到重视。理论本应独立于理论的创造者。但当前重构弗洛伊德生活的尝试却有着不同的目的。他们是在对理论和依据该理论进行治疗的后果发起攻击。于是，这种历史的重构既是对理论教条的否定，同时也是对弗洛伊德的挽救——通过回溯到他的足迹可能出错的那一点。弗洛伊德必须被重新建构、重新解读、重新改造。尽管这带有乔治·奥威尔的《1984》的味道，但精神分析运动的一致性与完整性却取决于此。没有对弗洛伊德的反对或赞同，精神分析就不复存在。

人们通常认为，精神分析的伟大诞生是在 1897 年，弗洛伊德抛弃了诱惑/背叛理论。弗洛伊德极为沮丧地断定，他先前持有的观点是站不住脚的,神经症并非是养育者或父母的实际诱惑所致。他早先曾在给弗里斯的信中写道:"在一切情况下,父亲,不排除我自己的父亲,必须要作为性变态而受到谴责。"[3]通过思想上的突然飞跃,他此时转变了最初的立场。他认为诱惑是"幻想"。诱惑是象征性的,由于外部刺激并未提供必要的能量,于是出现了由内在的力比多"驱动"或推动内部装置的整套理论。他为何没有走向另一个与当今人际学者和家庭治疗师立场相同的显而易见的方向:即,诱惑是真实的,但不是字面意义上的(literal)? 显然,除了直接的生殖器虐待,还有许多方式诱惑儿童。在弗洛伊德的案例中,他已然触及了这类背叛,就是埃里克·埃里克森后来称作忠实的失败。[4]埃里克森对朵拉案例的诠释,描绘出朵拉父亲的表露无遗的不忠,而且,事实上从弗洛伊德自身的观察记录也可以轻易地推出弗洛伊德的不忠。这些矛盾之处显然有待看到。为什么他没有看到? 或更确切地说,为什么他没有看到自己看到了这些?*

　　玛丽安娜·克鲁尔曾在其著作《弗洛伊德与他的父亲》**一书中对这个问题给出了有趣的答案。克鲁尔分析了 1885—1897 年这段时间,这是弗洛伊德放弃诱惑理论的关键时期。和我一样,克鲁尔认为在弗洛伊德理论的发展中,这个时点并非精神分析的开始,而是"重大偏离"。在 1896 年 10 月,弗洛伊德理论转变的前一年,他的父亲病逝。时当不惑之年的弗洛伊德将他 81 岁父亲的去世描述为"一个人生命中最痛苦的丧失"。在 1897 年 5 月,当弗洛伊德正欲扩展他的诱惑/背叛理论之时,他突然被莫名的不安和思维瘫痪所击倒。几个月后,他丢弃了在诱惑理论上五年来的工作。克鲁尔认为弗洛

17

---

　　* 奇妙的是,许多理论修正者回到了字面意义上的弗洛伊德诱惑理论,即儿童受到成人的诱惑。卡尔·明尼格在描述为违拗女孩提供的设施时写道:"我们在村中收容的女孩75％曾在柔弱的童年遭受过成人的性骚扰……为什么,弗洛伊德为什么不相信他自己的耳朵呢?"(《纽约时报》,1981 年 8 月 25 日)

　　** 该书尚未从德文译出。我是依据弗洛伊德的孙女索菲·弗洛伊德·洛温斯坦的书评[5]。

伊德做出决定的关键是在他向弗里斯讲述的一个梦里,这个梦发生在父亲葬礼之后的夜晚。在 1896 年 10 月的一封信中,弗洛伊德写道,这个梦是他在理发店打盹时做的;因为在理发店耽搁了时间,所以他"相当晚"才到殡仪馆。在《释梦》一书中,梦的场景则变成了火车站。[6]在梦里,他在公告栏上读到了这条信息:"务必闭上双眼"。克鲁尔认为弗洛伊德显然处在描绘出家庭动力过程——蒙蔽、背叛和利用——的边缘,而这会损害他与父亲的关系。

18

弗洛伊德对他父亲雅各布的经历确实有许多不明之处,包括从未提及的第二任妻子(弗洛伊德的母亲是他父亲的第三任妻子),以及在他四岁时全家为何离开弗莱堡搬到维也纳。一些神秘或可能的"传言"暗示了这次匆忙离开的原因。[7]巴尔马里指出,不仅是雅各布有一位从家庭记录中被神秘抹去的第二任妻子,而且弗洛伊德的出生记录还显示他是在父母婚后八个月出生的。在巴尔马里看来,家庭记录中的这种矛盾不一在弗洛伊德的分析工作和他自身的生活模式中不断重现。

弗洛伊德在理论立场上的转向是出于不可"看到"自己父亲行为的禁令——换言之,是由于不愿面对他与亡父的关系——或许这看来牵强附会。但是,通过精神分析的"典型的梦",1895 年艾尔玛的梦却可得到进一步验证。[8]这是关于艾尔玛接受注射的梦,1900 年弗洛伊德就此梦向弗里斯写道:"你是否真的能想象某一天这间房子会挂上大理石匾额,上面刻着:'1895 年 7 月 24 日,弗洛伊德在此揭开了梦的秘密?'"

在这个梦里,艾尔玛受到弗洛伊德一家的款待,她向弗洛伊德抱怨自己咽喉痛和胃痛。弗洛伊德指责她没有采用他的"解决方案"。他查看她的口腔,发现了一块白色的粘膜白斑,在鼻甲骨上还有一些弯曲的结构。然后是一段详细的交谈,谈到他的朋友"奥托"要为此负责,因为他用了被污染的注射器为她打针。弗洛伊德说这个梦的

19

机制是他因奥托批判他的治疗而恼火,希望报复。因而这个梦是象征性报复的一种形式:疾病是奥托的错误所致,而不是弗洛伊德自己

的责任。查尔斯·里克罗夫特在他的《梦之无邪》一书中试图把这个梦与现实联系起来,指出梦中意象的性隐喻以及弗洛伊德可能因艾尔玛被年轻英俊的奥托吸引而心怀嫉妒。[9]这个解读对应着做梦时的实际情况。

　　然而,在这些背后还有个简直令人难以置信的故事。舒尔在分析了弗洛伊德与弗里斯未公开的通信后,描述了下面的事件。人们知道弗洛伊德对弗里斯有着很深的依恋,后者是一位柏林的耳鼻喉专家,曾提出有关性障碍与鼻部异常有关的理论。弗洛伊德最初对这一观点非常感兴趣,如萨洛韦所指出的,这在当时并不是奇谈怪论。当时的医生对于把鼻部病变与性障碍联系起来颇有兴趣。[10]无论如何,弗里斯进行过一些相当残酷的鼻腔手术来缓解病人的情绪问题,而事实上他也曾为弗洛伊德做过这种鼻腔手术。

　　仔细想想:弗洛伊德曾因对艾玛(艾尔玛)的治疗进展缓慢而请弗里斯为她做手术。弗里斯为她的鼻甲骨做了大面积切除,不小心把一条半米长的碘仿纱布遗留在伤口里,就回柏林了。后来另一名医生发现并取出纱布时,艾玛严重出血并休克。弗洛伊德当时在场,因闻到异味和目睹大量出血而几乎晕倒,不得不离开房间。艾玛后来病得很重,必须接受几次手术处理。弗洛伊德没有责怪弗里斯,而是责怪第二位耳鼻喉医生弄出了大出血! 舒尔也认为,弗洛伊德无法责备他视为父亲替代者的弗里斯,尽管舒尔尚未掌握后来克鲁尔发现的一些资料。

　　那么,弗洛伊德在解读这个梦时,为什么没有考虑这一种显而易见的现实含义? 这个梦简单明了地说出了发生了什么,而梦的情感强度与弗洛伊德的内疚非常符合该事件刺激。这些象征指向了现实事件:而无需假定来自内部的能量源泉。

　　换言之,弗洛伊德刻意将引发梦的实际事件尽力缩小,使这个梦变得好像是关于小事——弗洛伊德希望免受批评的愿望——而建构的象征。弗洛伊德说,"看,从一件简单得微不足道的小事上产生了多么丰富的象征啊!"在弗洛伊德的另一个著名的临床研究——施雷贝的案例中也可观察到同样的掩饰。莫顿·沙茨曼指出,施雷贝的每个妄想都可以与他那位知名多产的教育家父亲的实际特征联系起来。[11]施雷贝的父亲运用策略——确切地说,运用束缚衣与约束带——迫使孩子听命于他。弗洛伊德熟悉这位父亲的许多论著。为什么弗洛伊德没有看到对我们来说是显而易见的现实的象征表征?克鲁尔会说,弗洛伊德无法"看到"父亲形象真正的失败,于是他把这变成幻想,变成"完全是他[施雷贝]头脑里"的东西。

我必须再次强调前面提到的一点:如果认为是梦创造了做梦的人,病人所见的现实是幻想,那么结果是真实的事件被贬低、被弱化,只作为让珍珠开始形成的那粒沙。弗洛伊德的所有案例都支持这一点:病人真正做了什么并不重要;只有幻想的发挥才有意义。然则,这会让精神分析至少从历史真实性的角度看来是基于一项欺骗;有意或无意地,它仍是让-保罗·萨特所称的"盲信"。[12]我们可以看到这种立场在当前的影响。精神内部流派坚持了这样的立场,即使到今天,文献中也不乏为了寻找象征而忽视最明显可见的现实的临床案例。

注意彼得·焦瓦基尼的这句话:"精神分析设置的建构,令它具有一种周遭文化的现实所不具备的作用:可以把对现实的描述视为接受分析者各种心理操作的反映。"[13]类似地,路易斯·卡普兰说:"童年的激情、我们的欲望、恐惧、渴求、羡慕、嫉妒,都随着我们对普通人组成的现实世界的幼稚解读而产生。"[14]

我认为这个立场错得离谱。弗洛伊德就像他的偶像摩西一样在沙漠中走错了方向。其结果是形成了一种强调歪曲和误解的疗法,而治愈则依赖于病人放弃自己个人独特的现实理解。我这样似乎是提出了一个难以成立的观点;你会说,没有人会对病人生活中现实事件与曲解经验的重要性那么缺乏了解或觉察。的确大多数分析师口头上重视实际经验,但在分析具体的临床资料时却会出现实质上的差异。这一点再没有比在"移情"概念中更明白的体现了。如果谁相信病人当前生活与过去经历中的具体事件是重要的,那么他也必定

相信这些对病人/分析师的互动同样有重要影响。人际治疗师必须
处理事件与人格交织构成的现实基质,也是每个治疗所处的基质。
问题不在于病人向治疗师的"身上"或"心里"投射了什么,而是治疗
师究竟是什么人、他给治疗晤谈带来的是什么。治疗师对治疗过程
的某些深层假定促成了蒙蔽的过程。

弗洛伊德偶然做出了重大的发现:谈话的变形性质;即,语言,自
成一格(sui generis),具有强大的治疗效果。他没有关注语言过程
本身,而是试图把它变成治疗工具。当他的第一个假设,关于童年期
遭受诱惑的经历被证明站不住脚以后,他反了过来,推测是儿童激发
了想象,幻想出诱惑与伤害。这一转变可能比它表面上看来的还缺
乏依据;我要指出这是有争议的观点,它的出现是想要让力量、对抗
力量及随后的歪曲等最初概念保持原封不动。在传统精神分析看
来,行为即是冲突;人与人之间、驱力与防御之间皆冲突。

弗洛伊德借用俄狄浦斯神话为隐喻,想要佐证在人类行为中冲
突的普遍存在。这是巧妙的修辞手段,他把自己的理论扎根于久远
古代,利用了古典主义令人敬佩的声望。当然,弗洛伊德对索福克勒
斯戏剧的移花接木曾受到许多批评。我将在下一章阐述,在这个故
事和弗洛伊德对它的终生迷恋中,有些东西指向了一条不同的道路。

第 三 章

俄狄浦斯神话:冲突还是秘密

谁若猜出这著名的(斯芬克司)谜语,他就是最强大的人。

——索福克勒斯《俄狄浦斯王》

弗洛伊德由于个人心理动力特征而放弃最初的诱惑理论,这种观点颇有说服力,但给出的心理历史学解释却还不足以令人信服。我们认为,弗洛伊德为了避免承认他父亲的"过错",抛弃了最初认为的儿童生活中存在"真实"诱惑的想法,构想出了神经症的精神内部理论。理由在于,弗洛伊德生活中的真实事件被隐瞒、埋藏、排除在意识之外,而保持这些事件在意识之外的需要导致了他的转变。正如巴尔马里所言,"问题的起源其实是成人的变态行为"。[1]弗洛伊德起初是正确的,他的理论说:真实的创伤导致神经症;弗洛伊德的理论转变正是这一机制的绝佳例子。如格雷戈里·贝特森所言:"认识论永远是、也必然是个人化的。探针的指向总在探询者心中。"[2]

24

然而弗洛伊德的家庭丑闻——父亲隐秘的婚史、自己可能是婚外孕所生——似乎并不足以构成可以解释他的创造性危机和立场突然反转的精神创伤。可以为证的创伤并非一桩事件;而是某种遗漏(omission)——弗洛伊德不应意识到某些东西,这是他知道但永远不应说出的东西。创伤不在于发生了什么,而在于对所发生的事避而不谈。是什么东西的"激发"、"投注"导致弗洛伊德对史实的遗漏做出了这样奇怪的反应? 我们必然会推论出冲突的存在:凭什么雅各布·弗洛伊德无时无刻都是温和关爱的? 我们必然会推论出是弗洛伊德基于幻想的冲突导致了歪曲。证明完毕。十足讽刺的是，如果要让这些事件足以构成导致弗洛伊德立场转变的力量，需要借助于后弗洛伊德主义的解释：即，某些幻想会激发相反的东西。于是，我们回到了神经症的能量驱力理论。这隐含的论点是，弗洛伊德接受了不许看到的禁令，不是因为事件本身极为创伤，而是因为父亲的去世引发了他对父亲强烈的俄狄浦斯顺从。

这样的解释回到了它最初意欲证伪的观点。这仍然属于力比多的同义重复，因而无法令人信服。

在上一章提到的写给弗里斯的信中，弗洛伊德在改变主张前，指出"在一切情况下，包括我自己的"父亲是诱惑者。在描述了幻想观点后，弗洛伊德甚至更加信奉冲突的机械理论，这个理论要求把父母，特别是母亲，视为天降神兵（*dei ex machina*），仅凭她的存在就可启动必然的机制：俄狄浦斯情结。

如果放弃驱力理论，从更加偏向人际学派的观点来理解此事，那么这个"秘密"很可能关联着社会基质，包括着事件、对事件的态度、对揭露事件的态度，关乎忠诚、叙述的方式——谁可以知道什么——整个社会经验的基质。弗洛伊德知道什么？他不知道什么？关于他不该知道自己知道的，他知道什么？

我要指出，幻想生长于遗漏之土壤：对于不知道的，人们就会想象。对于一知半解的，人们就会添枝加叶。为什么这个秘密"选择性地被忽视"（借用沙利文的术语）？我们永远不会知道。当然，弗洛伊德对摩西这个与他同样出身不详的领袖的着迷，还有他与妻子、妻妹奇怪的三角关系，反映出这些主题萦绕终身。但动机不是幻想本身，而是部分的真相，植根于遗漏信息的土壤中。就此看来，神经症性的歪曲源自于做了什么与关于所作所为说了什么之间的关系。

至于艾尔玛打针的梦，就有了三种可能。第一，弗洛伊德无意识地压抑了他对弗里斯过错的知晓，这是舒尔、格林伯格与珀尔曼以及巴尔玛里的观点。[3]这种观点与俄狄浦斯理论相一致，认为在艾尔玛事件中他对弗里斯的防御是"动力性的"，而第二种观点则指出价值观的冲突——忠诚于朋友和同事还是医疗真相。我们确实知道弗洛伊德的父亲培养并赞赏弗洛伊德的忠诚。"我的弗洛伊德小脚趾头也比我的脑袋聪明，但他永远不敢反对我。"[4]弗里斯的脾气暴躁也是众所周知的。或许弗洛伊德只是怕他？我们终究不知道他的内心感受。我们只有一封他写给弗里斯的信。或许，弗洛伊德对弗里斯失误的反应不是由于特殊的动力机制，而是由于涉及批评、异议和不忠的更具普遍性的问题。显然，弗洛伊德在他职业生涯中，处理这些问题始终极为困难，或是表现为回避面对问题乃至发展到公然决裂，或是在荣格离开阵营时发展到了时时晕厥。由此，我们可以认为，出于意识中对弗里斯的忠诚，并由于担心损害弗里斯的声誉，他故意抹杀了任何可能指向手术责任的证据——这是亚当·库珀与艾伦·斯通的观点。[5]没有人提出第三种可能，一种更损害名誉的可能性——弗洛伊德正在雄心勃勃地推行的理论立场会受这些幕后事实的影响，至少也会遭到动摇。舒尔引用弗洛伊德给弗里斯的一封信中提到，他能让自己的梦变"规矩"。[6]于是，弗里斯的罪责得以被压抑、忽视，或干脆被掩藏起来。

要有所依据地解译弗洛伊德的动机，我们其实完全没有必要的材料，对任何流派的当代精神分析师而言，都是如此。巨大的无声帷幕遮住了这位英雄的神话。任何研究必须采用考古手段：零散的信件、弗洛伊德的梦、以及他对蘑菇、摩西和达芬奇的兴趣。弗洛伊德把他的方法和他的神话强加给我们。在 1882 年和 1907 年，他两次销毁个人手稿，刻意消灭任何可能暴露他的自传资料。在 1885 年，这位勇敢坦露自己梦境的英雄写信给他的未婚妻：

> 我确实积累了一些草稿。但那些东西在我身边就像堆在斯芬克司身边的沙一样[原文强调]；很快人们从这些手稿上只看见我的鼻孔。我不可能在不忧心谁掌握了这些草稿的情况下老去或死亡……至于那些为我作传的作者，让他们着急吧，我们不想让他们干得太容易。对于"英雄的成长"他们每个人都会有自

己的正确观点,我已经迫不及待看到他们走入迷途。[7]

正如斯芬克司以沉默守卫着法老陵墓一样,弗洛伊德阻挡自己 27
的道路,留给我们的是不解之谜,而并非如他所愿是英雄式的冲突。

在弗洛伊德的著述中,斯芬克司是反复出现的主题。它在他案
头摆设中卓然端坐,在他办公室的油画上形象分明,并且是他作品的
核心主题。根据欧内斯特·琼斯的记述,为什么弗洛伊德会想象有
一天在名人堂里他的半身塑像上会刻着本章开头引用的那句索福克
勒斯的话? 在 1906 年,他的追随者把一枚纪念章作为他生日的惊喜
礼物,而出于无意识的预感,他们选择把弗洛伊德梦想中的这句话铭
刻于上。看到这句话后,弗洛伊德变得"苍白、激动,用几乎窒息的声
音查问是谁想到的"。[8]为什么弗洛伊德认为他自己会有像俄狄浦斯
一样的可怕命运?

斯芬克司,作为开罗的旅游名胜,蹲坐在通向底比斯的路上,问
着幼稚童谣般的谜语,扼死每个不知道答案的人,它究竟在做什么?
根据罗伯特·格雷夫斯所述,斯芬克司的神话源自底比斯一座带翅
膀的月神神像。* 她的身体由女人、狮子和蛇构成,代表着底比斯年
的两个部分:月盈与月亏。在早期母系崇拜时期,早在奥林匹斯的众
多男神出现之前,新任国王在迎娶月神的女祭司作为王后前,会向月
神效忠。斯芬克司向缪斯学来的这个谜语,象形地代表了婴儿、勇士
和老人——所有年龄的人——都向这三位一体的女神效忠。格雷夫
斯问道:

　　"俄狄浦斯是否是 13 世纪底比斯的入侵者,压制旧有米诺 28
斯文化中对女神的崇拜,并改变了历法? 这位新国王,这个异国

---

　　* 有人指出 sphincter(括约肌)一词与 sphinx(斯芬克司)来自同一个希腊词根;即,挤
压或扼死。为了避免读音带来的混淆,我必须要说明,据希罗多德所言,埃及的斯芬克司
是 *androsphinx*,即男性斯芬克司。女性的斯芬克司很可能来自埃塞俄比亚。[9]

人,照说曾是他杀死的老国王与他所娶的国王遗孀的儿子——
他的所作所为原是旧有系统中的习俗,却被父权主义的文化入
侵者歪曲为弑父和乱伦。"

格雷夫斯进而有些尖刻地指出,尽管普鲁塔克记载着河马"杀死
父辈并强夺母兽,"但他"从来没有说每个人都有河马情结"。或者还
可以说,他不会认为西西弗与岩石有着爱恨交织的关系。

所以,俄狄浦斯神话有两个不同方面:在福西斯的路口杀害拉伊
俄斯,打败斯芬克司。前者是弑父,后者是弑母。格雷夫斯认为,这
些神话谈及的是侍奉古代母系女神与侍奉新近的雅利安父系奥林匹
斯神之间的不可相容。这种不可相容贯穿了索福克勒斯的三部曲。
拉伊俄斯与俄狄浦斯相遇(拉伊俄斯前去神殿求解斯芬克司之祸的
神谕,而俄狄浦斯是从圣地返回)的德尔斐神殿是阿波罗的战利品,
阿波罗杀死了母系女神的巨蟒,夺占了她的女祭司(神殿)。在索福
克勒斯三部曲的最后一部里,俄狄浦斯在临死前与复仇女神和解,即
克洛斯古代母亲的代表。

而且,正是因为打败斯芬克司,让俄狄浦斯(及弗洛伊德)成为英
雄,成为底比斯的守卫者。[*] 他因此而成为国王,不是因为杀了前任
国王拉伊俄斯。所以,这个神话是关于父子间的冲突和母子间的奥
秘。注意俄狄浦斯是运用智慧而非肌肉打败了斯芬克司。答出这个
谜语的关键是什么? 它需要类比的能力,看见当时不明显但一旦看
到就一目了然的联系。

精神分析师当然必定发现了这与分析过程的相似之处。这异常
有趣。俄狄浦斯并不像神话英雄一样在战斗中获胜。他不像帕尔修
斯一样杀死蛇发女怪戈耳工。这些神话里的男性原则上是运用武力
征服。亚历山大才不会去解开戈尔迪之结,他拔剑把它斩断,与他不
同,俄狄浦斯所做的并非征服,而是破解。斯芬克司自取其死。打倒

29

---

* 英雄 hero 源于印欧语词根 ser,即保护之意。

怪物的不是强悍的英雄，半人半神、不可战胜，而是妈妈聪明的小男孩。舌头比利剑更有力量。*

弗洛伊德把自己视为通过破解密码而征服了神经症的英雄。俄狄浦斯的魅力在于他揭露了大地母亲的秘密，将光明与知识带回世间，并为此付出了代价。至于"何处有本我，何处就应有自我"或可解读为"何处有秘密，何处就应有澄清"。母系崇拜与"秘密"之间的关系并非偶然，因为爱留西尼的神秘宗教仪式就是祭祀早期的母亲之神，并且以死为胁禁止男性参与。最初的女祭司是 *mystes*，意为注定沉默。而有人指出"mystery"是源于希腊语 *myein*，意为闭上双眼！参照弗洛伊德的梦："务必闭上双眼"或许其中所蕴含的对秘密的尊重不亚于对阉割的否认。

再重复一下核心问题：为什么弗洛伊德在自居为精通语言的英雄以后，在创设了通过语言来实行的治疗手段以后，却改变了立场？若说是因为未知异常可怕，则是回到了驱力理论；普通的事件被儿童的想象歪曲得不成样子。雅各布·弗洛伊德可能存在的不伦秘密是怎样变成了不起的奥秘的呢？

如果把行为看成是冲突，那就必须推论在弗洛伊德与父亲之间存在着争斗。雅各布之死解脱了弗洛伊德，让他可以向前大大跃出一步。但或许弗洛伊德之所以抛弃诱惑理论是因为它显然站不住脚。放弃它并不容易，那是他作为精神分析创始人的成名之作。如果前提是错误的，那么整个事业又将如何？或许是父亲的去世在某种意义上解脱了他，让他可以放弃站不住脚的立场。至少，相反的立场有希望更加复杂和不确定。

弗洛伊德当然必定知道，有些事、有些秘密他不该知道，否则就根本不会有问题了。秘密本身也不是那么可怕。儿童不知道，对于他所知道的事也不具备社会经验来理解个中奥妙，于是根据匮乏的

---

* 在灵长类动物中也遵循同样的权力等级，雄性头领经常不是最有力量的雄性，而是最有权势的雌性的后代。

线索产生幻想、添枝加叶。儿童偶然听到、询问，而母亲含糊地说，"没关系！小孩子不要管。"弗洛伊德曾是想要解开母亲秘密的小男孩。儿童不敢提问，不是因为他害怕答案，而是因为他不会得到答案；他听到的将是，"你太小了，不会懂的"。或许精神分析这一领域令"少年老成者"钟情，即那些希望证明自己可以分享秘密的超常早熟的孩子。

俄狄浦斯神话概括了难以理解、充满神秘的现实。它是利用意象处理真实事件的尝试。在弗洛伊德看来，意象失去了控制，主宰并指引了意象的创造者。在弗洛伊德看来，意象或象征不是把人与难以把握、难以理解的外部世界联系起来，而是创造了内部现实，它与真实世界不一致，损害了人如实看到事物的能力。无论是由于个人盲点、缺乏恰当的范型基础、还是哲学偏好，弗洛伊德并未完成这一转变。若要弗洛伊德心怀人际场域，意味着他要拥抱未知、神秘；意味着做真实的儿童，而非理想化的父母。因为人际场域提供的只是意识的扩展、模式的丰富，而不是精神内部驱力理论那圆满的单向解释。

第 四 章

心理过程:动力学还是符号语言学

如果能很好地理解所遇到的事,人在生活中就不会有严重困难。 32

—— H. S. 沙利文

但凡旅行者都知道那种错乱和无助的感觉:置身某地,语言不通、风俗习惯不懂、别人的意图弄不清楚,而且在家里拥有的地位在这儿要么失去了,要么当地人毫不关心。在德国,见面介绍时不笑意味着礼貌;在日本,笑的意味可能相反。再没有人比儿童更懂得身为海恩莱恩的"陌生地方的陌生人"这种感觉了。这就是为什么从刘易斯·卡罗尔的爱丽丝到其他世界或空间的外星人等丰富的儿童文学中,这些陌生生物所接触的人总是儿童。在《爱丽丝漫游奇境》和《镜中奇遇》里,爱丽丝苦于理解那些令人抓狂的亦是亦非的逻辑、语法、语义、习俗和意图,正如置身于成人世界中的每个儿童一样。如前所述,在俄狄浦斯的世界中也差相仿佛。人可能做了正确的事却受惩 33 罚;可能在诸神的争斗中被肆无忌惮地利用。悲剧在于人的高远志向与神的恣意妄为之间的分歧。骄傲在于面对这一悲剧性矛盾而固执坚持。

让我们设想四岁的威廉和他的叔叔乔治一起玩。乔治叔叔把他扭到地板上,牢牢地压住了他。小男孩想要挣脱,他不再笑,开始害怕,流出了眼泪。乔治叔叔放他起来,说他是个胆小鬼。旁观者或许会注意到乔治叔叔眼睛里有一丝奇怪的得意。威廉试图理解复杂的人际游戏;究竟是他不善于开玩笑,还是叔叔在虐待他。区分这二者需要具备符号语言学技能;即,在符号交流的各个领域的技能。他必须了解习俗;区分各种修辞方式,如嘲弄、玩笑、挖苦、讥讽;解读非言语线索。更复杂的是,符号语言学的信息可能并没有故弄玄虚,即并非有意地蒙蔽,而是本身就令人困惑。叔叔可能是在开玩笑——故意传达错误信息——或者他也可能确实认为自己在和孩子玩。在这个意义上,他在向威廉表达和传递他自己对交流中抽象水平和元信息的困惑。

说男性早泄是因为他对女人的敌意或恐惧阉割,这是精神分析的老生常谈。然而,有人会注意到,性活动中丰富的言语和非言语交流似乎超出病人的理解范围。他不知道自己的感觉,不知道该感受到什么;他不能理解女性传递的信息——求爱策略、表达、动作、气味、肌肤色泽的变化、湿润、呼吸。他不能分辨她何时在享受,何时在假装。用黑格尔的名句来说,他不期待成为"她欲望的客体"。他只希望干完活。

性冷淡或性无能者在遇到会扭动、会喘息、会呼应的新伴侣后,萌发出新的性欲望和性表现,这样的例子不胜枚举。究竟是愤怒导致了无能,还是无能导致了愤怒? 愤怒的原因可能不是无意识幻想,而是无助。依赖源于无助,而无助源于符号语言学能力不足。

心理问题的产生是由于无法理解社交体验中的细微差异,特别是通过语言传达的部分。四岁的威廉和倒霉的情人都被他们的体验蒙蔽了。我要说的是,蒙蔽并不是焦虑掩盖下的二级解离或破碎化,而是一种基本而重要的技能不足。由此观点来看,生活中神经症性的问题源自符号语言学无能,而非内部驱力整合不良。

符号语言学,最初由美国哲学家 C. S. 皮尔斯界定和命名,指的是"在任何沟通系统中信号、标记、记号、符号的传递"。[1]在其层级顺序中包括言语,然后是用于加工言语(语言)的精巧机制,最后是更加丰富的经过编码的沟通系统,包括言语、非语言线索以及最重要的:

沟通所处的文化与社交环境——即查尔斯·莫里斯所谓沟通的"语用学"。[2]

请看这个句子:"你无法让石头漂在罗宋汤上。"注意你的头脑迅速地寻找意义。首先,大脑立刻开始寻找各种关联,例如比喻的含义、相近的含义。其次,它猜想着这句话的背景。然后第三,它考虑着这到底是什么事情。罗宋汤……俄罗斯的汤……罗马尼亚犹太人的甜菜罗宋汤(加酸奶油)……俄罗斯的罗宋汤(口味非常浓重的加白菜和肉的热汤)……石头不会漂着……那么土豆呢? 这是谁的俄罗斯奶奶说过的一句精辟谚语,还是帕斯捷尔纳克写的诗句的最后一行,是来自伊凡·屠格涅夫,还是一位精神分裂症患者,是成心胡说,还是一段密码信息,或者,就像杰西·科辛斯基的小说《妙人奇迹》(*Being there*)里一样,本是胡言乱语却被读者解读出深刻的含义? [35]

可见,意义取决于环境。但环境却暧昧难明。如果我告诉你那句话来自一篇俄罗斯小说,我仍然可能是在和你开玩笑、逗你玩、瞧不起你甚至排斥你。所以,这取决于谁在和谁说话,在什么情境下,以及用什么样的沟通方式(讽刺、嘲弄、幽默)。再举个例子:著名心理学家杰罗姆·布鲁纳,正是在讨论儿童的这些符号语言学技能发展时,指出儿童必须懂得"能否劳您好心把盐递给我?"这句话可不是在问他有没有同情心。[3]这属于语义学。但还另有一个语用层面;在当今社会,人们除非已怒不可遏,不会使用这种老套的正式语言! 任何现代人在听到这句话时都会立刻理解其中的怒意。

理解个中信息有赖于捕捉到上述细微之处。显然这非常复杂,需要具备相当的符号语言学技能。在童年期,人用许多时间学习注意这些复杂的符号语言学信息及其多层次的潜在元沟通内容。从这种激进的人际观点来看,精神分析变成了两个真实的人基于自身的经验和人格而发生的真实沟通。这种互动借助语言,并包括一系列沟通和元沟通内容;元沟通就是关于沟通的沟通。于是,在病人谈话时,治疗师可以选择听到什么,决定对什么做出反应。没有不经选择的反应。治疗师在做出反应的时候就是依据谈话内容与病人互动。

36 讨论的内容也同时在两人之间展现。并不存在所谓的"歪曲"或发掘
真相,或对现实与非现实达到某种区分,在经典模式中不可或缺的那
些解译区分这里都没有。

　　所有的人际交流都依赖于口头语言中不同层次的元沟通,依赖
于非言语线索以及语用学知识、包括交流所处的社交和文化基质。
这显然并不简单,也绝对无法彻底掌握。

　　符号语言学技能并非人类所独有。动物行为学研究告诉我们,
动物拥有通过社会习得的复杂仪式,而不只是本能。以野马为例,母
马并不径直去找最强壮的种马。我们知道的是,母马会矜持地站在
一旁,等着看谁会赢得她。胜利的种马必须向她求爱、轻咬她的耳
朵、并做出一系列试探的求爱行为。某些种马从未掌握这种方式,纵
然皮色光润、勇猛善斗,也会在求偶方面大败亏输,无缘交配。无论
是马、猿猴还是在单身酒吧的人,都必须学会游戏规则,而这些规则
确实错综复杂。儿童以为长大以后他们就都会懂;成年人懂得没有
长大成人这回事。

　　弗洛伊德理论中的儿童,仿佛夜晚独自在森林中,被原始冲动所
驱,害怕着万灵的宇宙,想象着威胁和危险。在弗洛伊德看来,幻想
促生焦虑;在沙利文看来,焦虑是共情失败,焦虑促生幻想——但焦
虑可能不仅是防御的原始崩溃,而且是一种独特的复杂社交反应。
人感到不知所措、焦虑或害怕,可能正因为他觉得自己不该如此。军
事心理学家早已知晓这些;最可能在战火中崩溃的士兵是那些以为
37 勇敢就等于不会害怕的士兵。类似地,当儿童认为父母不为他的恐
惧所动时,童年的焦虑就没有得到包容。共情的失败不仅包括父母
在沟通中感染了焦虑,也包括父母没有这样做;孩子独自处于恐惧之
中,没有社会机制帮他学会接纳恐惧。儿童知道了死亡,他害怕睡
觉,告诉了父亲,父亲大笑并叫他放心。那么他是唯一感到害怕的人
吗? 恐惧和焦虑有其自身的元沟通;人必须学会享受鬼故事带来的
惊吓,佯装焦虑。

　　我比较喜欢把儿童看成是一个小人儿在复杂至极的国度里找寻

道路。显然对关系的这种看法既来自于精神医学,也来自于人类学、社会学和语言学。如布鲁纳所言:

> 学习如何以沟通的方式协商,这一过程也正是个体进入文化的过程——最初是家庭的微观文化,最终是组成世界的整个文化。而且,正是通过沟通过程中自己与他人互动的行为,才形成了可以理解文化要求的自我……通过对想要表达的意义的协商过程,自我得以形成。[4]

语言技能与自体是相伴发展的。

第 五 章

症状的意义:精神内部视角还是人际视角

当魔鬼与人定下协议,他会取走一些无足轻重的东西作为
灵魂的象征,或许是鼻子的一小块,小得几乎看不见……

——民间故事

正如卡尔·明尼格曾指出的,弗洛伊德从未写过专门讨论技术
的书,尽管"或许这——创造研究工具——最终会被评为他最为重要
的贡献。"[1] 我曾指出,出于文化和个人背景的原因,弗洛伊德的注意
力集中于建立以生物和能量为基础的元心理学。传统的元心理学观
点——动力的、遗传的、地形学的、结构的、适应的和经济的——本质
上只是同一能量机器范型的不同比喻。某些近期的理论进展,如沙
弗所言,"都可归入一种或几种传统元心理学观点,而另有一些尽管
蜷缩在元心理学的语言中,却可能需要建立另外的理论语言"。[2] 原有
观点认为,防御会容纳、调整和歪曲本能力量。幼儿性欲(infantile
sexuality)是这种观点的核心。儿童必须处理强大的原始冲动。正
是他自身的防御、他的家庭和社会起到了容纳和调节这些冲动的作
用。因此,这种观点认为,坐在爸爸大腿上的小女孩之所以焦虑是因
为她的性感受。如果爸爸呵她痒痒,则是有刺激性的真实事件,或许
会打破她的控制平衡,不过对这种理论来说这并非重点。

人际观点并不否认儿童的性冲动,但认为它不是问题的根源。
如果父亲焦虑,儿童就会变得焦虑。在沙利文看来,焦虑是人际事

件，是共情遭到了破坏。如果父亲害怕儿童的感受或他自身的诱惑性，他就会变得焦虑。于是在这一交流中会出现一些阻碍。例如，小女孩在爸爸大腿上扭动。他突然恼火起来说："你要是不能好好坐着就下去！你怎么就会这么动个不停！"孩子感到伤心，但又不明所以。

　　这种表述有点把两方的观点过于简单化了。弗洛伊德主义的精神分析师会俨然宣称，他们早已超越了这种早期观点。但是，我要指出，这种在知觉和目标上非常基本的分歧仍然存在，潜藏在后期更加成熟普适的精神分析发展之中。

　　或许有人会争辩说，这种差异会带来什么不同呢？双方尽管存在这一所谓的分歧，但他们都赞同基本的精神分析规程。双方都赞同家庭和社会塑造并容纳了新生的儿童。或许这是一个鸡生蛋还是蛋生鸡的问题：是儿童的幻想导致了对实际事件的歪曲，还是实际事件导致儿童的体验歪曲，进而产生幻想。这重要吗？

　　从精神内部的立场来看，敌人在内。在人际学者看来，敌人在外。用后者的观点来看，病人了解到他的知觉是在与他人的互动之中塑造的——不是被他人的反应所塑造的，如你所注意到的那样。病人不是被动的受害者。但他所得到的教导是要和世人一样保持自身的社交稳定性。为了这个目的，不止是语言，符号语言学是必备技能，而培养这种技能需要大量没有歧义的体验。生活在沙利文所谓的偶秩模式中的儿童还无法理解事件的关系。只有当别人告诉他时，他才掌握世界上的因果关系。要发展出共秩模式，他必须理清世界的顺序，从恰当的角度看待事物。（对于沙利文"恼人的"希腊语三部曲：原秩（prototaxic）、偶秩（parataxic）、共秩（syntaxic），帕特里克·穆雷下过最清晰的定义。正如词根显示的，儿童理解现实是通过用语言组织和整理现实。）[3]这是一种习得的技能，属于社会技能。与其说病人出现问题是因为他们的驱力或防御不足，不如说是因为他们无法解读世界、理解细微之处、运用足够的技能影响周围的人。

　　或许下面这个临床片段有助于说明上述差异。病人是一名二十八岁的男医生。他风度翩翩、颇有教养，学术资质无懈可击，带着完美无瑕的"常春藤联盟"风范。无论是他的姓名还是他轮廓分明的外表都不会显露他中产阶级犹太家庭的背景。他的姓名和外表都经过改造：前者由父母通过法律途径变更，后者是他借助手术改变的。值得注意的是他在十三岁时做的鼻部整形手术，得到了父母特别是母亲的鼓励和配合。

41　　他完全不介意人们认出他是犹太人，但鼻部整形却成了他生活中最羞耻的秘密。他一直无法告诉爱人或朋友。他的苦闷积累成了偏执，尽管从其他方面来看，他是个通情达理的成功人士。虽然他的秘密无疑成了亲密关系的阻碍（或回避亲密关系的借口），他的社会功能与职业功能并没有受损。对他来说，这块鼻子真的已经变成了他灵魂的契约。

　　这个鼻子的问题傻得够呛。这仅仅是虚荣、骄傲、自恋吗？若是这样，我们对他的性格结构就能有所了解。或许他是个"波特诺"，一个自恋的人物，他的自尊无法容忍这小小的瑕疵。或许，这个小小的症状有着深刻而危险的根源。它可能显示出他缺乏真诚，揭示了他可悲的缺陷。或许，它提示了阉割焦虑的存在，或者他直接怀有这种焦虑，或者这种焦虑具有更抽象的伪装，代之以他对自己性魅力和性能力的怀疑。他确实清楚地感到自己的残损和衰弱。

　　在临床案例会议上，围绕这种单独突出的症状进行了一整天的讨论。你会听到同行们各种各样的——请允许我用个双关语——疾病分类评估＊。要是换个不那么专业的情境，这些评估听起来可能不免有些像价值判断。在这种情况下，分析师宗教信仰的深度和他本人鼻子的长度比元心理学观点具有更大影响。或许，更直白地说，元心理学和诊断方面的意见轻易地让位于个人偏见。

　　无论如何，在治疗中治疗师曾试图了解这名男性在这一过度的痛苦背后有何幻想，但全部努力都徒劳无功。有一次，他又纠结于自己是否可以把这个秘密告诉未婚妻。结果谈话像惯常一样兜来兜

＊　疾病分类 nosological，前缀与鼻子 nose 相似，此处可联想为鼻腔学评估。

去。然后，他极其随意地提到，这周他的下一次治疗需要改时间。他 42
没有主动说出原因，尽管他因医院的安排而改约时间并不罕见。然
而，治疗师询问后，他再次随意地回答，他要住院一晚去接受手
术——矫正鼻隔膜偏曲。为什么他没有提到呢？那原本似乎不重要。

　　治疗师突然想起病人几次治疗前报告的一件童年往事。在他从
学校回家的路上，一个男孩持刀威胁他。他相当机智地凭借三寸不
烂之舌解决了麻烦，而回家后没有向父母说起此事。为什么？他不
太清楚；他们一定会通情达理、恰如其分地做出回应。特别是他的母
亲，总是关心惦念着他，而他尽管不知为什么却无法感激这些。

　　此刻病人吐露他要接受手术，治疗师做出了某种含糊的同情姿
态，而事后他则好奇，当病人隐瞒了他那饱受关注的鼻子的信息，自
己为什么如此恼怒。另一方面，这个手术确实非常简单。治疗师对
于病人未曾告知他为何感到不快？

　　这时治疗师想到，他从来没想过为什么病人总觉得该把自己可
怕的秘密告诉他，而不管是什么秘密。这种理所应当的态度原本是
荒唐的；难道是否告诉别人不是他自己的事吗？亲密关系就需要毫
无保留地完全吐露吗？显然，病人感到他与别人的关系中如果保留
了秘密，就将不可避免地损害关系。当然，如果他就决定，无论是否
疯狂，这是他的感受，他可以不告诉别人，这种解决方式会简单得多。
听到这种新的可能性，病人一开始很震惊，随后产生了兴趣。 43

　　你会注意到探询的领域此时已经转变了，从作为他的属于自我
体验的症状意义，转向作为社交事件的症状意义。治疗师逐渐发现，
在他的家庭里，隐私不被看成是好事。家里鼓励的是诚实坦白。遮
遮掩掩或守口如瓶令人不悦，而当他"坦白地"向母亲吐露感受时，她
会以关心理解的态度回应。他的愤怒及各种感受都需如此。她总是
准确地知道他的感受如何，分担他的痛苦。当他对自己的外表感到
痛苦时，她催促他去做整形手术。所以，像童话中一样，神奇的帮助
者给予的奖赏总是远多于接受者所要求的。像米达斯国王一样，病

人的愿望得到了满足*。他是那种开明敏锐的父母所养育的不幸的孩子,注定了永远不会被父母误解。

孩子怎么能怨恨什么都想了解,给予同情、关怀和帮助的父母呢?孩子如何能区分合情合理的关心与对他感受的共生吞噬呢?做到这些需要很强的人际技能和洞察力。艾利斯·米勒极其敏锐地在她的《童年囚徒》一书中描绘了这种童年困境。出于客体关系的观点,沿袭唐纳德·温尼科特、马勒、科胡特的论著,她说:

> 儿童有一种基本需求,希望在任何时候都被当成真实的自己、当成自己行动的核心——核心行动者,并得到尊重。

44 据说手淫是儿童第一次自主的活动,第一次没有父母参与而可能获得的自我满足。或许后来在前青春期出现的说谎与隐瞒是必备的发展技能,用以保护容易失衡的自我感,直到青春期(及青春期后)个体发展了符号语言技能,可以区分真诚的反应与虚假的关心。我猜想对他人的信任(不是指那种让人费解的婴儿期恩赐,那种被认为使儿童从此永远信任的"基本信任")是在前青春期丧失,而信任的重获则是当儿童在游戏的细微之处学会了极其微妙的各种变化时:玩笑、伤害、挖苦、亲热的嘲笑、讽刺。这些是培养符号语言学能力的练习,后面将会详述。

"自恋"的精神分析定义所描述的大部分情况完全可以归入多情症(sentimentality)这一词条。多情症可界定为把情绪作为体验,而不是作为人际互动来投入。多情症患者希望感到爱意,感到自己心中有爱,而不是爱另一个人。这种爱是不及物状态的。多情症患者表现得热情、关心、有爱。孩子如何区分自己是他人关心的接受者,还是观众?这非常困难。孩子可能成长于父母一贯关怀、友好、民主的家庭;青春期的混乱和争执从未发生;然而,他却被一种模糊的不

---

* 希腊神话中的一位国王,神实现了他的愿望,即碰到的任何东西都变成金子。

满足感所啃噬,如果他能诉诸言语,会说那是种被疏离、被忽视的感觉。父母可能回避孩子的愤怒,不是出于害怕攻击性——这是一种动力学解释——而是因为他不希望自己的"良好感觉"被破坏。正如奥斯卡·王尔德所言,多情症患者就是那些想要拥有情绪这一奢侈品却不想付出代价的人。

本书的论点是,人们之所以遇到问题不是因为发生了可怕的事 45或因为把日常经验歪曲成了恐怖体验,而是因为他们陷入了充满遗漏、假象、误导的难解的语义网络之中。父母自恋的问题主要不在于让孩子得不到应有的爱,虽然当然如此,而是它让孩子困惑。一个得不到父母关爱的孩子可以、也常会转向他人——兄弟姐妹、父母中的另一方、朋友的父母。但困惑的孩子则留在原地,不懂得为什么这样的爱无法令他满足。

例如,一名病人在某次治疗开始时描述他看过的一场戏,有个女人在生活中一无所感,直到爱人生气地扇了她耳光。这是她前所未有的经验。随后他报告了一个梦,包括两个部分。在第一部分,他去滑雪,服务员帮助他坐进升降椅。但是坐入椅中需要身体扭曲的姿势。在第二部分,有一座家里摆设的小型神像,是某种魔灵的像。铁匠正在修理它。遇到火焰,神像越变越大,魔灵跑了出来,毁灭了村庄,吞噬了周遭的一切。这真是一个普适的梦;从弗洛伊德主义到荣格流派到人际学派的各类分析师皆喜闻乐见。你只需要补充一点,治疗师热衷于滑雪。我们都会赞同这个梦是"移情的"——它一方面影射了治疗师对病人过度的控制和束缚,就像弗洛伊德著名案例中施雷贝的父亲;而在第二部分,又指出了病人失控并毁灭视野里的一切。这是他对口欲攻击的恐惧吗? 那么其神话意象呢? 这里有伏尔甘和他的铁匠铺;饕餮,藏族神话中的怪兽,吞噬世上的一切,最后了吞噬自己 *;还有普罗克汝斯忒斯之床。还可以有更为人性化的解

---

* 此处指中国、印度、尼泊尔等文化传说中均有的一种贪婪吞食的怪兽,在藏传佛教中为"Kirtimukha",意为"荣耀之脸",中国传统文化中为饕餮,尼泊尔称为"切普"。作者参考了罗伯特·比尔(Robert Beer)所著的《藏传佛教象征符号与器物图解》(*The Handbook of Tibetan Buddhist Symbols*)。

46 释:即,病人被迫顺从;父母害怕他的魔灵,即希腊神话中被神化的
英雄或守护神。或许这只是对过度限制与过度放松这两极的不同
比喻。

但你或许会注意到,在这两个例子中,病人都信赖提供帮助的、
类似于专家的权威人物;这两个帮助者,升降椅服务员和铁匠,都是
客观冷静的专家。每次的结果都不尽如人意,但也并非出自敌意。
这个"被神化"的孩子如何触及自己的内心? 他人如何关注他吞噬一
切的强烈需求? 是通过解译,还是通过移情分析? 至于反移情呢?
如果治疗师从未讨厌过这个始终迷人、聪慧、得体的男子,那么这是
否可以称为反移情? 如果治疗师没有产生反移情,这是否也是一种
反移情?* 或许治疗的关键在于治疗师以某种真实的方式感受病
人,纵使怀有轻蔑、不屑或感到完全无趣。吞噬一切的魔灵或许是他
的驱力、他萌生的力量、或是他从不为人所动的人际体验。在最后这
个意义上,是在真空中产生了无止境的扩张。他需要包容自己的驱
力,还是与可能关心他、触及他、包容他的人发展关系?

从这个角度来看,导致强烈的攻击性或饥渴的,不是不受约束的
驱力,而是对于病人的需求未能给予满足或未能设定限制的人际经
验。在日常生活中,正如在政治中一样,权力带来腐败。安全与正直
存在于人际互动中,而不在内化的超我中。过去四十年里世界上的
47 暴行定然业已让我们懂得这点。人必须学会区分真诚的关心与虚假
的友善。

你可以说,如果病人放弃他最后的(也是唯一的)秘密,他就完全
属于对方了。在原则上,他没理由反对:他认为淹没在"乖孩子"感觉
里的状态就等同于爱。当他能够体验到信任、亲密和他人对他反应
的真诚,当这些不再被蒙蔽时,症状才可能消除。有趣的是,秘密并
未消失;只是变得不再重要。他懂得了无论其意义和原因如何,这无
关他人,只是自己的事。而且,女人的反应也不再是她是否关心或在

* 关于对反移情中的恨的讨论,参见劳伦斯·爱波斯坦。[5]

意的有力证明。在这个特定的房间里,她可以因他而快乐、关心他、或认为他是个傻瓜。她或许表露或许不表露甚至不知道她这方面的感受。所有这些其实都无关她爱他或骗他的能力。

正如所有的临床片段一样,这个片段已过度简单化,但仍隐含着诸多可能。然而,如果把症状看成是人际蒙蔽的表现,而非强加于现实之上的内心幻想,那么病人的痛苦就是由于他无法弄懂行为的含义。治疗的焦点变成了阐明他过往经历中与母亲的体验,当前与女人的体验,以及作为最终共同路径的与治疗师的体验,治疗师—病人的关系,广义所指的移情。治疗师必须觉察的重要资料是自己在这一互动中的贡献,即使未必告诉病人。

治疗师跟随着病人的叙述,觉察着自身的参与,在隐喻中听出了隐私和亲密。你可得注意到我并没有说这种隐喻是隐私。隐喻是一种(词源的)延伸,本质上来说,拥有无限的视角。直到病人"见诸行动",不告诉治疗师他新近重演的鼻腔手术,这个隐喻在他与病人的关系中浮现,治疗师才听到隐喻。治疗师做出解译;即,他指出关联,将这个事件与病人的母亲联系起来(是治疗师的联想,但也是病人的报告)。正如后面要详述的,他把解译的一部分表现了出来,或用路德维希·埃德尔伯格的术语,"治疗室内的见诸行动"。[6]他说的类似于"不是一定要这么想。人是可以有秘密的。我明确地说我赞成这样"。当然,这是指导病人,或至少是想要提供矫正情感体验。然而这是刻意为之的,因为它让治疗师直面病人目前具有的问题。让病人了解到自己有自主决策的困难,这好倒是好,但荒谬的是,治疗师告诉他这个问题在治疗中不应该存在,在这里他必须自由地说出一切,并且信任治疗师,后者应该是可以信赖的,他会觉察并控制自己的参与。即使治疗师是可信任的(就算治疗师遵守伦理、意图良好;但这也未必保证他可以信任),病人对世上的其他人也可以指望这种好意吗?

沙利文有个常被引用的案例,在咨询中他见到一名迅速陷入精神分裂式解离的年轻人。在探询中,沙利文注意到病人把父母描述得极其完美,无可挑剔,尽管明显是他们扼杀了这个年轻人每一次尝试独立的努力。沙利文对自己说:"哦耶,我听着可不觉得那么好。这不合情理。也许,你忽略了什么。"他会对病人这么说吗?绝对不会!他说的是,"你的父母,特别是母亲坚持不让你学跳舞,我依稀觉得,有的人可能会质疑这种关心对你的益处"。然后沙利文报告说:"我欣然地看到,这位精神分裂的年轻人狠狠地瞪了我一眼。"这个互动曾被作为技术而介绍,以我看来,它在语言和风格上堪称贝克街的经典模式。例如莱斯顿·黑文斯曾著书论及沙利文的技术,并描述这是沙利文有意的决策,通过旁敲侧击以免引发过度焦虑。[8]换言之,这是符合沙利文关于精神分裂困境的概念的技术策略。

但是沙利文为什么采用如此奇怪、矜持、爱德华时代风格的迂回,与他原本的内心想法如此不同?还有其他方式可以用来旁敲侧击。本质上,沙利文在对内容进行解译。他对病人说出他认为病人做了什么。但是同时他也在做出另一层面的人际沟通。他是在对病人说:我知道你知道你所说的关于你父母的仁善完全是胡扯。你不相信,但你却希望我信,因为你认为我们都是联合起来反对你的伪善者。我不会傻到要友好地对待你,因为你会认为我在巴结你。但我想我会让你知道我在参与这个游戏。这听起来实在是像 R. D. 莱恩,当然这可能不是沙利文当时的想法。但在我看来,同样可能的是他只是通过有意的迂回来分散病人的焦虑。本质上,这是非常复杂的沟通,让病人拥有对他生活层层深入的觉察,用莱恩式的悖论来说,是关于他不知道他知道的那些他不知道他知道的东西。

如果病人保留信息不让治疗师知道又怎样?乍一看来,这样进行治疗颇不寻常。精神分析的"基本原则"就是病人说出脑海中出现的想法。如果他不这样做,我们会说缺乏"工作联盟"。然而,几乎所有的病人都会有所保留;他们可能"忘记"事情,只有在分析师做出聚焦这一点的解译时才会记起。我们情愿把这些小小疏漏视为理所当然,理解病人是焦虑使然;但我们极少认为这种保留是完全正常的社交技巧,病人只是在运用技巧。完美的病人在治疗中的表现似乎不比完美的孩子在生活中的表现好多少。

当治疗师实行这一"基本原则"时，他常常要思考不少难以想象的事：病人会冒出他能设想的所有不可接受的敌意和性幻想，特别是在使用躺椅的情况下。大多数分析师明智地对这些内容置之不理。在这个案例中，病人感觉自己必须把症状告诉分析师，而分析师实质上告诉他不必说。归根结底，他的痛苦只是关于向别人吐露症状。家庭治疗师称为的"悖论指令"发挥了作用。治疗师"参与"了症状。病人没有消除症状；他消除了对症状的兴趣。这为什么会有作用呢？很可能是因为治疗师关注的不是症状对病人的意义，而是症状在与治疗师的互动中的意义。

这界定了在治疗发展方向上一个非常重要的区分。从精神内部流派的观点来看，病人对治疗师的行为是从外部世界延伸、迁移而来的。正如明尼格和菲利浦·霍兹曼所言：

> ……病人连续地从当前情境转向分析情境，然后转向童年情境中相关的方面，然后转向现实情境，并沿着同样的逆时针方向[原文强调]继续。这是典型、恰当、正确的顺序……但是如果连续的资料从深层直接跳到当前的活动，即，在我们的图上的顺时针方向，就是有什么出了问题。[9]

换言之，流动的方向决定了对现实的界定。病人在移情中产生了歪曲，从当前转向过去，看到了联系，然后能看到移情歪曲的不真实从而放弃。相反，如果把与治疗师的每件事都看成是新鲜、合理的互动，那么治疗室只是一处可以极其细致地检视病人如何处理经验的场合。它并不比他过去的经历更真实或更不真实，也与过去没有多少差异，这不是因为病人在投射，而是因为在他与世界的对话中塑造和保持了它。人不仅通过符号了解世界，而且通过符号建构世界。病人可能从过去转向现在，或者逆向而行。在人际学者看来，这个方向是环形或螺旋形的，而不是线性、单向的。举个简单的例子：在传统上病人把治疗师看成苛刻的父亲,然后他回到童年经验,给他的感觉是同样苛刻。然后他看到这是服务于他内心机械特征的歪曲,或者,如果是真的,是对内心机械特征的刺激。他回到当前,觉悟到他对当前生活的不满和移情是来自过去的歪曲。

相反,如果承认病人感到治疗师的苛责中有一丝真实性,那么你或许会想知道他是如何感知及应对批评的——包括此时此刻与过去。这并不存在歪曲的问题,也不必帮助病人区分他的痛苦中哪些部分是适当的,而哪些不是。在治疗中会逐渐发现在人际行为方面他很难应对评价、批评、帮助、建议,这整套用见解影响他人行为的互动;而且,更重要的是,他的困难在于无法用言语描述和梳理他的经验。因而,沙利文关于治疗师作为"共同验证者"(consensual valid-ator)的概念,可以理解为治疗师帮助病人区分何为真实、何为虚幻(沙利文当然这样做了)或者参与病人的互动,同时与病人一同审视他们互动的细微之处。

无论治疗师名义上意图如何,他无法自控地会对病人做出反应。如果病人是同性恋,治疗师对这方面会有他自己的经验。他可能力图不向病人吐露这些,以保持他的中立参与。这样做是否可行,甚至是否真诚都值得商榷。如果病人认为治疗师是苛刻的,而治疗师也意识到自己的苛责,那么他们可以一起探讨当他们冲突时发生了什么。对于病人幼稚和利用的行为,治疗师不做批评与出于竞争或怨恨而做出批评,都可能是与病人同谋的参与。这就开启了一个微妙之处几乎无穷无尽的领域。病人的过去、病人的现在、他与治疗师的互动彼此成为变形,作为同一体验的不同体现而具有极大价值。

第 六 章

53

实践操作:治疗的共同基础

> 精神分析将语言从理性叙述的逻辑水平扩展到生活中不合逻辑的领域,从而让我们身上相应的部分开口出声,令它不再在沉默的限制中喑哑。

> ——保罗·利科

治疗师即使避免了"鼻子"片段中采取的方向,也会从中发现某些不易忘怀的相似之处。其中有每次治疗 50 分钟的传统约束、付费、与病人的接触限制在治疗时间之内。病人描述他的症状——不是关于他的外貌而是关于隐瞒欺骗的强迫观念。然后,在显然没有意识到内在联系的情况下,他先提到了要变更约定的时间,治疗师进一步询问发现,原因是他要对自己已经过度投资的鼻子去做个外科小手术。在询问他为何没有想到谈这个手术时,重现出他向父母隐瞒信息的一个童年事件。治疗师于是重新检视并调整了自己对这一互动的理解,转换了探询的重点。

治疗以循环的方式进行,从症状到见诸行动、到童年记忆、到移情、到反移情。如同我在前一章所谈到的,明尼格曾描述过这种资料的循环,而且任何精神分析师,无论理论或机构立场如何,都熟悉这一点。简言之,在不同的目的背后,我们的方法具有相似性。精神分析的实践操作可谓是弗洛伊德的核心贡献;这是一种可以与元心理学区分开来的做法。精神分析的实践操作可以分解成一系列条理清晰的步骤,有方法可循。这种程序可以称为规程。如前所述,规程的成功并不依赖于其理论基础的正确性。有可能规程有效,而对其效果的理论解释是错误或片面的。

许多实践真知就是这样发挥作用的。在中世纪,人们认为是夜晚的空气导致了疟疾。因此,人们关紧窗户,将房间里的植物挪出,并用厚厚的床幔把床围住。人们还认为低洼地带的夜晚湿气更加糟糕,于是尽可能把房子建在高地。当时的人们当然不知道是疟蚊携带了疟原虫。他们使用了亚里士多德体液说的范型,并建立了预防疟疾的规程。在我们今天看来,这种理论或许是错的,甚至幼稚可笑。然而,这个规程却可能有效。弗洛伊德的理论范型是牛顿理论和能量学的范型。但他的规程却是实用的,并不受限于其理论范型。用更简单的话来说,理论可以独立于治疗方法,甚至两者之间可以没有什么联系。

55 规程可以分为三步:

    1.治疗框架的建立与界定。

    2.病人生活中内隐与外显秩序的详述和丰富。

    3.在治疗师—病人关系中阐明这一秩序。

我将详细说明这三个高度凝练的步骤,但我要再次强调,这一规程是任何精神分析立场的核心,从最保守的学派到最激进的人际学派都是如此。治疗师理性而详细的询问,向病人指出盲点和矛盾之处,力图解译"歪曲"——即指出病人在哪些地方歪曲了现实——以任何人的严格定义来说都还不是精神分析。为病人提供触及自身感受的机会,或与慈爱关怀的专家进行抚慰心灵的晤谈,这样的疗法也不足以称为精神分析。这并不是否定这些也可以构成有效心理治疗的基础,对某些病人来说比精神分析更加合适。然而它们都没有满足精神分析规程的要求。

这个立场当然极为武断,但却接近于弗洛伊德对精神分析的定义,即任何承认移情和阻抗的治疗方法。恰如弗雷德里克·克鲁斯所言,"弗洛伊德(在《论自恋》中)写道,精神分析的'整个结构'独立于元心理学的命题之外,后者'可以被取代和摒弃而不会损害'这种结构。弗洛伊德知道高层级的理论是对咨询室中做出的比较直接的推论的事后诸葛"。[1]"移情"和"阻抗"这些术语,在使用上与其说是严谨的,不如说只是辞藻堆砌。精神分析师似乎任意给词语赋予他们想要的含义;正如矮胖子所言,这只是谁来做主的问题。不过,这些精神分析实践操作的概念很少会有精神分析师不赞同。至于他们如 56何解释这些词,以及结果会如何不同,那毕竟是另一个问题了。

"框架"是贝特森最早引入的概念,在社会学与精神分析中大量使用。[2]它是对病人—治疗师互动的限制条件的概念描述。物理上的限制是易见的:有限接触、时间、费用、频率、守时、取消预约、休假等。双方建立协议,要承受并检视两人之间发生的事。病人遵守协议,要由衷努力,报告梦和联想,并承诺即使在不想来的时候也要来就诊。

与此同时,还出现了一种更微妙的限制界定;这是治疗师在最初几次治疗中设立的结构:关于病人的求治动机、目标以及他对治疗师的期待。而且,在探询过程中,治疗师界定和形成他自身的限制和能力范围。一位刚与妻子分居而情绪低落的病人,未见得适合心理治疗,或至少不适合精神分析治疗。如果病人不经意地逛进来,主诉模糊不清,而治疗师随即默许进行治疗,这样的治疗已然违反了规程的严格限制。病人常常通过求治以使自己的神经症更臻完美。治疗师有责任设立排除的范围,警告病人治疗师不能如他所愿,至少在这方面。框架限制病人,也限制治疗师。

重申一遍,规程的第一步本质上是界定限制。这不仅意味着治疗的物理框架,也包括界定可能性的限制、承诺的限制、兴趣的限制。这可能包括令人尴尬的世俗问题,如治疗师有多忙、谁转介了病人、 57治疗师与病人的相对年纪、相对的社会经济地位。或许还有些模糊的美学问题:对于治疗师来说,病人有吸引力吗;是否令他/她想起了过去的某人;他是否对病人的所作所为或生活方式感兴趣? 治疗师从来不是没有动机的。他并不是去除了自身目的后才开始治疗,如果病人一定要认为治疗师像帕西法尔*那样纯洁,那已经陷入了偏

---

* 亚瑟王传奇中寻找圣杯的英雄人物。

执。治疗师必须实现他的特征,而不是排除——后者显然是不可能的。在反移情中,就像内战中我们说米涅式子弹一样,"你永远听不到打中你的那一发"。对于治疗师的参与,我们所知的便可以利用;而在他意识之外的则造成问题。对治疗师动机的意识觉察或前意识觉察可以作为有效的治疗工具,即使它毫无疑问是"反移情的"。

坎治疗过一位非常有魅力的年轻妓女,曾遭到她叔叔精心设计的诱惑,治疗中有个精彩的片段。[3]坎医生安排在周日见她,给她的费用打折,根据她的要求随时见她。当然,他没有把这个治疗界定为精神分析,而是一种弱化了的"心理治疗"。

坎医生违反了传统框架的限制,为她特别安排会面,不为别的只因她的魅力,随后他着手以谨慎和真诚的关心来治疗她。她会下穿超短裙上穿透视装前来治疗(躺在躺椅上)并作出诱惑的暗示。坎医生形成了极其详细的假设,关于她想要成为男孩的愿望,而她的治疗效果很好。这是因为坎医生对案例的准确理解,还是因为他对框架矛盾的操纵?尽管他没有说,但我猜想那是他有意的策略。她不可能忍受传统的精神分析框架。由于他一开始诱惑她,后来又不诱惑她,她从中获得了机会去充分展现并解决信任与信赖的问题。这是精神分析式的心理治疗;治疗中利用并操纵了移情和反移情,然而从未明确指出和分析。要使治疗完全成为精神分析,治疗师与病人的关系及其中的所有微妙、两可之处都必须明确讨论。

框架也有时间维度。除了谈话内容,治疗师还会建立一种从容的谈话节奏——既不过于急促,也不过于缓慢。治疗师通过沉默、咕哝、细节询问和解译,避免被资料淹没或失去治疗的推动力。勤奋的新手治疗师满腔热情地钻研资料,一年后却可能发现自己与一位被动而沉闷的病人陷入了停滞。在成功的治疗中,是病人引领着治疗。正如我将在下一章介绍的,治疗中必不可少的要件,即治疗师建立联结、听出联想之间的"脉络"的能力,都是基于患者治疗进程的有节奏的推进。除了诠释学以外,时机和节奏感可能是建立工作氛围时首屈一指的重要因素。

再举一个关于空间距离的有些不准确的比喻,这就有些像驯狮子。驯兽师必须准确地把握训练距离;如果太近,狮子会攻击他;如果太远,狮子会失去兴趣。与病人的关系也是如此;治疗师找到合适的工作距离,然后慢慢后退。顺利的话,病人会随之趋前。或许更加高雅的类比是马丁·布伯认为对话同时依赖于关系和距离的概念。一个人进入人际关系的同时,也在与他人保持一定距离。这是布伯在 1957 年对一群精神分析听众特别指出的一点。[4]

框架多种多样,从以山多尔·费伦齐为例的宽松界限,到查尔斯·布伦纳或罗伯特·朗设立的虚拟围栏(virtual stockade)。“框架”一词令人以为只是把生活一角任意加上边界,如同画框界定出画家选择描绘的实景。于是,人们可能认为精神分析的设置是聚焦病人的生活,或创建一种缩微的生活让病人体验,以获得第一手的对现实的矫正性体验。

这种理解错失了精神分析设置的重要特性,也误解了限制的目的。正如贝特森指出的,精神分析是一种游戏:它是一种结构化的游戏;它不是真实生活。弗洛伊德也曾把移情称为“游戏场”。然而,对于任何把游戏等同于不认真或不重要的人来说,这种观点可能不免冒犯。其实并无这样的贬低之意。游戏是一桩认真的事;游戏可以玩到至死方休。精神分析的框架并非仅为了集中焦点;而是设立一系列规则。正如贝特森指出的,“界定心理框架的第一步或许是说出这是(或界定了)一类或一组信息(或有意义的行为)”。[5]

从定义上来说,游戏就是佯装而非真实。正如贝特森指出的,此咬非彼咬;也就是说,游戏中的小狗佯装去咬,但不会真的伤害它的玩伴。小狗传达的元信息在它后半身:小狗的前半身在怒吼、耳朵贴后、露出牙齿;而后半身却是抬起的,摇着尾巴。元信息在说:“这是游戏!”如果误解了信息,小狗有时会被成年狗咬死。精神分析作为治疗模式的可行性正因为它是游戏。否则,病人只会多一次与另一个人相处的经验,当然这个人是专家而且心怀好意,但从分析师的个人生活来判断,也未见得好于或差于其他人类。分析师因框架的元信息"这是游戏",而得以自由地以不同的方式体验自身——不说别的,也会少些焦虑——因为对治疗师来说,病人从来听不进自己所说的话是一回事儿,而配偶听不进自己的话又是另一回事儿了。

因此,框架不是现实生活中的协议,而是高度限定的游戏片段,带着不同层次的元信息,而精神分析师探讨的正是这不同层次的信息和意义。在遇到无法分辨信息的病人时,这一点就会格外明显。病人不想建立"正向移情";他疯狂地爱上了(或恨上了)治疗师,并希望得到回应。我们称这种早期的情欲移情是"不良预兆",并称这种病人是"具象化的"(concretized),伴有不稳定的边界。实际上,这种病人是不知道怎样玩游戏,或是拒绝玩游戏。更简单的例子如,病人狡猾地问:"如果你真的关心我,为什么不能免费给我治疗呢?"治疗师对此或是保持沉默,或是牵强地解释说,没有收费病人就不会真正"追求改变"。真相是我们不是病人的朋友而是他的分析师。后者并不是更不重要或关心程度更低的关系;只是与前者不同。再次引用贝特森的话:

> 治疗过程与游戏现象之间的相似性其实颇为复杂。两者都发生在有限定的心理框架中,对一系列互动信息具有空间和时间的限定。在游戏和治疗中,信息都与更具体而基本的现实有种特殊关系。正如游戏中假装的战斗不是真正的战斗一般,治疗中貌似的爱和恨也不是真正的爱和恨。[6]

61 根据弗洛伊德主义的观点,这界定了游戏场,退行在此发生,病人在此体验自己的幻想歪曲。根据人际观点,这是符号信息变得更强更清晰的情境,其独特性是因为界定并提供了机会,让病人和治疗师可以直接探讨不同层次的符号体验。

62

第 七 章

实践操作:游戏场

> 无论使用哪种时态,一切言语都是当前的行为。回忆永远发生在现在。
>
> ——乔治·斯坦纳

在建立框架之后,治疗师可以继续进行游戏,或者是鼓励病人自由联想,或者是运用沙利文学派的细节询问,更正式地探询空白脱漏,即病人叙事中遗漏的内容。无论治疗师采用哪种做法,他都扩展和丰富了资料。这些资料从许多不同的领域浮现出来:显然,包括病人当前的生活与困难,正是后者促使他前来求治;他过去的经历和家庭体验,这些决定了他当前的困难;他的梦与幻想,代表了在他组织良好的生活知觉中的漏洞。也有资料来自于他对治疗师和治疗师对他的体验,但这些是较晚出现的。

一种不可思议的规律开始浮现。无论选取一件小事"深入"探讨,还是对病人资料纵览全观,都可以看到相同的经验模式出现。通过治疗开始的十分钟所获取的资料,本质上就足以重建病人的整个动力学(令人钦服的老师经常如此)。进而,如果(治疗者)巧妙地从当前进行到过去再进行到移情(或,根据明尼格的观点,从当前到移情再到过去),你就能看到在每个领域中都重复着同样的模式。于是形成了螺旋式上升运动(一个三维的不断扩展的螺旋),每次在不同领域的资料中往复,这种模式就在每个领域和全局上表现得更加淋漓尽致。这是一种不可思议的隐含规律。

• • • •

63

换言之,这种游戏从资料的充实丰富开始,进而扩展到把来自不同经验领域的资料匹配起来,其中包括想象(幻想)资料,随着治疗师与病人觉察到更广泛、更丰富的模式、治疗师做出解译(即明确阐述)而达到高潮,这种解译本身也参与到模式之中,"启动"循环的再次往复,朝向"更高"、更广的螺旋。

弗洛伊德认为强迫、吝啬与肛欲关联,其潜在基础正是强调模式与含义从一个领域向其他领域的延伸。病人的"肛门—保持"特征延伸至全部的经验范围,弗洛伊德可能会说这位病人固着在肛门期水平;如果说病人使用的隐喻是保持,也同样准确。分析师对隐喻式变形的关注导致莱昂内尔·特里林把精神分析称为"比喻的科学";这其实就是隐喻。[1]

下面是个非常简单的临床案例。病人做了三个梦。在第一个梦里,他在应对他的华裔洗衣工,因为洗衣工不归还他的衬衫。在第二个梦里,他在餐馆,尽管他预订了座位,但还是被迫等位。在第三个梦里,他在银行申请贷款,却被要求支付超高的利息。在三个梦里共同的主题是面对刁难他的工作人员时产生的挫败感。这些梦显示了他面对权威人物的困难,以及他对挫败、失望和不被认可的复杂态度。但是,所有分析师都会立即从这些梦里听出其他的内容。分析师认为这些梦也在显示移情关系。为何这么说?因为难以理解、僵化不变的时间和费用安排正是精神分析设置的三个突出特征。

治疗师可以以多种方式阐释这一固有模式,从最具操作性的方式到最深奥的诠释学方式。整套解译是治疗师的隐喻;它只是治疗师说明他看到了什么的方式——也可以说,是对复杂、层叠、类比的过程做出数值、线性的观察。然而,模式在病人身上浮现,几乎不需付出什么意识努力,随着他的谈话就出现了。正如坎所言:"我们是病人治疗进程的仆从。"[2]

在此无需过深的神经心理学推论,就可合理地推定这种值得注意的现象反映了某种固有的大脑结构。这一点非常值得强调,因为有时治疗师表现得好像治疗取决于他们从混乱中理出头绪的能力;

从混沌中产生秩序是神圣但却无凭的设想。秩序就在那里,等待治疗师和病人发现。即使他们现在没有发现,随着资料的累积、复杂度的增加,将来也会发现。

因此,在设定了框架限制之后,我们观察到一种不在现实生活中发生的过程,它是治疗的人为产物。随着病人涉足不同的经验领域,随着治疗师的跟随、支持和催化,出现了一种跨领域的一致性。治疗师通过将模式匹配,得以描绘出更广泛的元模式,进而指引了对个体的探询范围,随之又丰富和扩展了这种模式。

例如,一位年届五十的女性病人,她曾接受过一长串的精神分析治疗,接触了各式各样的观点。她正处在生活中重大的危机时刻,主要在工作和婚姻关系方面。在治疗中的一个关键的典型回忆,即标志性回忆(在本次治疗中并未触及)是在她 11 到 13 岁间,每个周日母亲都会带着最小的妹妹出门,而她和父亲则留在家里。父亲是歌剧爱好者,会坚持让她和他一起躺在床上,听收音机里的歌剧。她默默听从;据她说,她会僵硬地躺在他身边,既不靠近他也不抱着他,直到他睡着,这通常会在大约一小时后。这时,她悄悄溜走,松了一口气。父亲和她自己都不提起溜走的事。显然她从来没有用这么多的话告诉他,她讨厌待在那里,她感到自己被限制、束缚,这是她目前对这件事的表征。

多年的治疗令她知晓治疗师可能会如何理解:即,她想要那样,那是无意识的性欲共谋,或者这件事的长时间发生也是幻想;或许这只发生过一两次。又或者,她错误地表征或错误地回忆了她的参与,她并不是僵硬不动,或者也许整个事件是温暖愉悦的。诠释学的方法试图发现病人的幻想歪曲。有些部分她必定是记错了。值得注意的是,经过多年的治疗后,她对此事的知觉并没有真正改变。

假设我们赞同事情就是她描述的那样,那么我们可能会问,为什么她没有反对、说不、离开家、和她母亲一起走? 为什么她的父亲没有注意到她僵硬难受? 请注意,无论我们是寻找她的无意识共谋幻想,还是好奇她为什么没有采取行动离开,我们在本质上都是在对她说:"这件事一直发生是你的错;你本应阻止它。"无论是哪种方式,她的反应都会是僵硬的沉默,治疗就此失败。

假设另一种情况,当她讲述这件事的时候我们思考,"那又如何?她希望从我这里得到什么? 为什么我想要改变她对这件事的知觉?"这样我就从探询过往经历转向了我与她围绕这些材料的互动,这种互动就是这些材料的变形,因为首先,除了通过互动,她不会告诉我;也就是说,她在说,"我告诉你这些,这样你会对此做出反应,并和我一同参与。"必须如此,因为这就是语言的本质。她告诉我(作为治疗师)一些在她身上发生的事。于是问题不再是在她身上真的发生了什么,或者她对真实事件的象征歪曲是怎样的,而是她现在在对我做什么以及我如何参与?

显而易见的意义是,我们会重演她与父亲的关系。她会僵硬地躺在我身旁,永不表达她的反抗,但也永不妥协,而且一旦有机会就溜走。我的感觉却是,我怀着极大的好意、耐心和投入在探讨这一问题。为什么? 为什么像她父亲一样,治疗师没有从她自身的叙述中听出她怒火中烧,根本不想待下去? 于是问题变成了检视我们在重演现实时的这个盲点。她可以说是从不热情、缺乏感情、缺乏兴趣。与此同时,她却能吸引别人的兴趣,看似受人欢迎、颇具魅力、让人喜爱。这也是某种表演才能。(她是一名演员。)因此,信息包含着多层含义:她僵硬地抗拒,不想待在这里受我束缚,而我却不能察觉,仍旧对她感兴趣,以为她喜欢和我在一起而不加求证。这里包含着一系列元信息。

如果我要避免使用精神内部机制的解释,又如何解释这种"强迫性重复"呢? 治疗师不是去诠释表面上正确的信息;例如,"你想与你的父亲有情欲关系但又否认这一点"。相反,他会进行参与式诠释,扩展复杂性。无意识动机的理论当然隐含着意图。但也可能并非如此。心灵可能具有自动的自我平衡机制。要点在于,病人并没有歪曲她与我的关系;而是重复了她与父亲的情境并邀请我参与。难题在于,如果我不参与,她可能会离开;如果我确实参与,她则可能不会改变。符号语言学上的模棱两可导致焦虑。为什么？可以说她不希望接触到与父亲有关的强烈情感：爱、恨、情欲的感受。但真实的情感在此情境下会破坏平衡。强烈的感受让人失去平衡，而模棱两可时则需要持续保持警觉。我会说她不是害怕强烈情感本身，但她害怕强烈情感所带来的后果。

重申一遍：意识之流来自病人。治疗师与病人合作，共同把它变成言语。这构成了心理治疗的疗效核心，但这样还不是精神分析。联想的扩展或详细的询问并形成解释、描述模式也还不是精神分析，除非把解释的效果、治疗师的参与纳入考虑之中。在精神分析中，治疗师成为他所要治疗的问题的一部分，而正是评估治疗师对病人系统的贡献和他的参与形式给予了精神分析独特的力量。框架加上带有解译的询问是心理治疗；精神分析的独特性在于在固定框架之内资料的无限回归。游戏层层相套，参与者在第二重游戏中观察他们的第一重游戏。在第三重游戏中观察第二重游戏，如此无休。无限回归既是弗洛伊德移情概念的核心，也是沙利文的观察者参与的核心。

所有言语取向的心理治疗流派都承认，病人与治疗师的关系是病人生活其他领域中关系的共振或重演。如果有意利用这种关系来引导病人步入改变，则治疗师从事的是教育过程。这可能像矫正性情感体验或温和的指导性心理治疗一样有效，但这并非精神分析。在精神分析中，病人—治疗师关系被用来促进资料的进一步扩展。对于精神内部取向的治疗师来说，这种扩展或回归是纵向的、回溯的、深层的。对于人际关系学者来说，这种回归是水平的，绘出更广泛的互动模式。这并不是说传统理论者就对现在不感兴趣，或者人际理论者就对过去不感兴趣；但是对于前者而言，过去影响着现在。对于后者而言，过去和现在存在于经验的连续体上。

让我们思考一下这个例子，一名男性病人谈到他对父亲的愤怒。在讲述时他开始感到怒火中烧。很好。让我们假设他意识到自己一直因为对父亲的愤怒而心怀内疚。这驱走了对他有害的幻想。但是，一个隐藏的想法悄悄地冒了出来。毕竟，他对自己的孩子很像父亲对他。也许父亲是对的：他难以相处，惹人讨厌。或者，也许他无法承受父亲对他的任何批评，即使是合理的批评。

69　　另一个变化出现了。或许治疗师高高在上地鼓励他表露愤怒，因为这"对他有好处"。或者，也许治疗师在转移病人对自己的愤怒。在治疗的开头曾出现一段简短的对话，病人抱怨治疗师的迟到、上次治疗的提早结束、还有他表现出的不感兴趣。此时，治疗师已成了他的父亲。治疗师的行为确实有些方面符合他父亲的形象。他的父亲也从来不直接生气，只是躲避。是病人将过去投射到治疗师身上？是治疗师通过"投射认同"变成了父亲？现在病人对治疗师生气，因为治疗师似乎对他不太关心。他知道自己的愤怒不会把治疗师怎么样。真是这样吗？或许治疗师心中着恼但没有表现出来。旁观者可能会发现，治疗师抓紧了椅子的扶手。或许治疗师过于骄傲，不愿关心病人的愤怒——不管怎么说，这一切都是假装的。

　　只有当病人因自己对治疗师的愤怒而害怕，治疗师因病人的愤怒而不安，真实的互动才会发生。此时病人不是害怕自己的愤怒，而是害怕愤怒会带来的人际后果。元信息此时变得模糊不清。如果治疗师否认自己的恼怒，他可能是在撒谎，或对自己的感受缺乏觉察。病人不再信任这个游戏，而信任正是这个游戏的全部。正是从这可怕的困惑中，病人开始理解他生活中所发生的许多事多么复杂而以往未曾留意。

　　于是他可能尝试再换个视角，换一种理解"试试看"：或许我的父亲其实根本不是个坏人。或许因为我是妈妈最爱的孩子，所以我和
70　妈妈一起对抗他。他会扩展对资料的这种理解，然后把这种姿态的转变带入到与治疗师的关系中再试试看。

　　他会找到正确答案吗？我怀疑是否存在正确答案。我质疑所谓随着这种在资料之间的循环，视角不断丰富，治愈便会产生。关于理想顿悟的梦想，即"啊哈！我终于明白了……"是永难寻觅的圣杯＊。

　　＊　圣杯喻指传说中存在的理想之物。

我不认为会这样，因为生活并非那般简单。倘若生活真是那样简单，在我看来，人就只会有糟糕的感受，就不会有蒙蔽而生出神经症。不加蒙蔽的养育中的虐待会养出愤怒的人，或者人格病态，但不会是神经症。神经症之罪或是不为之罪，未能提供某种体验，但因从未体验所以也无法清晰觉察；或是行为之罪，因行为模糊不明而使病人难以清晰界定。

我业已指出，儿童会容忍甚至同情父母严重的缺点，只要他们明白错误是什么，并且知道不是自己造成的。

治疗中确实会发生的重要领悟，不是答案而是联结——将先前无关的事件联结起来。治疗游戏中令人兴奋的主要是看到事情如何联系起来的切身感觉。归根结底，什么是斯芬克斯之谜？——它是需要全新视角转换的一种类比，看到此前尚不清晰的联系：四条腿、两条腿、三条腿——人！

第 八 章

实践操作：移情的使用

　　言语亦行为。

——路德维希·维特根斯坦

　　精神分析规程中第三个也是最具决定性的步骤是，对病人—治疗师互动的运用：从经典理论来说，这是病人可以投射其幻想的空白屏幕；客体关系流派的治疗师则会说，这是病人可以照见自体（而非自己）的镜子；而从人际理论的角度来说，这是可以即时观察人际互动的场域。在精神内部流派的观点看来，治疗师的参与是不受欢迎的，是屏幕上的变形，镜子上的污点。在人际观点看来，这是对话式参与中固有的，是治疗的推动力。

　　但凡精神分析师都会赞同，病人—治疗师场域的模式是冗余的；也就是说，它重复着在治疗的其他方面可以观察到的模式。正是在此出现了意义深远的分歧。这里隐含着一种完全不同的范型：自从提供给病人实现和接触其幻想的场域，我们就已经与他共同参与了所谓的语言—行动。语言成为了关注点。

　　我们必须理解，当治疗师与病人谈话时，治疗师在对病人做出行为。因此，每个言语表达（这是规则允许的唯一方式）、每个解译都包含着对病人的一项行为以及对此行为的言语点评。这种点评、解译的内容，正是我们的老朋友——元信息。从这种角度来看，经典理论中试图去除解译的所有参与意图是不切实际的。治疗师无可避免地身在其中。

当不同流派的精神分析师坐在一起研究临床资料时,仿如一片稻草人的田野,到处嘟囔着"当然,我们考虑到了那个……"因此,有必要检视治疗师写下了什么,因为我们可能会假定写下的词句代表了他们思索过的立场,承载着编写者的认可。真相令人遗憾,任何临床表述,特别是书面表述,只是粗糙的概括,就像蝴蝶标本一样失去了生命。任何"展现"临床资料的尝试,既是勇气之举,同时又是谋杀。在尝试诠释别人的表述时,甚至可能言辞刻薄。但低估与病人互动的后果是严重的,所以必须要加以探讨。

我想用查尔斯·费格尔森报告的一个案例中的一小段作为治疗师力图把自己的参与当成中立的例子。[1]费格尔森医生是纽约精神分析研究所的一位教员,他这样界定精神分析技术:"我们解译防御,我们解译防御机制防御着什么,我们解译引发防御的原因是什么。"[2]他还引用弗洛伊德关于聚焦注意会导致治疗师无意中做出资料选择的警告。由此,如果治疗师保持"均匀悬置的注意"[3],就可以保持中立。

费格尔森讲到的是一名 34 岁的同性恋男子。首先要指出,无论在治疗师心中还是在病人心中,无疑都认为成功的治疗是要把他变成异性恋。而且,显然病人认同自己来做治疗的目的就是去除同性恋倾向。病人显然是在治疗师一定程度的劝说下刚刚与一名妓女发生了他的第一次异性性关系。他并不特别享受这次经历,感到有距离,但也不厌恶。

他报告了如下的梦:"我在一幢西班牙风格的房子里;有个房间,墙都裂缝了,就像帆布帐篷被撕破了一样。它很像是我曾为母亲用帆布隔出的一个房间,又潮又湿。"随着他描述这种潮湿,他开始体验到这种感觉,并突然回想起他和那个女人的性体验,而他有些诧异于自己先前隔离了对性交感受的这种觉察。在梦里,在这个房间,粪便从裂开的墙缝冒出来。教皇在这幢西班牙式的房子里走来走去;那是一位慈祥的教皇,他觉得在梦中自己有些无关紧要。在混凝土或水泥中还嵌着一头小小的公牛,它有发亮的金色牛角。病人谈到牛角代表着阴茎,而他在想它会带来多大的伤害。

费格尔森的解译是,病人感到那次性经历就像斗牛,"他珍贵的金色牛角会被这个女人肮脏的裂缝玷污"。病人对此的回应是,想知道谁是公牛,谁是斗牛士。他觉得那个女人是斗牛士,而自己会被杀死。"潮湿的感觉让他想起这是梦中体验的一部分,令他发现自己的梦与性体验有关。这证实了对梦的解译"。

首先,分析师对梦的解译只使用了一小部分梦中的意象——即梦的表面内容中吻合治疗师对重要主题即"隐含内容"的理解的部分。任何解译都不只是对梦中意义的理解,它也是参与,是治疗师一方做出的行为。治疗师告诉病人,他的性体验"就像斗牛",而且他"珍贵的金色牛角会被这个女人肮脏的裂缝玷污"。治疗师使用像"珍贵"和"肮脏的裂缝"这样的词语以及他进行解译的态度,暗示着治疗师对于病人因女性生殖器而产生的挑剔和厌恶有些轻蔑和不赞同。治疗师采取了相当强势、施虐的立场,仿佛要为病人示范恰当的角色。所以,这里既有解译的内容(尽管可能正确但却是局限的),又有治疗师围绕解译内容做出的行为和元沟通,后者迫使病人做出朝向异性恋的改变。

在梦中,房间的墙壁裂了缝,"就像帆布帐篷被撕破了一样。它很像是我曾为母亲用帆布隔出的一个房间"。墙壁上的裂缝、撕破的"帆布"、以及墙上冒出来的粪便也当然可能暗示着他对母亲的实际体验。我们可能猜想她或许有精神病,或许作为母亲的角色,她在某些方面非常不可信赖。而这在资料中丝毫没有提及。为什么是西班牙式的房子呢?这个资料提示病人可能是拉丁裔,或许西班牙裔或意大利裔,尽管从未明确说明。然后,为什么是教皇呢?治疗师并没有讨论显而易见的双关语——教皇"诏书"*。当然,教皇诏书是一种官方文件,由教皇颁布或发出。我们可以从用雅克·拉康或马丁·海德格尔对词语隐藏的考古学角度来分析理解。这同时也是转喻;也就是说,用部分的概念来代表更大的整体。"bull"来自于拉丁语

---

* 公牛与教皇的诏书是同一个词:"bull"。

"bulla",本意是把手或印鉴,最初是指加盖在文件上的封印,特指教皇的印玺。看来这个梦的移情含义是教皇(在意大利语中为"Papa",或父亲或分析师)在病人的异性恋倾向或他与女性及母亲的关系中加盖了父系的封印。此外,那个小小的公牛,嵌在水泥中,有着闪光的金色牛角。在金色的牛角与公牛其他部分的对比中,隐含着病人对教皇指令之价值的矛盾情感。由此可以猜想,在移情中病人对于治疗师给予的帮助的价值有些显见的疑虑或矛盾心态,特别是对治疗师施压让他成为异性恋。

治疗师对这个案例的理解是俄狄浦斯期的阉割焦虑,如果假定存在这以外的问题,那么会发现病人对母亲角色有着更深层的恐惧和厌憎,就可能促使我们去探询他过去与母亲的体验。然而,病人确实在治疗过程中变成了异性恋(这当然是不小的疗效),但是这难免令人生疑,究竟是有效的解译促使病人成为异性恋,还是治疗师作为强有力的、有些居高临下的父亲逼迫病人耐受了他对女人的病态恐惧。荒谬的是,他完全可能是因为对治疗师的服从而变成异性恋。或许他的问题解决了;或许他对女人的恐惧只是压抑到了更深处。一个人可能出于同性恋式的服从而变成异性恋!

非常有趣的是,在临床资料中后续呈现的一系列梦,都围绕着病人对父亲的敌意、对父亲的恐惧和对杀死父亲的恐惧这些主题。然而对于敌意的讨论却从来没有牵涉过治疗师!围绕着治疗师与病人之间真正的移情主题从来没有作为问题而得到关注:因为治疗师认为同性恋是"病态的",所以病人变成了异性恋。假设资料转向另一个方向——即探询病人对于不得不做个好孩子和变成异性恋的感受,因为只能这样,因为这是他赢得父亲认可与爱的唯一方式。这可能令他解脱而成为异性恋;或者可能给他机会去探索在自己的同性恋倾向背后还有什么,例如对女人的某种恐惧和愤怒。这也开启了一种可能性,探讨在他童年的家庭中实际上发生了什么,以及父亲在多大程度上也暗地里不让他看到母亲养育中的某些东西。抑或父亲是否通过坚持强迫性的异性恋来掩盖自己对儿子的同性恋依恋,或他自己对女人的恐惧？

病人会理解自己不仅害怕父亲,害怕杀害自己的父亲,害怕父亲的愤怒,而且也害怕自己的母亲,害怕母亲养育给他带来的各种感受,他可能更偏好同性恋并应该继续当同性恋,他可以自主地决定什么能真正唤起他的性兴趣,决定自己想要的生活。他可以在结束治疗时成为悦纳自己的同性恋,或者出于世俗原因成为异性恋,或者因为性欲客体的真正转变而成为异性恋。

77　　治疗师做出的任何"解译"并不是与病人的无意识谈话;而是对病人做出的行动,影响着自己在治疗中的参与。此外,解译也用来转移病人的注意力,不去注意治疗师在做什么,而注意治疗师在说什么。病人的症状——他的同性恋倾向,并不像侏儒怪一样＊因为被人知道了名字就消失,而是因为他与治疗师互动的体验而消失。以更具人际色彩的方式来说,重点在于观察和报告治疗师的参与,正如病人梦中体现的,也如治疗师通过觉察自己在病人改变中的作用而验证的。

精神分析并不是安娜·欧似乎命名贴切的"谈话治疗";其实,它是重建谈话与行为之间关系的治疗。精神分析探讨对于做出的行为说了些什么。利奥·斯通把言语称为"精神分析真正的材料"。近期,保罗·利科则说,"进入探讨领域的只有那些可以说出的经验部分"。[4]我引用这两句当代的名言来佐证,这种观点绝不是已遭废弃的概念。然而,我们知道世上所有的谈话都不会改变病人;劝诫式的心理动力学理解可能流于表面,新手分析师通常不是说得太少,而是说得太多。似乎这些学者实际上的意思是精神分析是非行动的治疗;即,那些只做没谈的内容无法纳入治疗之中。这当然与弗洛伊德在《回忆、重复与修通》中的立场一致:"如果他[治疗师]能够通过回忆的工作处理病人想要付诸行动的内容,他会把这当作治疗的成功。"[5]

然而言语与行为之间的分界经常很模糊。有些见诸行动看起来

＊ 格林童话中的侏儒怪,猜出他的名字后,他就消失了。

显然更像生动的非语言表达而不是纯粹的逃避;而常常正是在行为 78
与言语间这难以划清的交界中会产生最令人印象深刻的精神分析顿
悟。想一想,一名宣称自己不可能对治疗师生气但踢翻了治疗师的
茶几的病人;或是一名未觉察自己对病人生气的治疗师,却惊恐地发
现自己忘记了一次治疗。这些例子可能被视为简单的失误,然而它
们处在行为连续体的一端,这个连续体是从对精神分析内容更严格
的象征意义上的重演,到主题资料——治疗中的"谈话"——与移情
模式(即行为)之间极为微妙的共鸣。

例如,一位病人梦见自己坐在日本餐厅里,看不懂菜单。在她旁
边的桌子坐着一位头发花白的男人,把菜单举起来指给她看一道非
常简单的虾餐。她现在知道该点什么了。在询问她对这个梦有什么
理解时(她并没有主动谈及自己的理解),她回答:"一开始,我不觉得
有什么意思,但是后来我对自己说,你会说什么呢?"于是她接着讲出
了对这个梦的移情含义相当缜密的解释,且事实上还有些反移情的
意义。难道她不是在我们之间演出了这个梦的内容吗?她必然读懂
了治疗师的指令(纵使是"简单"或"微小"的)。她在各方面都是这
样:只有先以别人的经验为范本,她才能够做出决定。无疑,我们之
间发生的所有这些都是借助于言语;但这难道不也是行为,是以言语
方式做出的行为?

争论开始变得极为熟悉。这是见诸行动(acting-out),治疗室内
的见诸行动(acting-in),还是失误?"见诸行动"一词是否只限于那
些重复早先童年经验的行为?在讨论反移情时,也充斥着同样的模 79
棱两可。什么是真实的,什么不是真实的,什么是退行,治疗师一方
多大程度上的"参与"是可以的?对奥托·费尼切尔和明尼格来说十
分明确的区分,对我们许多人来说越来越模糊。如果移情是弗洛伊
德所认为的"游戏场",那么在游戏场中会发生什么?[6] 如果在移情中
存在退行,它是否只是在谈论中?因为治疗师不会参与,所以只停留
于谈论,这可能吗?或者,是否移情是古老的游戏活动"我演你猜"的
一种变式?这些难题越来越多地被装点上元心理学的阐释,试图弥

合正统的节制与更激进的参与观察之间的鸿沟。在客体关系理论及其对边缘症状的治疗中这一点尤其明显,他们非常强调恰当而有用的反应。在某种程度上,这就像是通过多加一层楼来加固已在下沉的房子。当然我们必须赞同,言语是治疗的媒介,但是除了媒介所承载的内容,为何不看看这一媒介的性质?

谈话与行为的这一表面难题——关于什么可以说出来而什么需要表现出来——我怀疑是名过其实的,是出于对语言的性质及其在精神分析中的作用的一系列误解。这种困惑始于无法区分言语和语言。瑞士语言学家费迪南德·德·索绪尔清晰地区分了言语与语言(parole et langue)。[7]言语当然是"谈话",是说出来的语言。而语言,根据索绪尔的名句,是"无言的说话"。它是让个体理解他人和让他人理解自己的全套语言习惯。也就是说,它包含了决定着谈话交流的文法、语法和语义的那些习俗、规则或规定。[*]

此外,正如我在第五章指出的,我们必须区分语言与 C. S. 皮尔斯首先界定并命名的符号语言学。借用安东尼·威尔顿的界定,符号语言学指的是"在任何交流系统中信号、符号、标记和象征的传递"。按照阶梯次序首先是言语,然后是处理言语的复杂体系(语言),最后是更丰富的编码交流系统,包括言语、非言语信号,以及更重要的文化与社会背景,即交流的"语用学"。[**] 精神分析师对于语用学的重视历史颇久。拉康,法国精神分析界的暴风雨中的海燕,强调"符号、现实与想象"的意象,似乎主要关注于符号语言学中的语义学。他对于"语词"(及其含义)的关注使他非常难以被精神分析师所理解(或者说在这个问题上,任何人都很难理解他),因为要应用他的

---

[*] 区分言语与语言的最佳例子或许是对黑猩猩的行为研究,黑猩猩不具备言语能力,但具有出乎我们所料的更多语言潜质。瓦肖,第一只受到语言训练的黑猩猩,能表达丰富的手语符号,而且能识别的手语符号还要多出上百个。另一只黑猩猩露西,能够组合复合词语,例如用"哭—受伤—食物"代表辣的萝卜,"脏—猫"代表她不喜欢的一只猫。这当然是语义创造。

[**] 这会把问题弄得更复杂,因为法国人认为语言远比符号语言学更加复杂,而美国人则认同我所描述的层级。关于这个问题的讨论参见 Walker Perey。[8]

观点绝对是毫无实用基础。[9]宣称无意识的结构就像语言一样当然很好(从结构主义的观点来说是正确的)。然而我们又如何与之对话呢?

因此必须理解,言语,或说出的语言,仅仅是分析过程中发生在双方之间的丰富符号语言交流的一小部分。比起治疗师也必须注意病人的坐姿或外表这样的简单想法,我所指的要复杂得多。我指的　81
是,在主体间性的领域中还存在着其它的编码交流,与言语一样传达着信息。

首先,语言也是一种行为。这一理解与贝特森的"元沟通"相似;即,所有沟通都是信息,也是关于信息的信息。[10]在这个领域有不少文献,而人们通常都赞同的是,元沟通影响着环境,类似于"命令"或一套指令。由此,语言不仅是沟通,也影响着环境。这是塑造的过程。简言之,当我们对某人说话时,我们也在对他做出行为。从符号语言学的角度来看,这种动作或行为是与语言一样的编码。言语之语言与行动之语言相互之间可以转换;也就是说,借用音乐语言来说,它们会成为同一主题的和谐变奏。两人之间形成的行为将从这一符号语言学交流中浮现出来。

这种观点也同样隐含在沙利文的参与观察概念中。[11]我以为,在这个概念原初、独特的使用中,它的含义是在与病人相处的方式中尽可能多沟通、少歪曲。后来则意味着不再把个人的参与作为现实的评判,而主要作为互动资料的来源。但最终,无论从操作观点还是符号语言学观点来说,它意味着任何沟通都是参与,从而改变着沟通,也改变着参与。任何方向上的探询,包括沉默在内,都是对参与方式的选择。无论治疗师如何节制,我们在与另一人相处时不可能不与他互动。

为了理解干预的效果,我们必须既考虑语义学又考虑语用学。干预效果取决于对谈话赋予的含义,以及双方围绕谈话内容做出的行为。这类似于 P. F. 斯特劳森的区分,他把句子区分为你说的是什　82
么与你说的是关于什么。[12]有时这种区分很明显。治疗师会出于愤怒、疏远或引诱病人的动机而做出相当准确的解译。病人会觉察到行为中的沟通含义。然而,其中还有更微妙的含义。

一名年轻女人梦到自己是床垫下有豌豆的那位公主。治疗师认为她可能指的是对于批评过度敏感,易受伤害。病人觉得受到了伤害,开始哭泣。我以为,这类在内容与行为之间的共鸣,阐明了治疗困境的核心。治疗师必须处理解译的内容以及同时发生的变形,他的解译也是参与,使他扮演了施虐的指控者角色。当然,病人的哭泣既是承认也是阻抗,当然,任何称职的治疗师都可以处理这种僵局。我们不需要借助符号语言学才能知道该怎么办。但是,如同不知道自己在干什么却频频搞出婚外情的男人,治疗师无论愿不愿意都在运用符号语言学技巧。我必须赞同马歇尔·埃德尔森的论点,精神分析是一门符号语言的科学,并且:

> 语言能力——关于语言的内化知识,这种知识的具备在意识觉察之外,甚至在我们的解释能力之外——是精神分析师临床技能的重要基础……精神分析师赋予共情、直觉、或意识或无意识的语言外信息的理解,实际上大多源于他自身的内化语言(和符号语言学)能力,其性质及其存在可能是治疗师自己全然没有觉察的。[13]

再次强调我的四个假定:第一,言语和语言并不等同;第二,语言可以纳入符号语言学这一更大的类别之下;第三,语言同时也是行为;最后,行为的结构如同语言,或者,行为同时也是语言。单独来看这些假定并不是全新的,然而结合这些假定,将不可避免地推出若干结论。首先,在言语与行动之间没有真正的区别。其次,移情中的"治疗室内的见诸行动"也不是只在病人痛苦之时才偶尔发生的情况。它是符号语言的一种表现方式。它持续在发生,而病人与治疗师之间的关系随着时间流逝而展现出模式化、结构化。这种行为的话语与病人和治疗师所讨论的内容总是对应的。它也对应着病人告诉治疗师的自己当前与过去在治疗之外的生活。治疗的每一个方面——经历、病人(与治疗师)当前生活中的问题、梦、回忆、治疗室外的见诸行动、治疗室内的见诸行动、移情、反移情——全部是一体。治疗师在病人主题的这些变化形式中游走的能力,正如前面埃德尔森所言,是治疗师真正的专长。

　　根据这种观点,不能再认为反移情仅仅是对病人当前现实自我的反应。它必定是跨越所有这些领域的反应。而且它也不仅是治疗师关于病人的情感;必定也包括对病人的行为。我们对反移情感兴趣不仅是因为它歪曲了我们告诉病人的真相,也因为它决定了我们对待病人的行为方式。而且,正是行为与治疗中其他"语言"的这种对应让治疗得以进行。

　　让我们假设病人在讲述童年时父亲对他莫名其妙的责打。治疗师静静倾听。病人越来越生气,终于爆发出之前一直压抑着的愤怒。但很可能病人是认同了他的父亲,或许他对自己的孩子或治疗师有不易觉察的施虐倾向。他不可能在痛恨父亲的同时不痛恨自己内心的父亲形象。因此他的发泄也引发了另一个困境,即他的自我厌恶。假设治疗师不是静静倾听,而是询问更多的细节,试图理解父亲为何会如此生气、责打的发生背景是怎样的。这当然是种不同的参与方式。这可能会减轻病人的怒火,但也可能令病人感到父亲更可理解,从而减轻他的自我厌恶。再让我们假设第三种可能,治疗师倾听这令人伤心的讲述,心想:"我能理解为什么有人想要打这个男孩。"这可能没有表现出精神分析应有的冷静,但这确实让治疗师认识到病人行为的某些方面让他的父亲无法理性处理。

　　面对同样的资料,上述这些是起始就不同的对病人的参与。有人可能会说,除了不做反应之外,其他两种都是不好的处理。如果治疗师安坐等待,大概病人会沿着自己的轨迹进行。但是,沉默也是一种参与。或许沉默可以称得上是让病人一直做进一步说明的万灵药。但是情况可能并非如此;有时问题的解决需要治疗师一方的参与,这常常得冒些违背中立的风险。有时,我们最好的效果发生在反移情的见诸行动、脾气失控、犯下错误之后。或许我们会不安地感到，如果一切进展妥当，倒可能什么都不会发生。沙利文了解这一点吗？据说他曾说过"上帝保佑我不要进展顺利的治疗！"如果不做出反应，资料可能永远不会浮现；有时与病人的互动必须先于解释。对于我们称之为边缘型或分裂型的病人来说尤其如此。对于这些缺乏信任的人来说，言语和行为之间必须高度对应才行。

　　因此，治疗效果取决于"我演"与"你猜"之间的对应。在前面的例子中，我关注于病人在两人关系中重演当下正在讨论的内容。治疗师要做什么呢？解译是不够的，因为解译可能在事实上准确，而在情境上却是错误的。各式各样的修通会发生——不是分析病人对解译的阻抗，而是围绕资料以变化的方式参与病人。治疗师必须通过某种方式与病人相处让自己被病人"听到"。

　　让我们以受虐倾向的病人为例，这类病人总能让治疗师绝望。什么是施虐狂？老笑话说，就是对受虐狂友好的人。依靠解译并不能解决施虐—受虐僵局，相反，解译逐渐会变成治疗师表达绝望或愤怒的行为。两人之间必须发生点什么。心怀仁慈的治疗师不仅情感疏远，而且是在施虐。心怀仁慈的治疗师在压抑自身的愤怒，恐惧自身的施虐倾向。那还能怎样？禅宗里有个公案："如果你悬在悬崖边缘，只有一只手抓着，你怎么办？"答案是"松开你的手"*。治疗师必须认识到，他不可能在"听到"病人言语的时候不感到愤怒和意图施虐。要将这种感觉排除在治疗之外，除了掩饰别无他法，而行为上的谎言并不比言语上的谎言伤人更轻，因此治疗师还是在施虐。或许若要真实的交谈，治疗师就要让自己感受愤怒甚至施虐倾向，而不蒙蔽病人或使他陷入双重束缚的困境。这会在移情与病人的其他生活领域之间建立起和谐的整体。于是信息可能被听到，讨论变得更丰富。我不知道这是否实属必然，然而在我看来这是合乎逻辑的延伸，非常值得考虑。矫正性情感体验基本上会在病人自我平衡系统的泥

---

　　* 作者引用的公案是"悬崖撒手，自肯承当"。

潭中消失殆尽。我质疑病人因为得到了滋养的环境就会成长。我认为病人必须被触及,被直面。如果行为是一种语言,那么它也必须被听到和得到反响。面对愤怒者而保持冷静,在言语层面这或许是听到了,但在行为层面却并没有听到。

这并不意味着病人所有的沟通都必定潜藏陷阱。我们也能听到简单的要求、平静的信息。就这些而言,治疗师可以直接回答。例如,治疗师告诉病人自己将要去度假。病人问:"喔。去哪里?"治疗师什么都不说,询问病人的想象,或者随意地甚至热情地告诉病人,取决于治疗师的"第三只耳",他的无意识语言技能。他或许会犯错,但至少他倾听了。关于应该如何处理这类交谈的教条立场(例如,病人总是感到自己被抛弃了)在我看来就像在风中呼喊一样没有意义。或许我们应该闭上嘴,倾听,回应。

还有一类交谈在大量书籍和文章中被作为恰当的技术而颇受称许。下面这个例子来自于拉尔夫·格林森:一名病人指出,每当他表达符合治疗师的观点时,就会得到小小的赞同暗示;而相反的时候,他会受到治疗师掩盖着敌意的分析。他用一些例子佐证这一看法。对于发现自己的这个盲区,治疗师优雅而真诚地感到惊讶。他证实了病人的观察,承认了自己的错误,然后他问道,为什么你感到一定要符合我的政治观点呢?——就在病人回击之后。[14]他恰恰演出了病人所抱怨的那种权威式询问。这样的对话重复几次之后停了下来。除了表达"很好,你说中了我的问题,你是对的;现在,让我们回来探讨你的问题吧"还表达了什么呢?为什么不想去了解他们如何陷入了这种微妙的威逼之中?这与病人生活中的其他领域怎样吻合?在治疗师心中唤起了什么?让我们假设病人一直非常顺从他父亲的意见。这不能解释治疗师为什么会威逼病人。或者,如果治疗师具有这种倾向,也不能解释为何他会对这个病人如此,或者为什么他被发现时如此吃惊。如果建议他们讨论相互之间的体验而不是"分析"这些体验,是否就不科学了呢?

总的来说:精神分析最初假定在言语与行为之间存在着重大

的差异。精神分析是"谈话治疗",而行动所表达的是无法说出或无法分析的。经典精神分析中没有真正关于行为的语汇,导致沙利文提出了参与观察的操作概念,这个概念自提出后得到了相当的扩充。(参见杰拉尔德·尚诺夫斯基关于参与观察范型的文献综述。)[15] 现在这个概念包含着治疗师一方相当广泛的多种行为和知觉。奥托·柯恩伯格、海因兹·科胡特、海曼·穆思林与莫顿·吉尔,以及罗伊·沙弗近期主张对传统精神分析理论进行更加正统的修正。

如果设想病人仅仅对着没有反应的空白屏幕般的分析师说话或幻想,那么移情这个概念就很难讲得通。这是否认操作的现实,即沟通(如果不是言语的话)始终在继续,移情场域是发生在双方之间微妙、连续不断的对话交流,纵使在治疗师完全沉默时也依然存在。

语言学的概念让我们可以看到,语言超出了言语,而符号语言学沟通的整个领域又远远超出语言。从这种角度来看,行动或行为也是一种语言,是言语的准确转换。病人与治疗师所讨论的内容在同一时间也表现或演出在双方之间。我再次强调:精神分析的效力很可能取决于对所做的行为说了什么。这是治疗中持续、不可分割的成分,而不是失败的治疗中偶然出现的人为差错。路德维希·维特根斯坦曾说,"可以展现的却不可以述说",我猜想他指的是谈话与行动其实是不同的模式,平行而不可互换。因此,我并不建议治疗师让自己的行为吻合他所听到的内容,扮演慈父或严父或其他什么。互动必须和言语一样,是整个过程中真实而复杂的一部分。我不认为我们最终能够知道改变为何发生,但我相当确定的是,改变不是单凭意义沟通就能带来的结果。在语言上敏锐的治疗师,通过留意说出的语言与行动表现出的语言之间的对应性,促进着治疗过程,即使他并不确知自己在做什么。

精神分析师——与病人谈话的人——是努力理解和澄清平凡过程的人,这种过程大多数情况下自然出现而无人多想。当披上结构主义的外衣,这种探询具有了某种伟大色彩。正如罗兰·巴特所言:

"由语言学家、精神分析师和文学界进行的语言探索,仿佛重现了对宇宙的探索。"[17]然而,用更谦虚的话来说,我们正努力弄清在此过程中如何艰难迈步而不跌倒。

第 九 章

精神分析:治疗还是说服

当[精神分析]成为定律,当它被用于所谓的"正常被试",它最终不再是可以在案例基础上验证或讨论的概念;它不再治疗,而是说服。

——克劳德·列维—斯特劳斯

精神分析的实行,即治疗的实践操作,遵循着公认的规程。这种规程不是源自理论或元心理学立场,而是由经验得出的。它之所以有效,是因为它利用了内在的深层认知结构。它创造了一种游戏,在高度放大的情境下观察和影响符号语言学交流。必须要强调的是,它的效果也取决于它对思想深层结构的触动,这与其他形式的宣传影响并无不同。因此,它也可以用作其他目的。什么是治疗,而什么是说服?在精神分析中,这种危险在于理论变成了独特的理念灌输,而病人则变成了学生。*

是否存在着有别于说服的精神分析治疗,存在着独特的精神分析过程,能够比治疗师以自己的人生观塑造病人更好一些,甚至就不这样?是否治疗师所展现的意义和解译体系仅仅是种策略,意在促进他认为必要的改变?我们是否在劝导病人更好地生活,而又不让他知道我们在这样做?在精神分析的整个历史中贯穿着对手段与目

---

* 我把理念定义为,用于解释过去、界定现在、预测未来的信念体系。列维—斯特劳斯说得非常好,他说神话是"压缩时间的机器。"理念也去除了生活中所有的不可预测、偶发事件与新奇性。牛顿学说的机械可预测性占据了主导。

的之间关系的困惑。不过，人怎可能在进行治疗时不带有某种信念系统、某种结构取向；与此同时，我们又怎样才能避免把精神分析变成一种说服技术，避免引导病人朝治疗师选择方向的改变？

把病人视为受害者还是为恶者无关紧要。治疗是遵循马丁·布伯还是马基雅维里的原则无关紧要。治疗师对待病人是滋养还是剥夺无关紧要。纵使治疗师实行他可能做到的最好的克制，他也不可能不根据自己的经验和信念类型来理解病人的资料。这是一种新康德主义的规则。无论病人坐着还是躺着，无论治疗师喋喋不休还是沉默，并不存在精神分析的中立。如果治疗师了解治疗应该的方向和应有的效果，与此同时，这就是理念，不可避免地具有说服性。有的人可能持有的元心理学观点认为病人因家庭经验而受到蒙蔽。因而治疗的目标是去除这种蒙蔽，让病人看到他过去学会了不"知道他知道自己知道的东西"。但我并不认为这是自然发生的过程。无论多么强调移情，这是理念的转变。它服务于指定方向的改变；即，病人因接受治疗师所认为的真理而获得治愈。 91

技术是这一过程的包装。坎曾诙谐地说，我们获知病人认为的真理，从而使我们可以告诉病人更深一层的真理。[1]对真理（准确意义）的阻抗被修通、被分析。这常常成为像杰伊·黑利所描述的一系列元沟通手段。[2]此外，还有人宣称为了治疗的目的，可以操纵病人或病人的家庭环境。正是这种毫不掩饰的操纵元素让力求中立的分析治疗师认为某些家庭治疗带有让人反感的法西斯色彩。家庭治疗师决定有意义的生活应该怎样，并敦促病人向这个方向努力。在这个连续体的另一端，有些治疗师认为这种引导是对治疗过程严重的政治污染；治疗师必须防止让自己认为重要的东西影响到治疗，哪怕是无意识的。当然，对于某些治疗师把疗效政治化，以自身价值体系来评判疗效，已有大量的反对之声。

那么，治疗师如何能够保持中立呢？在这个意义上，是什么真正界定了参与观察？当自己是过程的参与者时，可能同时做这个过程的观察者么？这个概念在操作上是否有自相矛盾之处？重提最开始的问题,治疗是否可能不受治疗师的信念左右呢?如果不去微妙地说服病人相信你所相信的东西,还可能进行治疗吗?由此引出,除非获得真理的方法至少与所获得的真理同样重要,否则我会说,治疗师是在灌输理念。换言之,除非检视我们获得真理的方法,并把它作为具有独立效度的方法来对待,有别于依据该方法而获得的真理,否则就只是在向病人说教。

关于治疗还是说服的观点分歧可以参见下面一书的诠释,保罗·德瓦尔德的《精神分析过程:一份个案实例》。[3]他描述的病人是一名26岁的女性,具有多种焦虑症状、出于恐惧而回避、并充满了嫉妒。显然德瓦尔德博士认为对于这名女性的治疗目标是阐明她的非理性;即,她的俄狄浦斯幻想、渴望拥有阴茎、以及更深层的对母亲的前俄狄浦斯愤怒。病人迎合地出现了这些幻想,离开时似乎已经治愈,而对于疗效颇为满意的德瓦尔德博士,让自己沉浸在治疗终止后轻微的感伤中。而他也急忙向我们保证,对此他会进行自我分析。非常好。

我认为这个治疗是失败的。我会告诉大家我为什么这么看,但我必须强调我也赞同的是,病人出现了一些改善,很大程度上是由于治疗师固有的良好意图、忠于职责和品格正直,让病人可以运用自身的人格潜力。我认为她的问题,是一位愤怒、抑郁、被贬低的女性想要挣脱贬低她的家庭与婚姻,然而她却看不清她家庭的破坏性,因为她是个太过善良的小女孩,太害怕失去她的支持系统。她前来求治时的主诉是自己的顺从,而离开治疗时是合理的顺从,懂得了她的丈夫爱她,还有她无法拥有阴茎。她离开时承认自己并不快乐,但已经对"现实"认命,这时她认为现实是友善关怀的。对于她的生活质量,她的婚姻,她丈夫的缺点,没有哪条抱怨是真实有据的。

详细来说,治疗的开始方式简直不可思议。看——德瓦尔德博士在他主持的精神分析诊所对她进行了筛查。她希望在诊所治疗,因为她与丈夫要负担私人治疗相当困难。她等候了九个月才等到结果。这时她被拒绝了!我们没有看到拒绝的原因。为什么诊所会拒绝一名由所长筛查发现阳性的潜在病人？我曾主持过诊所,我必须要说,我会对此极为愤怒。不管怎么说,德瓦尔德博士随后让代管的社会工作者通知这名病人,如果她能向他付费,他是有时间的。病人同意了,于是治疗开始了。他从来没有和她直接讨论过费用,在治疗开始前没有任何人讨论过她的经济困难,也没有人向她解释当诊所判断她不合适时,所长怎么又会亲自治疗她。我们也不清楚为什么他对治疗进行录音或做这样大量的记录。整个的开始方式再也没有得到讨论,再没有向她解释;这部分被当成与治疗无关的事。她在参加最初几次治疗时怒气冲天,这被解译为以前治疗残留的问题,或是对于得到一名真正的分析师而非社会工作者或心理治疗师的治疗的焦虑。

木已成舟。在内心某个被否认的层面,病人清楚自己又回到了旧的处境;她必须屈从,否则也会逼她服从。随着她持续着愤怒、做梦、联想,德瓦尔德博士坚定不移地遵循他的道路。病人学会了哪些幻想是礼节上需要的,并提供这些幻想,一路上的每一步都是被生拉硬拽的(或者不如说,被硬塞的)。她使幻想变得色情,依我来看是让屈从变得可以接受,把苦药裹上糖衣的绝望尝试(而在德瓦尔德博士的意象中,不是苦药而是他的精液,那是她在口欲—结合口交幻想中反复提到的)。她知道自己将被迫吞下什么。

这个案例有无穷细节,需要逐页批注,但此处仅用几个例子:在第二次治疗中,病人说:"我担心如果我告诉你这些事,你会认为我很糟糕。"

德瓦尔德博士:"如果我告诉你为了分析的目的,你要放下通常的屏障,说出所有进入你脑海的事,那么如果你正是这么做了,我有何权利做出反应呢？我们今天就到这里。"他所说的,是以古板而权威的方式在表达,不用担心我。我是个专家,我不会对你有任何反应。你可以信任我……这是他贯穿在整个治疗中的表达。然而他暗合了她的感受,即真正重要的是他怎么看她,而不是她怎么看待自己。

我宁可对病人说:"为什么你这么关心我怎么想？我可能是错

的。"而且,他是在宣称他从来没有对病人告诉他的事产生过消极反应吗?第三,他是否在宣称他的保证就应该让她没问题了。简言之,他是在对她说:问题是你糟糕的幻想,不过如此而已,它们不会影响到我,也和实际生活没有什么关系。然而我认为病人需要的保证是,她可能清楚地看到了某些东西,她可以对抗治疗师,可以愤怒,甚至迫使对方让步而这些不会导致对方杀死自己。

第三次治疗,她说,我对你怀有敌意,而我知道如果我不能把它弄出来(解读为:"去除")我就不会有进展。她继续指责他。他说:"具体是怎样的?"(总是在如果他保持沉默她就会更生气的时候)。最后她说,我需要你,所以承受不了表达敌意的后果。他再次坚称,不是我!她出于顺从而产生了一个童年的联想,关于她的父亲教她开车,而他说:"可见要让你接受精神分析的这个基本理念是多么困难。"

当他想要听到幻想的时候,他问:"具体是怎样的?"当他想要对方顺从,他重复她的最后一句话:即,她说:"我觉得你希望我表现完美。"他说:"你觉得我希望你在这里表现完美。你想到什么吗?"(明确地表达出这是她的歪曲认识)。但或许并不是。毕竟他对她做详细的记录,还有治疗后的笔记。我不信他对每个病人都是这样做的。所以为什么对她这样呢?

是否他预先就计划发表一份完整的分析报告?如果是这样,或许她确实必须要表现完美,必须按照他希望的方式来治好。而且,她欠你人情,因为诊所拒绝了她而你却提供治疗所以心怀感激,还有什么病人比这样的病人更合适呢?你能够想象治疗师做了大量笔记、付费做了两年逐字稿誊录,然后让这个治疗失败吗?

在第47次治疗中,她仍然纠缠于对要求她屈从的这位高人一等的男人的愤怒。她说:"我就是没有足够的力量来恨你。"在第48次治疗中,她报告了一个梦:

在梦里我很女性化、可爱、柔软、温暖、迷人。在我是个小孩子的时候，父亲从来没有接受过这样的我，但是现在我觉得好像你可能接受我。在梦里我们在游戏围栏里[哦，让我们想起弗洛伊德——移情的防御！]，那是在埃文斯通，我们这些女孩都在。我们穿着镶褶边的衣服，有人看着我们，男人穿着晚礼服。我躺在地板上，没有穿裤子，我一直在想男人们会怎么想。

　　作为补充，她说："在此之前，我经常梦见自己赤身裸体，我会觉得羞耻，因为我缺少一个阴茎，我想要逃跑躲起来。"他接下来的反应是："关于我可能接受女性化、柔软、迷人的你，有什么联想？"这在任何人的书中都是一种引导式的询问！治疗师明确告知她要选择梦的哪个部分。然后他说："你这里跳过了一些内容。"[原文如此！]于是，⁹⁶他引导她讨论阴茎嫉妒。她感到难受，当然了（这是阻抗，所以他必定是正确的）。为什么女人是游戏围栏里的小女孩而男人是穿着晚礼服的成年人，为什么不好奇这些？为什么这些小女孩身体裸露，感到羞耻？阴茎嫉妒，算了吧！不久，病人爆发出大段的指控："我生活在憎恶女人的世界中，他们都嘲笑女人，只因为她是个女人……我不知道你是否也憎恶女人。"难道这不是对这个梦最简单、最经济的解译吗？奥卡姆剃刀，选择最简约解释的哲学原则，可不是德瓦尔德博士的风格。他挥舞着另一把剃刀：在他治疗后的批注中，他把她的大段攻击看成是移情歪曲，是"我希望她成为男孩，与此同时有许多例子否认着她对阴茎的追求、她对身为女孩的自卑感、以及她将此投射在移情和对男性的普遍感受中"。

　　这名女性在童年期曾遭受叔叔的性侵犯。这类经验留下的是相互矛盾的两种感受，自身作为欲望客体的强大力量感，与作为自主个体的强烈无力感。即使没有明确的童年诱奸，在社会上有魅力的女人也能感到这些；即，能够唤起兴奋但不能影响他人的力量。病人愤世嫉俗地彻底相信，所有男人，包括治疗师，都是可以诱惑的。然而，她对于让任何男人真正认真对待她却无能为力。这是一种典型的自恋困境。孩子对父母来说作为喜爱、野心或欲望的客体具有极大的兴趣和价值,但一旦作为独立的、并不完美的个人来说就毫无兴趣。我会希望看到,她认识到这其中某些对于女性来说是真实的问题,而对她来说,成了因她丈夫、父母、诱奸她的叔叔的真实特点而格外放大的问题;在治疗中则因她与治疗师的真实互动而更加复杂——治疗师是个真实的人,处于一所真实的机构中,有着因自身预设而产生的真实问题,这些问题源自他的真实年龄,他真实的社会文化经验,他真实的、特定的精神分析训练。

　　这名女性谈到她不愿为丈夫口交。德瓦尔德博士精心诠释了她为什么把口腔等同于阴道,她对阴茎的口欲结合的幻想,把怀孕当成吞下婴儿,以及吃掉她叔叔的阴茎的幻想代表着她自己想有一根阴茎的愿望。病人欣喜地回答:"这就是我来这儿的唯一原因。我终于明白了!"德瓦尔德博士没有考虑过她对他做出的解译突然迸发的热情是否可能代表着与他对这个问题的重演(治疗室内的见诸行动)。她接着说:"过去二十七年,我一直在想无论如何我要有个阴茎!现在我知道我不会有:我感觉糟透了,觉得世界和我作对,对我太不公平。我恨这一切!"最后她深深地吞下了它。对于解译这样的热情看来应该有些可疑,即使是对于像德瓦尔德博士这样教条的治疗师来说。

　　后来她说:"我感到我是一个女人,我为我的身体而骄傲。你是个该死的蠢男人,而我永远不行,我恨你!我会永远恨你!"以后的每次治疗,大部分时间处理的是她想要阐述她在男人中间作为一个女人的愤怒、她试图与母亲和解并找到某个持久的女性认同客体。她憎恶她的母亲,排斥那种女性形象,认为她在男人眼中仅仅是欲望的客体,看不到出路。

　　得益于治疗,她可以自由地表露并阐述她的愤怒。然而,这种愤怒是对真实生活中真实事件产生的真实反应,她并没有就此得到确认。这样做是否必要?对于德瓦尔德博士来说不必要,因为幻想有自身的生命。对我来说则至关重要,我会希望病人在结束治疗时不仅感受变得不同,而且具备的能力也不同;即,更有能力控制自己的生活,改变自己的生活。

在治疗快到 24 个月的时候,病人预期着结束:"我要做的就是接受它,接受汤姆爱我而我根本没有问题的事实。这么想着实令我烦恼。我在想……这里没有什么东西给我了……我现在没有什么可以恨的东西,因为我恨的所有东西都在从前。"她最终离开时对自己的感受有些非常模棱两可的描述。她觉得自己长大了要走了,但也感到悲伤。这很好,但是她听起来好像不仅否定了自己有神经症,也一同否定了触及她真正自我的一切机会。再说一遍,我认为这个治疗是失败的。

治疗师对于何种资料必须浮现、问题必须如何解决有着整套预设。病人必须认识到污染她生活的有害的幻想系统。德瓦尔德博士完全了解应该浮现出来的是什么资料,剩下的唯一问题就是病人问题的深度;即,是俄狄浦斯期还是前俄狄浦斯期? 不过,这当然会在治疗过程中浮现。在德瓦尔德博士全部治疗之后评注的笔记里,让人吃惊的是他对病人的独特性多么缺乏兴趣或信任。不会有什么预料之外的东西出现,资料不会转向某个出乎预料的方向。我们对她、她的朋友、她的兴趣、她的成功之梦一无所知。我们感觉不到这个女人真实的样子。这就像生物学一样:动物的内部总是单调一致的——一个肝脏、两片肺,诸如此类。独特性存在于外部——在羽毛、颜色、外表细节之中。德瓦尔德博士的精神分析观把人还原到了共有的内部解剖学特征。我倒更想了解一些他的病人的表层特点。[99] 我认为正是经典治疗观的这一局限催生了客体关系派的分裂与沙利文及其后继者的人际学派。德瓦尔德博士从来不会自问:"谁会这样想?"而总是对自己说:"啊哈! 现在我们达到了这个或那个水平。"他知道精神分析要去向哪里;只有反移情成为阻碍时他才会犯错。除此以外,病人像被当成管风琴摆弄;音栓被拉出来,修正。如果你不介意我用个双关语——德瓦尔德博士就是风琴大师!*

---

　* master organist,因为 organ 也有阴茎之意,此处作者借此暗指德瓦尔德博士是阴茎的掌控者。

这一切都吻合病人的自恋体验。她再度成为兴趣与欲望的客体,但绝不是独特的个体。我认为或许需要对她而不是她的动力特征保持好奇,在她展现足够的自我表露前不要就已了解了她,要期待她在治疗结束时会改变她的生活、人际交往方式、对他人的预期和理解,而不仅仅是与她的动力特征达成妥协、放弃她的幼稚期望。在德瓦尔德看来,治疗是练习放弃。我更希望它是练习自我实现。当然,这是说来容易做来难,而且可能听起来显得自私任性。当然,这也与不同的流派有关:经典治疗师把自己系在桅杆上;而人际学者让自己随波漂流。显然彼此之间可能有合情合理而略显尖刻的观点差异。*

---

* 参见塞缪尔·利普顿讨论德瓦尔德的书的文章,他的评论尽管从不同的理论角度出发,但做出了非常相似的结论。4

第 十 章

道德立场：真诚还是真实

道常无为而无不为。

——老子

奥林匹亚众神的信使赫耳墨斯，不仅向人类传达信息，而且把神的信息变成了人类语言——即诠释学（hermeneutics）*，诠释的科学。精神分析可以看作是一种诠释行为，解译则可视为一柄利剑，直插被掩藏的真理，或者把精神分析看作是一种语言行为，解译则是在阐述关系的性质。认为存在隐藏真相的观点并非弗洛伊德精神分析所仅有；这是显而易见的，例如，在埃里希·弗洛姆的观点中，梦的"被遗忘的语言"也揭示着隐藏的智慧。[1]

这种立场衍生出一系列的矛盾对立：浅与深、表层与潜藏、肤浅与深刻。在表象的世界之下存在着真相，必须去寻找与发现。当弗洛伊德的儿子们置身第一次世界大战前线时，他梦到其中一个儿子马丁被杀了。弗洛伊德写信给琼斯说，这个梦一定是出于他"对青春的嫉妒"。[2]其中必定存在隐含意义；显而易见的、合情合理的担忧是不够的。如果没有隐含（潜在）意义，这个理论会变成怎样？

病人内心的某些部分也吻合这样的意义寻求。信息溜过了检查；口误、失误、联想和梦都显露出隐藏真相的一角。瓶中信（如沃克·珀西所称）的比喻盛行。真相就像圣杯一样，显现给完美的精神分析

---

* 英文中诠释学一词的词根是赫耳墨斯（Hermes）。

师,一个无过错的——真诚的人。如果所触及的真相"起效",即,如果病人发生了改变,则再一次强化了治疗师对自己的诠释方法的信念。于是,如我曾指出的,治疗成为了非常有力的雄辩,劝说病人向治疗师看重的方向改变,而治疗师可能不会去想改变之所以发生,未必是因为方向"正确",而是因为治疗吻合了深层的语言结构。就像一位推销员运用有力的潜意识影响术推销牙膏,成功了,他就认为这必定证明了他的牙膏好,而不是他的宣传方法好。家庭治疗师曾深受催眠师米尔顿·埃里克森的工作的吸引,他能极其轻松地跟随并增强微弱的符号语言学线索。病人能在违背本人意愿或至少是没有意识合作的情况下被改变。[3]那么,如果治疗效果取决于诠释的真相而非规程,即过程;甚至更糟,治疗师所夸耀的改变,即过程的结果,如果仅仅就是改变而已——未见得是变好还是变坏呢!如果治疗可能变成理念的灌输,那么治疗师如何知道自己是否正确?一套特定理论的成功并不能证明其正确性;我们只能说治疗师有效地让他所认为的真相得到了承认。

102　　　然而,无可否认的是临床资料听起来常常好像病人内心有个声音力要把真相泄露给我们。一位四十多岁的病人梦见在他父母的房间里住着一头大象。这头大象很体贴;它是家养的,只会偶尔把粪便拉在地毯上。它非常小心地不要把墙撞倒。但它是一头大象;它从不忘记任何伤害!

　　当然,这个梦的意思非常明显。谁梦到了这些?这一昭然若揭的内容能混过检查吗?如果是这样,为什么它没有更多伪装?病人是否知道这个梦的含义?当然,他知道这个梦体现的是他在父母家里的情况,大象蹲坐着、克制着、尽量不惹麻烦,但是忍受和体味着每一次不公对待。此时停止问询是体谅的做法,因为如果继续问下去,可能性就会成指数增长。这是在表达他与治疗师的关系吗?这个梦为什么出现在此时?他真的认为自己那么强大吗?他能怎么把墙撞倒?或许是通过久病不愈。如果治疗中不去寻找联结各方面的潜在真相,则模糊性就会增长。

治疗师忆起他与这名男子经常遭遇如此困境；他着迷于看似十分明确简单的资料，真相似乎呼之欲出（纵使他不相信所谓真相）。不知怎么的，资料的明确性消逝了，他仿佛搁浅了，好不扫兴——搁浅：前些时候病人不是梦到在他办公室的浴缸里有一头大白鲨，只有刚够生存的水？难道"大白鲨"不让人联想到治疗师所在的机构，怀特研究中心？* 消极移情的问题那时不是已经谈过了？病人不是恭喜治疗师聪明地侦破了"大白鲨"的字词游戏？如此往复。

在对梦进行探询的同时，梦也在治疗师与病人之间重演。如果病人不是在传达给我们信息，又如何解释这个梦显见的逻辑？我认为这是由于认知过程的内在特性，我将在神经心理学的部分继续讨论这点。不妨这样来想，尽管阿帕切的追踪者能从野牛的粪便中重建它的完整经历，但并不等于野牛刻意要留下踪迹。

如果把精神分析看成是语言行为，则会出现一套不同的假定。也就没有了隐藏的真相需要由表及里地寻求。就只有更多的模式和复杂性，以及在第八章中提到的"无限回归"。在治疗中，事件蔓延开来，同心圆式的询问逐渐扩展，就像石子投入池塘产生的涟漪，彼此联合、重叠，形成可见的水波纹。相比于弗洛伊德理论的直线性，这一比喻在明确性上似乎颇为不足。然而，正如我在后面将更详细讨论的，这或许更接近于大脑/心理真实的运作方式。无论如何，人际学者面对的矛盾不是非此即彼，而是悖论并存的。他具备的不是真诚，而是真实，承认只有当治疗师对病人毫无目标、对病人应如何生活毫无信念的时候，劝说教导才能避免。对于模棱两可的状态，不是把它当成通向真理之路上的小站而容忍，而是作为人性状态而珍视。于是病人要做出困难而真实的选择：在不完美的世界上找出不完美的解决办法。

人际治疗师不声称自己中立，也不追求中立。人际学者不求真诚（其本意是纯洁无瑕），而力求真实，这个概念的含义完全不同。真

103

104

---

* white，意为白色，作为姓氏则音译为怀特。

实,源自希腊语 *authentikos*,其含义是做自己行为的创始者,还有相当奇怪的一种含义(如韦伯斯特大词典所言),做个杀人犯! 荷马时期的希腊人认为,人是由神指引的。在每一位英雄背后都有神。依照神的命令而杀戮是无妨的;而依据自己的意图则是谋杀。人不应该为自己考虑。做最好自己的内化追求被人际追求所取代:在与他人相处中带着所有的不完美和缺点做自己。真实追求的是让存在与行动相符;真诚追求的是让存在臻于完美,因而也让行动完美。由此,真实的治疗师自己负起责任。他对了就是对了,错了就是错了。他不能归咎于病人的"阻抗"或"边缘病态"或不成熟的"过深"解译。*

在治疗"游戏场"(用弗洛伊德的词来说)的安全保障中,病人或者学会的是他的幻想不合实际、不应让幻想控制他的生活,或者,以我的观点,在与另一个不完美的人互动时他能学会必要的技巧来分辨、识别、影响对方,即需要"足够好"的治疗师,而不是理想的治疗师。成熟不是由于习得了经验,而是对自己生活的权力感和控制感所带来的副产品。病人也承担真实的冒险。他学会信任他人并不容易,可能会有真实的失望,甚至随着人际觉察能力日益提高也仍然可能遭遇失望。生活就要勇于冒险!

简练地说,我们可以把这些不同的治疗模型应用在弗洛伊德的著名案例小汉斯上,那个怕马咬他的男孩。指导性的、关系取向的心理治疗师会牵着他的手,带他拍拍马:"看,好马儿不咬人。"对治疗师的信任带来了冒险和安心。小汉斯学会了骑马。经典分析学派会把小汉斯放在躺椅上或游戏室里。一旦他理解了他对马的恐惧是替代他对阉割他的父亲的恐惧,他就能随意地拍抚马儿,不拍也无所谓。治疗师才不关心这个。治疗师知道小汉斯的父亲是个好人;这种幻想是力比多"驱动"下的歪曲,或者以今天的观点来看,是出于焦虑。在人际流派中,治疗师会让小汉斯看到,他的父亲未必是这样一个好

---

* 对这一主题最清晰的阐述,参见莱昂内尔·特里林的《真诚与真实》[4]。

人。他的不安是恰当的。如果小汉斯更有能力应对他的家人，或许在家庭治疗师的干预帮助下，在他感到安全时，他会拍抚马儿。他之所以会拍抚马儿，是因为他学会了如何判断什么是安全的，如何信任自己的判断。对帮助者或马儿的过度信任并无益处。归根结底，有些马，就像有些人，确实咬人。

我听到了听众中"过分简化！虚无主义！"的喊声。然而人际流派并不否认价值观、或道德甚至不道德的选择。它也不是怀疑主义。它只是说，精神分析可能并不回答问题，只是提出问题，把答案留给病人。据说，神经症是做事情只知道一种方式而这种方式却无效的人。你可以补充说，但这仍然比有些情况要好。神经症的解决方式是高度冗余的；也就是说，它总是以同样的方式起效。没什么像神经症的解决方式这样奏效，而这种效果的一致性给恐惧且失能的人带来无限安慰——至少事情不会变得更坏。我认为分析师的责任不是就某件事情为病人提供更好的方式。我们希望病人的符号语言学技能增强，对自己生活的复杂性具有更充分丰富的理解，在与父母、同事相处和在社会上生活时，能更自由地做出选择并承担选择的责任。 106 精神分析的规程是更具创造性的问题解决的原型。

许多人相信，他们来治疗时所抱怨的困难，在离开治疗时会得到解决。比如，他们可能希望与某人关系"亲密"。他们希望当他们的俄狄浦斯或前俄狄浦斯问题解决以后，他们就会在与爱人或朋友相处时自然而然地发现他们所向往的亲密。这种积极的转变可能是病人迫切希望治疗师（高人）做到病人对自己的希望。或者，如果他们来找人际学者，他们希望学会如何体验亲密。我会更希望病人在离开治疗时愿意终生寻求对话，能够认识到"亲密"与其说是追求的目标，不如说是在努力生活中的感悟。

从真诚到真实的转换有时能在病人身上看到；而在治疗师身上类似的变化是更少见的现象。下面的案例来自于一位英国克莱因主义学者唐纳德·梅尔泽，[5]是他在一篇题为《例行解译与即兴解译》中所呈现的资料。由于其中有两个截然不同的互动层次而格外有趣。

第一个层次是治疗师起初受限于理论,完全无法看到梦中反映出的他与病人关系的简单事实。第二个层次是治疗师即兴超越了自己的理论立场,与病人发生了真实的互动过程。病人做了一个梦:

> 他和分析师好像住在旅馆的同一个房间里,房顶上有许多人看着。有一刻分析师似乎蹲在病人身上,说"其实你从没有真正看到过我的肛门"。病人产生了复杂的强烈情感。一方面他感到尴尬,对面的人一定会认为他们是同性恋关系。但更强烈的是一种战胜分析师的感觉,分析师显然不知道在他身后有一面镜子,所以病人能直接看到他的屁股中间。分析师的屁股看起来很大很有肌肉,就像日本相扑手的一样。

治疗中对这个梦的分析完全没有涉及当前现实。随后进行了通常的童年联想和移情联想。治疗师未能将这个梦与明显的现实联系起来:他向英国精神分析学会宣读了基于这个案例的论文(得到了"友好但不安"的反应),这是梦里围观的人群,治疗师的"屁股露了出来",他不知道但是病人知道,病人与治疗师以某种同谋方式合作、可能令英国精神分析学会不安,病人对于治疗师在与同行的争斗中使用他的案例资料感到喜忧参半。

这听起来极端吗?在文章的后面段落我们读到,"病人自己从朋友那儿听说了这事儿(这个案例汇报)[原文如此!],意识到讲的是他,要求读一读。我同意了;他很高兴,并看到内容与他的回忆相符——然后情况变得一团糟!他辞了职、离开了妻子、陷入了'潜在性变态'、不来治疗、不付诊费、失去了大多数朋友"。后面的材料(没错,这个治疗确实又持续了几年)显示,病人童年酷爱偷偷吸吮大拇指;这名男性是保守隐秘的高手。

这个梦不仅说出了当前发生的事,而且预言了将要发生的事。如果关注病人在梦中所说的话,会提醒治疗师病人觉察到了即将进行的案例汇报,并会开始探讨病人对治疗师暗地里偷偷的操纵;但只是侧重探讨病人的参与。如果把治疗师也考虑在内，就会触发真实的风险，因为治疗师其实不知道自己在做什么。但是，以带有斗争色彩的方式向保守的精神分析学会展现自己，似乎是治疗师的愿望。他是否在利用病人来修通自身的反叛性？

此时，治疗听起来好像滑稽剧。一切都乱了套。但治疗师做了一件有趣而勇敢的事。他舍弃了所知，但没有放弃治疗。他和病人又花了好多年来理清头绪，这时第二次康复出现了，他猜想这次康复更真实，但不太肯定。他不再引导病人，而是成为了旅伴。我想治疗使他和病人一起发生了改变。论文最后说，"我是在让我的屁股露出来"。"我不知道，"这位治疗师说，我在此引用，"这究竟是一次成功的分析还是一次灾难……但它对我自己的成长产生了深远影响"。在他多少有些浮华的文学观念中，他不再扮演维吉尔，做病人但丁的导师，而是变成了利奥波德·布卢姆的迪达勒斯，在双关语迷宫中共同流浪的同伴。

于是，最后，我们可以说，这个梦不仅表现了病人，也同样表现了治疗师和他的目标与变化。注意这是病人的梦。我们当然定会赞同他无意识中对事件——现实事件的理解是令人惊叹的。我不认为这个例子是极端的或异乎寻常的。治疗师牺牲显而易见的人际现实，却追求削足适履的理论立场，文献中充斥着这样的例子。遗憾的是，像这个案例这样勇敢的真实旅程却没有那么多。

109

第 十 一 章

心理模型：疆域还是网络

对理论家来说没有什么问题是太难解决的。

——苏菲派谚语

从我呈现的临床资料来看，我似乎在竖起靶子，让元心理学为它的误用来负责。但是，如果理论并不决定其目的，它就受制于人，治疗师可以随心所欲地使用。它就失去了作为治疗工具的意义，更谈不上作为抽象的真理了。毫无疑问，出色的治疗是治疗师在遵循最严格的设置下进行的；但成功则取决于治疗师的艺术性，他在系统的约束下凭直觉行动的能力。成功也取决于我们未给予足够尊重的合作者——病人——的灵活性和弹性，他常常令治疗有血有肉，低调地展现治疗师忽视了的关系维度。有时，朋友或家人担任了替代治疗师；有时，互动是如此微妙，以至于治疗师没有觉察到自己已经参与了远多于他所汇报的互动。任何解译系统，如果没有看到解译者本身就是他的解译，在我看来是过于缺乏活力而无法起效的。

在弗洛伊德主义零散的小块领土上，阿尔文·弗兰克所称的"修正者"——即沙弗、罗伯特·霍尔特、梅兰妮·克莱因和吉尔，提出了对弗洛伊德的元心理学的性质与局限的批评。[1] 然而，这些批评从未逾越藩篱，从未离开保留地。沙弗的"行动语言"看上去最像对弗洛伊德驱力理论的激进背离，但他仍主张治疗中的重复现象是"某种渴望、冲突和恐惧的幼儿情境的展现或重现，例如原初场景，在无意识中仍然当成是现实的和当前的……"[2] 穆思林与吉尔在讨论朵拉的案例时，都认为"偏离理想的中立框架"会干扰治疗，尽管他们在问题究竟是出于偏离本身还是未能解译偏离上不赞同朗的观点。[3] 虽然表面看似和谐一致，但显然在不同的万神殿里供奉着不同的神。

如果对比一下对歪曲和治疗师中立问题的这种传统关注与奥尔多·卡罗德努多在《隐秘的对称》一书中报告的萨比娜·施皮尔莱因的案例，情况会很有趣。[4] 书中，一位显然是精神病的年轻女性成了荣格的病人，并陷入与他的婚外情。这里并无歪曲的问题。这次，我们面对的是既成事实。她给弗洛伊德写信，弗洛伊德给荣格写信。荣格承认他弄得一团糟。荣格与萨比娜父母之间的通信很奇怪，他们仍然对荣格帮助她从可怕的崩溃中康复而心怀感激。弗洛伊德真不知道该做什么。他试图殷勤委婉地调停，主要是给萨比娜写了一封长信。她后来成了精神分析师，并在学术上作出了重要贡献。

这件事很可能是精神分析记载上最糟糕的混战；然而，萨比娜的 ₁₁₁ 个案治疗结果远远好过可怜的朵拉，尽管弗洛伊德一丝不苟、谨守伦理地治疗朵拉，后来却被费利克斯·多伊奇称为是治疗彻底失败。[5] 黄金变成灾难、灾难变成黄金，如何解释这样古怪的炼金术？我想这是因为，对萨比娜·施皮尔莱因来说，没有人否认她看到的现实。对她质疑是非常容易的，而荣格的风度使他没有质疑她。他本可以指控她有幻觉，那样会注定她的命运。整个故事的真实令人震惊：没有人知道该怎么办，包括弗洛伊德在内。他们拥有的体谅和风度使他们没去"分析"她的动机，而所有人都看到了复杂的互动关系。或许真实是治愈因素。

因此，要点是精神分析起效不在于它的理论说了什么，而在于它如何进行，撒开不断扩展的符号语言探询之网。精神分析的独特性在于它特殊的框架，对于病人呈现的自己生活的资料进行元沟通的无限回归，而让参与者可以在这种无限回归中运用自身。治疗师特定的解释系统只是比喻，是组织事物、注解资料的方式。它本身并无对错，而是对互动场域的评论。但是由于任何评论都意味着立场的选择，无论治疗师对病人所说的话是多么无心的态度，每个解译都成了一种互动。

为什么只是扩展资料、丰富模式,这样的过程就会有效呢？如果持续扩展询问的领域,包含越来越广泛的互动情景,治疗大概最终会陷入混乱。如果治疗师不进行梳理、组织、澄清,病人又怎能做到呢？

112　　两种不同的心理模型能回答这个问题。第一个是传统精神分析模型,本质上是纵向的,每一层都压制和调节下一层的功能。第二个模型是横向和立体的;它不是阶梯压制的层级,而是由模式化信息构成的网络。这两种观点都反映出他们各自时代的神经心理学范型。

20 世纪初的神经学认为存在着层级的神经功能。比较神经学认为,随着大脑新区的发展,这些新脑区通过抑制过程控制了较低级的区域。即所谓大脑最古老的部分——脑干,受到大脑较新的部分——皮层的控制和抑制。(大脑进化的帕佩兹—麦克莱恩理论中阐述了这一观点。)[6]一般情况下,脑干发起和控制的运动非常粗糙,震颤不稳。更高级感官的功能是缓和、控制、调节这些比较原始的动作。在大脑损伤——如动脉硬化导致的皮层功能丧失——中,随着皮层抑制和对较低脑区的控制丧失,会出现震颤。所以,帕金森症的震颤是一种功能释放的现象。由此,大脑层级的观点出自比较神经解剖学和神经生理学,也出自达尔文进化论的流行观点。例如,弗洛伊德认为,情绪的位置在发展上位于嗅脑内,这是在低等动物中负责嗅觉感官的一个较大的脑区。

直立行走的进化改变,导致了嗅觉重要性的变化,对此弗洛伊德建立了详尽的假设。正如萨洛韦指出的,弗里斯关于鼻腔—性联系的观点在我们今天看来似乎是奇谈怪论,但弗洛伊德如此强烈地信赖这一观点,在它自己的社会环境中也不是那么奇怪。一位美国喉113　科学者约翰·麦肯齐也曾赞许弗里斯的观点,而且还有德国生理学家和哲学家恩斯特·黑克尔提出的广受好评的"原始—嗅觉"理论。认可这一假说的正是德高望重的理查德·冯克拉夫特-埃宾。[7]

从这种大脑的分层地形模型中,在每一层被更高一层抑制的前提下,不难发现弗洛伊德的心理功能模型是怎样产生的。最深的一层最为原始和躁动不安，更高层级则将低层的活动缓和、调节和社会化。弗洛伊德认为文明是大脑复杂进化发展的产物。他因而认为大脑更高层级的功能是在个人层面维持文明。像"初级"和"次级"思维模式的概念与西尔瓦诺·阿瑞提的"考古学"思维的运用都隐含着同样的观念：大脑有较深和较浅的层次，较深层次更加粗野、难以控制、未开化，需要更高层次来调节控制。[8]于是，治疗师的功能必定是以某种方式强化大脑装置的社会化部分。

关于大脑的这种观点并非错误或幼稚。它只是一种关于大脑生理学和神经解剖学的观点，而且它是完全正确的。其实，限制的层级组织这一概念是保罗·麦克莱恩的观点和阿瑟·凯斯特勒的大脑中致命"设计错误"观点的基础。[9]然而，当今的科学视角转向了新的范型——路德维希·冯·贝塔朗菲所称的组织视角。[10]这种观点放弃了早先盛行的达尔文理论，放弃了对层级进化发展的兴趣，逐渐转向关注整体论，即事物作为整体运作的方式。此时不再是传统神经功能观点中的地形定位、阶梯层级和压制，而是一种不同的视角，基于三个因素。

1. 整体功能：任何神经功能都由整个大脑参与。尽管皮层特定区域——例如，控制语言的布洛卡区——损伤会导致神经缺陷，但是，显然大脑其他特定部位的损伤会让这种神经缺陷消失。换言之，在旧模型中被认为是功能的特殊地形定位，如今认为只是环绕整个大脑的三维联结网络中的重要结点。

2. 叠加模式：替代控制层级的是现代沟通理论的概念，通过不同的感官模式接收到来自大脑不同部分的巨大流量的输入资料，在大脑中形成神经冲动的模式，既可以暂时保持，也可以经由神经药理过程而转化成记忆痕迹。

3. 复制：对皮层功能的理解，不再是压制，而是扩展、丰富或复制上述叠加模式。于是，大脑被视为三维空间，能保持和投射特定的结构。

我必须再次强调，这两种重要的大脑功能模型并不是非此即彼的真理。它们是在处理临床现象时的两套不同范型。

如果我们问自己,有创造力的人如何在无人帮助的情况下应对复杂性,答案将与第二个模型高度吻合。凯斯特勒的"双重联结"、雅各布·格策尔、菲利普·杰克逊和利亚姆·赫德森的"发散/会聚思维"、爱德华·德博诺的"横向思维"、杰伊·奥格尔维的"多维度的人",在这些对创造过程的不同视角中,出现了某种一致的模式。*

第一点是自在地包容混乱,甚至感到混乱令人兴奋。第二点是同样包容似是而非,实际上以之为知觉模式。第三点是运用一些横向而非纵向的思维。联系是通过转喻或比喻而建立的;即,头脑"横向"运动,直觉地扫视模式,寻找同时发生的匹配,无论其逻辑或形式联系如何。纵向思维是逻辑的、演绎的、分析的、序列的。自由联想的漫游属于横向的,而集中的深层解译是纵向的。纵向思维是一种注解方式——归类并包容散漫的横向联系。

尽管,作为精神分析师,我们渴望成为科学家而非艺术家,但想到我们可能催化了病人内心的创造性主体,还是有些令人欣慰的;用马苏德·坎的巧妙表述来说,我们是"过程的奴隶"而非情境的主宰。

设想一位同行在努力练习困难的瑜伽姿势时,忽然忆起了他小跑着跟父亲去犹太教堂。这个普鲁斯特式的跳跃回忆伴随着强烈的复杂情感,而且这是个全新的回忆。发生了什么?是这个身体姿势、这个拉伸带来的么?或者,是因为这种追求某种痛苦但有益的苦行经历的整体感觉?可能是因为这位治疗师与教他的瑜伽教练之间的移情关系吗?从他的无意识中浮现了什么?这是否属于治疗经验:他是否多少变得更加自由,或者他只是想起了又一个他作为乖孩子在做困难事情的情境?或者这完全没有意义——就像一声嘟囔或弹出的光盘一样冒出来?

所有这些解释都有可能;它们只是对同一件事的不同看法。即使这个记忆是移情性的;也就是说,即使它出自于相似的体验:他再度成为小男孩,处在有着强大宗教父亲的学习情境中,我们仍不得不

---

* 我主要参考了查尔斯·汉普登-特纳的出色分类。[11]

问,为什么是此时,为什么是这种方式? 为什么不是出现在梦里? 动觉通过某种方式传入治疗师的大脑(当他做伸展姿势时,肌肉骨骼系统带来的感觉)组合或共鸣,激发了整个的回忆输出,并伴随着回忆的情绪载荷和与当前情境的关联。领悟与改变总是不可预测,通常难以言喻,与其说是来自于目标的清晰,倒不如说是来自于某种信息超载。

希望这有助于治疗师认识到解译的局限性,特别是关于内容或意义的解译。我们不妨放下知晓、理解和领先于病人的需要。可以说,改变不是来自于理解了真相,也不是通过"把一件事彻底弄清楚",而是通过"修通",从这个角度来说修通不是意味着反复做同样的事,而是认识到更广泛的互动模式和经验结构——我必须强调,总是到达了以前没有到达的认识程度。它是对局部极其细致的检视,从而扩展并澄清整体。治疗师不解释内容;他扩展对模式的觉察。这既发生在具体的互动领域(病人谈到他的童年、他的女朋友、梦、或他与治疗师的事),也发生在同形关系中,即同一模式的和谐变式重复出现在一个又一个领域、一次又一次治疗中。于是,单个的模式被看成是对应着更广泛的模式;部分反映出整体。领悟不再被看成是学习的积累,而是对"内在现实"更整体、全面的认识。所有的领域都会改变,同时的、完全的改变,而且实在无需合理或逻辑的解释框架。诠释可以是附带现象,只是改变的附加物。

治疗师成为所要解决的问题的一部分。他运用自身参与的感受作为尤为敏锐的工具来识别模式,但也可能依据他对其他同形模式领域的经验进行推测,更好地理解他所经历的事情。由于这个活动,他能促成病人的模式发生非连续的重大转变——导致领悟和改变。这因何而发生? 我认为是因为扩展和共鸣最能触及带来觉悟的真正的神经心理底层。

解译或解释为复杂、难以言说的类似活动添加了线性的解释。它限定或关注于互动领域的一个方面或角度,如果扩展到社会基质来看,本质上是无限的。解释说,"看这里,解决这个方面!"它是简化的、勾勒轮廓的。另一方面,如果把模式扩展和延伸,让扩展资料像同心圆一般浮现,我们会获得越来越高的组织水平,病人与治疗师在创造过程中合作,这一过程带来的是丰富而未必是清晰。现实的选择仍需要病人来做。

病人可能因为无法决定是否要离开伴侣另觅他人而前来治疗。病人希望接下来出现某种心理动力框架可以让一切变得清楚,可以断下决定;即,他之所以想要离开妻子,是因为他在见诸行动,是因为他经历着中年危机,是因为她是他父母选的,或是因为他害怕所有的女人而把恐惧集中在妻子身上。或者,他想要离开她是因为他需要充实自己;他已经牺牲了他的生活来做个好孩子,照顾别人。在我的经验里,这种决定无法很成功地弄清楚,或即便清楚,也无法在治疗结束后维持多久。

不应把精神分析与预言混为一谈。治疗所能做的一切只是增进病人对自己、伴侣和他们之间互动的了解。而通常决定仍是决定,痛苦的选择还是要做。治疗师无法根据临床资料就知道病人该做什么,当然,除非极其显而易见,比如身为同性恋的银行行长要去地铁公厕里勾搭个情人可不是个好主意。这是"见诸行动",它可以相当简单地定义为任何让治疗师紧张的事。但是,不需要精神分析师也可给出这样的建议。例如,下面是一名男子的梦,他在婚姻方面不知如何是好,痛苦挣扎:

> 我站在山脊上,能看到中央公园的美景。那儿景色宜人,林木葱茏。我发现我能看到公园对面有一幢公寓楼可以俯瞰峡谷。我暗自想,希望在那幢楼里没有人注意到这一点。我就能轻易地买下来并发展它,如果公园部门愿意出售的话。我不愿看到它被白白浪费。一群人骑着自行车经过。他们穿着"朋克"服装:吊袜带、粉红的头发、装饰着铆钉的夹克。

这是一名生活中可谓充满贪欲的男性,但他以相当贵族化的淡漠掩盖了。我们很容易看到这个梦隐含着智慧；他无法顺其自然、单纯地享受美景。他必须获取它，占有它，利用它，从中获益。用弗洛姆的术语来说，他是"市场型"人格。对于这个解译，他会感到非常解脱。这种解译极为父权主义；它告诉他要检点自己。如果延伸到他的婚姻，显然他想要离开只是因为别处芳草更美。那些衣饰杂色的是什么人，新潮的颓废时尚？傻瓜？

　　然而中央公园被标定为"永久荒野"*。他非常了解对它的任何侵入都要经过艰苦斗争。为什么他选择了中央公园？为什么不是长岛海峡或其他最好的房地产？为什么他和美景有一段距离，而非置身其中？他是否在表达，单纯享受生活、寻欢作乐，就像在公园里玩的那群"朋克"一样，会被世人看作是不"聪明"的？人必须长大，只做对自己有利的事。或许他身上有一部分从未发展，从未进入他的生活？"永久荒野"就一定好吗？我们可以铺陈这些主题的无限排列组合。治疗不能给病人指明道路；许多分析师会在口头上赞同这一点，赞同精神分析永远不要提供确定性。人们常说，弗洛伊德害怕精神分析在传入美国时会被篡改成鼓舞人的健康促进系统，允诺给予病人快乐、和睦与满足。弗洛伊德具有"悲剧意识"；他透彻地懂得这既不可能也不是好事。然而，在各种各样的临床报告中，我们一再震惊地看到治疗师的潜在计划——有时隐秘，有时明显，但总是存在。在能量范型（相信力比多、驱力作用）中不可能没有目标，就像手枪开火总要打向哪里：力量总得有个目标。

　　或许可以将这种确定性与沙利文对马克·吐温的《神秘的陌生人》的兴趣做一比较。[12]这个故事讲的是每一次干预都导致了比原有灾难更糟的结果。引用海伦·佩里的话："沙利文似乎用这个故事来比喻精神分析师和精神病学家……如果需要做出改变，则必须本人自己决定，因为任何人都没有智慧为另一人决定这样的改变。"[13]

_____

* "永久荒野"（The Forever Wild program）是为保护纽约中央公园 10000 英亩的自然环境及当地物种设立的项目，避免游乐场、球场等开发，永远保留自然原始状态。

不可否认,所有这些都相当恼人。病人来治疗的目的是要做出困难的抉择。他不知道他的冲动多么地"神经症",他想要有人帮助他做出"成熟"的决定。他希望发现,他想要离开婚姻的愿望是幼稚的,或者他想要留下的愿望是依赖的。他热切期望,当他在治疗过程中发现了自己属于哪种情况,就会感到解脱,不再自我纠结。如果我说那不是治疗的合理目标,那么通过治疗他能得到什么,治疗会如何帮助他?

临床经验显示,当病人详细探询了关于他的童年、当前生活、决策风格的感知网络,认识到了自身联想过程的丰富性之后,他确实会做决定——通常是令人满意的决定。但更重要的在于,因为这是他的决定,所以他能坚持、发展和细化这些决定。任何治疗师如果见过很多再度(或三度)寻求治疗的病人,都会震惊于如此之多的病人在结束首次治疗时曾拥有一系列的成功决策和个人进步,但之后却期待生活从此永远快乐、没有不安或悔恨。纵使治疗师否认,但病人仍暗暗坚信,这是保证无冲突的生活的道路。这些病人希望被治好——就像制成一片腌肉。[*]

121　如果有人告诉精神分析的受训者,他们所做的哪些对、哪些错,病人哪里有问题,好的治疗结果应该怎样,他们定会非常高兴。对于我此处认为更好的方式,他们会感到郁闷烦恼。这恰恰是梅尔泽在《例行解译与即兴解译》一书中所描述的茫然无措。(参见第十章)

为什么分析师应该知道病人哪里有问题?聪明的分析师总是知道自己的作用是自相矛盾的。治疗师的目标是辜负病人的期望,而不是达成期望。精神分析是关于遗漏的科学:它研究病人生活中的遗漏,在治疗师—病人关系中提供遗漏。正是这种精神分析框架为病人提供了可填充的空间。

精神分析训练倾向于维持对确定性和清晰目标的妄想。督导,这一精神分析技艺的范例起到了很强的误导作用,因为它促生了督

---

[*]　原文为 be cured,作者一语双关,cure 常用含义为"治愈",但也有腌制、熏制的含义。

导师比受督导者更能清晰地了解病人这一错觉。督导经验的绝对无误是有些奇怪的。我认为这不是由于精神分析机构中任何明显的等级次序,而是督导过程本身的某些奇怪、诱惑的现象学内容。它与我们自身的临床经验出奇地不一致,并且误导受督导者,导致他们以为当他们"长大以后",也能看清一切。它也与受督导者接受的受训分析相当不一致,显然在受训分析中概念和目标不存在这样的清晰逻辑。

我认为这种无凭无据的清晰是贝特森(继伯特兰·罗素之后)称之为"逻辑分类失败"的结果。也就是说,这未能理解案例报告是与治疗全然不同的抽象层面。[14]简言之,逻辑分类的理论假定,类别与类别成员是不同的抽象层面。换言之,类别不可能是自身的成员。应用于督导过程,这意味着我们所做的是讨论一类互动,而具体的病人是其中一个成员。在督导中,我们从来不是真正在讨论一个具体的病人,而是一类适用于所有病人的互动,经由一个具体的病人表现出来。督导经验看起来清晰,是抽象层面提高了一层所致。正如柯日布斯基伯爵指出的,清晰感的错觉随着抽象水平而增加。[15]如果督导确实参与,例如,"平行过程"——即,成为治疗的一部分——他会很大程度上表现得无话可说,因为显然互动是如此复杂,他什么也不能说。一旦从以这个病人为代表的病人一般类别转向实际的病人,我们就一头栽入了复杂的人际泥潭,这不再局限于治疗室,而是囊括了在任何分析中都会扩展的所有常见分支。此时有三方参与了控制不良、缺乏界限的场域。框架已经丧失。象征化在场的人数成指数增长,场域变得混乱不堪。结果是这次精神分析失了控。或者更糟,变成了督导师紧紧掌握控制,重建秩序;让倒霉的受训者永远保持错觉,以为精神分析借助诠释学的准则在有条不紊地进行。

123

第 十 二 章

哈里·斯塔克·沙利文：
网与蜘蛛

每个人都追求满足和免于焦虑。

——H. S. 沙利文

至此，我已经阐述了精神内部取向的精神分析与我相当松散地称为人际或互动流派的区别。哈里·斯塔克·沙利文被认为是后一立场的先驱理论学者，也是 20 世纪 40 年代精神分析大分裂的会聚点。

正如分析弗洛伊德一样，我们不妨探究沙利文思想产生的环境，着重于导致这两位学者差异的知觉分歧。沙利文与弗洛伊德代表的既不是会聚的也不是平行的过程；他们反映出截然不同的立场。正如在我第二章中提出的，他们可能交汇的主要一点是他们都在生活事件的压力之下从人迹较少的路上退回。这样部分的缩减（在两人身上都伴随着一个揭示内情的梦）把他们带到共同的一点，但不是同一条道路。

现今距沙利文去世（1949）已经过去了三十多年，他的思想已经有了许多延伸和阐释，对他的著作也有了许多彻底（溯本求源）的重建（在这种情况下不可避免）。我们常常难以确切了解何处是沙利文的思想边界，部分原因在于他在尚未以终极巨著把他的概念整合起来之前就去世了，我还猜想部分是由于他因卷入激烈而错综复杂的精神分析政治纠纷而转移和分散了注意力。肯尼思·沙特莱纳宣称,沙利文在相对纯朴的华盛顿—巴尔的摩区的环境中完成了他最好的工作,早在他1930年移居纽约之前,这一观点也有人支持。[1]

沙利文的人际精神分析似乎是还在半途之中的理论,仍然在发展,许多基本假定的含义还模糊不清。沙利文不像弗洛伊德一样,他不是在英雄式的孤独中工作。[*] 在极为重要的意义上,他是其他许多人思想的通道。可以说,如果弗洛伊德是心理学华厦的非凡建筑师,那么沙利文就是战后信息爆炸而聚集的大量信息的处理器,这也与范型高度一致。根据克劳利的说法,沙利文是涉猎广泛的阅读者和自学者。他公开的背景资料读来仿佛图书馆的记忆存储器。

正如我在《理解之谬》中所主张的,弗洛伊德与沙利文代表完全不同的范型前提。托马斯·库恩在一本篇幅虽小但影响深远的著作《科学革命的结构》中宣称,任何时代的科学立场都基于对现实性质的一套假定,他称之为范型。[3]这些范型是隐含的比喻,遍布于科学项目中;用最严格的说法是,遍布于认识论假定中。库恩对改变的现象学比对范型本身更感兴趣,因此他没有具体讨论单个范型的性质。他确实指出,范型变化是非连续的;也就是说,范型并不是随着假定改变而逐渐转变,其改变方式比较符合危机理论,不相容的资料积累,相对突然地出现超载,新的范型伴随新的支持者出现。

旧的范型仍然存活在信奉它的旧圈子里,或许会做些表面的调整,试图同化新的模型:如同新瓶装旧酒。我在《理解之谬》中曾说,弗洛伊德代表的是能量机器范型,而沙利文代表的是信息机器范型:蒸汽机与电话机的区别(或者,如果喜欢用更高端的技术来形容,是喷气式飞机与计算机的区别)。两者之间可能存在大量令人困惑的重叠。正如我已指出的,人可以用"现代"的表达掩盖过时的范型(正如某些弗洛伊德主义者所做的);也可以根据新范型做出现代的表

---

[*] 弗兰克·萨洛韦曾在《弗洛伊德:心灵的生理学家》一书中指出,弗洛伊德完全不像人们所说的那样在工作上孤立或被误解。弗洛伊德乐于散布孤胆英雄不顾否定怀疑而独自工作的神话。

述,同时口头上认可旧范型的历史贡献(正如客体关系理论学者所做的),或者可以提出全新的范型、全新的前提,公然做出反叛的表达(正如 R. D. 莱恩所做的)。⁴我要指出,沙利文所做的介乎其间。他根据沟通或语言范型提出了全新的视角。他非常清晰地用新范型的术语界定了他自身的参与,而同时他公开承认他的理论是来自许多阅读和比较的融合产物。佩里说,他"有一种越来越强的集体创造感,并能敏锐觉察当一个人处在新情境中、遇到新的人时想法和希望会如何剧变"。⁵他广泛阅读,自由借鉴,仅以小小的改变取代了原先冲突的概念。他也对他没有读到的观点很敏感,无论是直接还是间接听到的。许多影响他的资料是二手或三手的。这不重要,因为沙利文是控制中心,是信息的分类和混合器。他不像弗洛伊德那样(佩里引自弗洛伊德的话),信奉"业已发现不要做广泛的阅读者⋯⋯我拒绝让自己享受阅读尼采著作的巨大愉悦,出于刻意的决心要在产出精神分析所接受的观念时不受任何外在期待的束缚"。⁶

弗洛伊德就像吉尔伽美什一样,为了找到真理而踏上通向地心的孤独旅程。沙利文则置身于延伸到各门学科的信息枢纽的核心,将信息编织成有条理的意义之网。我特意使用网的比喻,因为我认为蜘蛛的各种特征可作为沙利文许多方面的完整比喻;而且,非常重要的是,蜘蛛也是沙利文的唯一一个我们知道大量细节的梦里的核心意象。它也进一步构成了我想围绕沙利文这个关键的梦而形成的论断的骨架,正如我业已指出的,这个梦显示沙利文像弗洛伊德一样,曾遭遇方向的危机,而放弃了激进实行其理论的道路。

在精神分析里,蜘蛛有着坏名声,蜘蛛被等同于吞噬性的母亲。* 体型较大的雌蜘蛛不幸嗜好在婚后吃掉体型较小、大抵原本信任她的雄蜘蛛,为这一观点提供了佐证。但蜘蛛的含义不止于此;它是动觉和联结的大师,敏于觉察周遭的世界。蜘蛛就是它的网。我

---

* 威廉·西尔弗伯格曾大胆地向沙利文提示蜘蛛的通常精神分析意象;即,"蜘蛛通常象征母亲"。他只提了一次。⁷

将阐述,沙利文的立场正是以这种灵敏的接收、这种关联感为特征。

首先,沙利文并未如卡伦·霍妮、弗洛姆和克拉拉·汤普森一样,从正统转向背叛。他来自完全不同的立场,来自美国医院精神病院精神病学。沙利文从未在精神病院住院实习,他在威廉·A. 怀特的赞助下直接到圣伊丽莎白医院治疗住院精神分裂症病人。他在圣伊丽莎白医院并不格外出众,随后他到了谢帕德与伊诺克·普拉特医院,一家贵格会医院,在这里他在罗斯·麦克卢尔·查普曼领导下建立了专治精神分裂症的特别病房。他因能说精神分裂症的语言而知名,并从一开始就因他能够与当时无法理解、无法治疗的住院精神病人沟通而倍受关注。他的治疗结果被认为近乎奇迹。*

沙利文出自对精神分裂症的经验而形成的,与其说是理论,不如说是取自精神病学、人类学、社会学、生物学、人种学的印象而联成的延伸网络:即当代学科的综合体。其力量在于运用全新的范型,即沟通与语言范型。诸如共情、共同验证、参与—观察、选择性忽视(单侧概念)等概念显然都来自于语言模型。治疗师们轻易地使用他的核心概念原秩、偶秩与共秩,却常常不知后缀"taxis"意味着排列,沙利文指的是儿童以语言为经验建立秩序的能力。正是通过语言掌控力的增长,儿童能够为他对世界的经验赋予秩序。沙利文感到,语言的发展很大程度上是通过共同验证而发生——与另一个人对现实性质的看法达到语义上的一致。正如沙特莱纳所言:"他寻求的显然是沟通。如果一个人能把自己经历的事清晰地表述和沟通,他就理解了这件事!"[9]

大体来说,焦虑的发生是传染的。当父母焦虑时,孩子也变得焦虑。曾有观点认为,沙利文因此而把焦虑界定为人际事件。他确实曾指出,焦虑的消除发生在人际之间,而自我系统的发展是作为避免焦虑的装置。甚至语言,在作为自我系统的工具而运作的意义上,也是用于远离并容纳他人,从而避免焦虑体验。

128

---

* 威廉·西尔弗伯格称其中80％能够重返社区。[8]

但什么是焦虑？如果它是以传染方式沟通的,那么大概只有恐慌的父母才会养出恐慌的孩子。显然,沙利文并不这样认为;他感到父母简单的不赞许或退缩就能让孩子充满焦虑。当然孩子也必定显现出了一些容易焦虑的倾向。正如杰拉尔德·尚诺夫斯基指出的,沙利文的焦虑理论是他观点的核心,但也是最为晦涩难懂、惹人争议的元素。[10]用沙利文自己的话来说:

> 但是要理解我将要讲述的内容,这个焦虑的概念绝对是重要的。我要重申这一点,因为我不知道是否确实可以依赖言语来传达我所要说的东西有多么重要:如果你掌握了我力图展现的焦虑概念,我相信你将能够相当成功地理解精神病学体系的其余部分。如果你以为我所说的只是你以为的焦虑[原文加重],我将无法传达我的思想。[11]

129　　　如果焦虑的父母具有防御,孩子会被父母的防御而非焦虑所影响,除非假定孩子对父母心灵深处隐藏的感受有共情式的秘密了解。如果焦虑能够以心传心,超越语义沟通,那么“自我系统”如何能保护孩子？那得要铅屏蔽才行。我认为正是在这一点上沙利文含糊其辞。如果确实是与父母的体验让孩子焦虑,那么是因为在这种体验中有些不和谐的东西——比如,母亲以不当的频率与孩子进行目光接触或回避目光接触,哺乳太早或太晚或笨手笨脚。孩子于是感到焦虑,因为确实有什么不对劲,而他无法整合。另一方面,如果孩子以恐慌回应父母的焦虑,而无论外在信息如何,那么他具有容易焦虑的倾向,而这是一种驱力,就像力比多或饥饿一样。孩子存在雏形状态的恐惧,而父母共情的反应会容纳、抑制它。这就不是人际概念了。“驱力”可界定为:

> 一种由遗传决定的心理成分,在运作时产生心理兴奋状态,或者如我们所常说的,紧张。这种紧张促使个体从事通常同样

由遗传决定的行为,但是可由个体的经验而有相当的改变。[12]

沙利文的焦虑概念似乎更接近于驱力而非人际体验。

有个似乎合理的质疑是,如果沙利文认为通过语言和符号(共同发展和验证而获得的技能)组织经验是孩子掌控生活、避免焦虑的方式,何以他不认为焦虑和恐惧是语义控制失败的表现,而认为是内在的恐惧冲破了不完善的控制系统。* 这又是老一套的二分对立:焦虑是歪曲的起源,还是令人困惑的经验的结果。在沙利文看来,儿童的核心体验是共情失败引发的雏形恐惧;即缺乏与不焦虑的养育者的联系和舒适感。如果语义控制失败,如果孩子无法容纳他的核心焦虑,焦虑会爆发出来、压倒他的防御。孩子于是歪曲他的体验。所以,防御不良导致焦虑,焦虑导致歪曲,而歪曲必须被纠正。

沙利文又退到了能量模型。人们可能会奇怪他为什么把力原说界定成"相对持久的能量转换模式[加了着重号],在机体存活期间反复地体现出机体的特征,"[14]或者:

> 力原说的能量来源在于个体的生理需要。发自于他的生物化学和生物物理学功能。这种能量产生出情绪反应和人际关系并遍布其中,在此过程中经过各种转换。它在某种人际事件中获得解决。[15]

为什么是"能量转换",而显然信息机器交换的不是能量而是信息?

这听起来非常像弗洛伊德的观察,他看到孙子在做游戏,把玩具拽向自己,然后又扔出去,同时一直说着,"fort—da!"(这儿——跑了)。弗洛伊德认为这个游戏是儿童尝试处理母亲离开自己时的消

---

* 对于前一个观点,焦虑是机体控制自身生活失败的表现,最清晰的表述参见库尔特·戈尔茨坦,以及罗洛·梅在《焦虑的意义》中阐述的存在主义立场。[13]

131 失不见。[16]但他认为语言只是对幻想的注解。这个孩子通过幻想她的出现，幻想他能控制她的消失，或报复地希望她消失，从而克服母亲的消失。雅克·拉康对语言学术语的诠释才会指出，这个孩子通过把母亲的消失赋予词语来克服她的消失。母亲去哪儿了？并不是没有名字的地方！"跑了！"词语替代了消失的母亲，而孩子掌握了控制。母亲被内化，因为当她不在时孩子拥有了这个词语。语言是联结和掌控经验的出色工具。[17]

　　沙利文的临床资料清晰地显示出对语言功能同样的觉察。如果浅尝辄止，会认为他是在使用沟通范型。但并非完全如此。让我再次指出（因为从语义学观点来看，这是极其难以理解的区分）：如果孩子失去了对他的世界的掌控，如果发生的事情他无法理解，他会接收到冲突或不一致的信息，于是产生焦虑。* 从这一角度来看，焦虑是报警系统。它并不引发蒙蔽，但却是蒙蔽带来的结果。它在根本上是真实的困惑。另一方面，如果认为孩子处于焦虑的雏形状态是因为这种失衡乃是他的生理特性（对共情安慰的依赖性），那么是语义控制的失败导致内心的怪兽跑出来吞噬了孩子。焦虑是种能量，始终存在，受到约束，准备着突破防御。歪曲是焦虑失去约束的结果。歪曲是错的，必须被纠正；与沟通模型中不同，歪曲在此不是有真实

132 基础的歪曲信息。借用尚诺夫斯基的话，对沙利文而言，焦虑是火——而不是弗洛伊德认为的火警。[18]

　　显然，对沙利文而言，心理障碍是由于人际沟通不良，沟通过程受到焦虑的干扰。[19]自我系统本身是"出于避免或弱化焦虑事件的需要而出现的有教育意义的经验的组织"。[20]在沙利文看来，最初存在的不是词语，而是雏形焦虑。语言通过提供人际效力而缓解焦虑，自我作为社交安全和能力的工具而发展。社会自我的发展不是由于已有社会自我的潜在雏形，而是为了避免焦虑。这是把人性看成是防御恐惧的观点。如果没有洞熊，没有牙齿尖利的老虎，人是否就不会

---

　　* 人们日益认为，这种互动知觉的发生可能非常早，或许在出生时或在子宫内。

发现火？

　　这种对人类潜能的观点令人恐惧不安；人格是人际活动的产物。不存在个体性；人是个人活动的总和。沙利文自我概念的先驱皮尔斯曾有更乐天的观点。皮尔斯赞同约翰·林考特对约翰·格林利夫·惠蒂尔的引用："人根本上不是'使用符号的动物'；而是由符号构成的。"[21]与林考特的观点相反，沙利文不赞同这种想法；因为，如果人是由符号构成的，那么他使用符号是因为那是他的本性，而不是因为他感到恐惧。在皮尔斯看来，自我是探索世界、判定无知和错误的结构。总而言之，自我可被视为是浮现出来，探索着它的潜力，因为它"就在那里"；或者，自我可被视为是防御焦虑的产物。

　　我还记得在神经科实习时，震惊地看到性情温和的失语症病人如果被问及自己回答不出的简单问题，会出现反常的暴怒。"你的名字叫什么？"能把一位慈祥的老绅士变成疯子，让他踢翻桌子、摔掉眼镜、破口大骂，激烈和流畅程度惊人。在任何遭受恼人的记忆力减退的人身上，都可观察到较轻的同类毛病。

　　我要指出，焦虑不是原动力，而是对现实世界中危险的反应，因为无法把危险转译为语言概念，于是这种反应就放大了。危险越是模糊，焦虑越是严重。关于焦虑的性质，沙利文留给了我们奇怪的恐怖遗产，而我们仍然倾向于把极度的焦虑只当成迫近的灾难，最好是缓解而非面对。沙利文告诉我们，那些惊醒病人并且恐惧感延伸到白天的可怕的梦，是小型的精神分裂症发作，不应进行分析。沙利文确实不进行这种梦的分析，他只是利用这样的梦回到日间残留，而这就可以直接处理了。

　　　　通过心智活动能把梦或神话转变成共同验证的表达，基于这样的认识对待梦，在我看来实属误解……我不知道人们如何能把它当真。[22]

　　沙利文报告了一个自己的梦来说明这一观点。他不认为这个梦是可分析的，但是我认为它正阐明了我在这里所探讨的问题中非同寻常的一个层面。

据佩里所言，沙利文在即将离开圣伊丽莎白医院去接受在伊诺克·普拉特医院担任助理精神病学家的新职位时，梦到了一只可怕的蜘蛛。[23]他梦到：

134 　　　当时我终于真的可以开展对精神分裂症的深入研究了，部分是由于我自己的努力，而主要是由于偶然的机会；我已经决定了要做这个研究，所有安排都令人满意。你们都知道蜘蛛在草地上织出的几何图案，在乡间露水未干的地面能看到。我的梦开始时有许多这样美丽的几何图案，每一缕丝都恰好位于前后的丝中间，如此这般——非常令人惊叹的织物，顺便说，我对织物很感兴趣。然后织物的样式变成了管道，末端是一只漏斗网蜘蛛，然后蜘蛛开始靠近。蜘蛛越近就变得越庞大，最终体积惊人。我骇然惊醒，战栗不已，无法抹去蜘蛛的印象，它留在床单上成为一个黑点，我知道如果我继续睡觉，那黑点还会变成蜘蛛。于是我起来抽了一支烟，看向窗外，看看这里那里，再回到床边检视床单，黑点不见了。我觉得这时可以安全地睡觉了。现在，我不打算告诉你们那都意味着什么，因为只有上帝才知道我梦到的是什么；我只是告诉你们我记得的。我要强调我醒来后心有余悸，梦境完全侵入了感官知觉，我要摆脱睡眠过程的最后残留，要明确地重新确定我和我的拥有、这里是华盛顿、这里不是什么，从而避免梦境继续。幸运的是，由于一些帮助，我猜到了这个梦可能的含义，从而避免了对精神分裂症进行研究的某种阻碍。我还要补充说，自那以后蜘蛛再没有出现在我的睡梦中——据我所知。[24]

沙利文区分了夜惊与噩梦，前者没有内容，而后者他界定为"有着可回忆的内容的可怕的梦"。尽管噩梦代表了人格的"严重危机"，但至少能够回忆,而且可能运用人际关系通过某种"好奇的尝试"验证威胁是否存在,或至少通过接触他人而克服孤寂恐惧。[25]佩里宣称,沙利文或许曾向威廉·阿兰森·怀特寻求"援助",尽管我们并不清楚这个"临别礼物"会是什么,因为沙利文表达过对梦的治疗性使用缺乏兴趣。[26]

　　沙利文吐露,在他两岁半到四岁间,有人在楼梯上放了一只死蜘蛛来"吓阻我的乱走",他也告诉了我们合理的理由,他常因乱走而摔下楼梯。他嘲笑地影射精神分析的陈词滥调,"如果认为蜘蛛是母亲的象征……则可料想我在压抑对母亲的愤怒方面有多么严重的问题,或诸如此类。但我更愿意说,很简单,我不喜欢蜘蛛,我讨厌它们所以我不会靠近……"[27]

　　注意"有人"在楼梯上放了一只死蜘蛛来"吓阻我的乱走"。为什么沙利文不说那是他奶奶?据佩里所言,是他奶奶在他小时候搞出了这种古怪的限制。[28]这件事发生在他与奶奶同住的那一年,他的母亲神秘失踪了。传说她曾发生了精神病性崩溃,但没有看到这方面的确凿证据——只是她回来时看起来"变了"。沙利文忽略了这段真实经历,嘲笑地影射弗洛伊德主义的陈词滥调,蜘蛛代表母亲。"但我更愿意说,很简单,我不喜欢蜘蛛。"为什么如此简单?他与母亲的关系非常复杂。她结婚较晚(39岁),比丈夫大几岁,丈夫的社会地位远低于她的家族所望。哈里是她唯一的孩子,前两个儿子都不足周岁就死了。她常常陪伴着他,将高贵的斯塔克家族及家族传奇的故事注入他的想象。

　　请注意沙利文对蛛网的样式感到着迷,他认为这是他"对织物的兴趣"。而织物(textile)的词根是拉丁语 textus,意为编织的东西。在美丽的结构组织的中心住着蜘蛛,沙利文的恐惧核心,谁若不小心,它就会跃上前来把谁吞掉。在组织与秩序的中心存在着混乱。

　　就像珍珠围绕着沙粒而形成,纵使是最光鲜的元心理学也有它的内核,即个人心理病态的小小颗粒。在沙利文看来,一切语义技巧的发展都是为了包容位于事物核心的恐惧。这种恐惧对沙利文来说是雏形状态的,早于语言,甚至早于经验,只具有最为原始的共情性质。然而这一论断让沙利文可以"忽视":有人用他害怕的东西来阻止他的探索,是一种带有疯狂色彩的恶意,这个梦出现之时他正要"扩大"他的"乱走"范围,即,转到另一机构开展对精神分裂症的创新研究。沙利文隐含的意思是,转向精神分裂症研究激活了他自己的精神分裂内核,而不是他害怕自己想要成长、学习和丰富自身的行动会受到阻碍,且他难以理解和处理——而这正是后来发生的事。沙利文失去了他的病房,尽管医院院长罗斯·麦克卢尔·查普曼努力地支持他。他在 1930 年离开去了纽约,而在那里陷入美国精神分析的政治中。

我要指出的是这个梦不仅可以解读,而且极其有用。在结构上,它代表了有序与混乱之间的辩证矛盾。这是因变动而生的梦。它之所以令沙利文恐惧,是因为他无法确定原本他遭遇了什么以及那又是怎样重演的。他在圣伊丽莎白医院与怀特的关系和在谢帕德与伊诺克·普拉特医院与查普曼的关系都极其模糊费解。沙利文仅在怀特辖下工作了八个月。罗斯·麦克卢尔·查普曼在谢帕德与伊诺克·普拉特医院聘用沙利文是基于怀特所写的一封相当模棱两可、平淡无奇的推荐信:"我真的不太了解沙利文博士。(他表现出)……或许与其他心怀不满者一起才会表达的不满。"[29] 但另一方面,查普曼却强烈维护年轻的沙利文和他大胆创新的精神病治疗观点。沙特莱纳报告说曾反复听闻"如果没有查普曼,就不会有沙利文"。[30] 然而,尽管查普曼与沙利文之间的关系非比寻常,既亲密又尊敬,但沙利文在七年后被迫离开谢帕德医院,表面上的原因是经济疏忽。不过,关于他收治年轻男性精神分裂症病人的特殊病房及其同性恋氛围的传闻,人们一直非议不休。

在更深层的结构层面上,沙利文的梦代表了他的理论立场——他对组织和网络着迷,但在其核心他看到了别的东西,即无法形容的恐惧。蛛网只捕捉疏忽大意者。沙利文感兴趣于细节询问、精确知觉、共同验证——这些都是适合于归入沟通模型的概念,他的这种兴趣被赋予次要角色，用于"防御"别的东西，即能量核心。归根结底，沙利文的理论就像他对蜘蛛的恐惧一样，同属恐怖症状。为什么他不仔细审视并排除这种危险？我怀疑他自身的心理动力阻止他"看到"像弗洛伊德一样多，再加上他卷入了错位的、本质上在欧洲的精神分析运动，让他止步不前，未能充分探究自身立场的含义。但是，沙利文的语言和概念无疑属于语义模型，这些自然地为下一代人际精神分析学者提供了通向下一个范型的桥梁。*

138

　　如果弗洛伊德把自己认同于俄狄浦斯，而俄狄浦斯变瞎后遭到盲人预言家提瑞西阿斯的嘲弄，"你在回答谜语的时候最强，"那么沙利文就是这神话中的提瑞西阿斯。[32] 在沙利文看来，提瑞西阿斯的身份背景非常模糊。据说他曾经死而复生；他因看到两条蛇交配而变成了女人；他被刺瞎是因为看到了雅典娜洗澡或是在神的争端中没有做好评判；宙斯出于同情而给了他预言的天赋——很难讲这是福是祸，因为这实质上带给他的是被社会放逐。沙利文也同样孤立、神秘、前后不一、有些惹人争议、有些双性化；一个曾向意识深处旅行（曾有精神分裂经历）的人（他，他自己——有传言但从未证实）。提瑞西阿斯的预见能力在于他对经验的联系。他曾途经交叉路口的每条道路，经历每一种两相矛盾；他善于预言，但很难说他是英雄。

第 十 三 章

客体关系理论:桥梁还是旁支

> 最骇人的是它的神像,最可怕的是黑暗的女儿与神秘的大地。
>
> ——克罗诺斯的俄狄浦斯

人们可以用比较直接的方式界定传统的弗洛伊德驱力理论与人际理论的区别,但有观点认为这种区分主要是历史划分而非实际差异。据称,客体关系理论在这两种原先不可相容的立场之间架起了桥梁。所有的客体关系理论都有这样的论点,即儿童身边真实的人是重要的,早期的母婴关系早于语言和三角家庭关系,决定了孩子的发展结果。

这些理论不是围绕着俄狄浦斯三角的冲突问题,而是围绕母权的神秘性;不是关于生殖器期的父亲,而是早期可怕的母亲女神。有些值得玩味的是,这些理论的先驱是一位女性,梅兰妮·克莱因,而 直到近期最广泛接受这些理论的国度是英国,一个有着女王统治长期历史的国家。

从克莱因到 W. 罗纳德·费尔贝恩、哈里·冈特瑞普、温尼科特、约翰·鲍比和比昂,构成了理论立场上松散的连续体。这些理论学者脱离了力比多理论,而将驱力界定为"客体寻求";即,儿童的原始驱力是接触原始母亲,一切生命之源。即使是梅兰妮·克莱因,这位理论最扎根于本能基础的学者,认为所谓"对现实客体的知觉仅仅是儿童内在客体意象投射所用的脚手架,"她也认为真实的母亲养育带来的现实体验会缓和毁灭性的"幻想"系统。[1]

对经典理论的这一调整所带来的政治后果可想而知,既有对异端的谴责,也有对流派合一的呼吁。科恩伯格自认是美国客体关系理论的代表,他往返于阿维尼翁与罗马之间,让某些弗洛伊德主义者愤怒,因为他们视他为叛徒,也让其他弗洛伊德主义者舒了口气,为他作为当代精神分析的伟大的桥梁架设者而喝彩。[2]确实,沙利文和人际学者也多少有些类似的努力,却没有引起哪怕是最微弱的注意,尽管沙利文人际领域的概念,"好我、坏我"的个人化与"共情"看起来都接近客体关系的概念,特别是费尔贝恩的概念。[3]如前所述,沙利文的立场是神秘费解的。他与驱力范型有很多相似之处;但在他对人际过程的开放运用上,又存在着固有的显著差异。

客体关系理论深植于驱力概念中;他们把驱力的性质从力比多改为客体寻求。在这个意义上,驱力被界定为、或至少意味着在幼儿与儿童身上任何固有的、持续的强烈冲动;诸如力比多、对乳房的需求、对人类接触的需求、甚至沙利文的"焦虑"。驱力必须得到容纳,于是防御设立起来,驱力则以歪曲的形式浮现。防御从来不足以完全容纳驱力,于是幼儿被这种经验歪曲。驱力越强,在发展上它的表现就越早。在客体关系理论中,一个人最重要和最具决定性的经验是早期的母亲—孩子联结,早于语言的发展。幼儿思维中假定存在的原始特性是固有的,这与地形说的压抑模型一致,其中较深的经验层次(即最早的)最为原始,也最需要精心控制。幼儿的幻想接近于幼儿期性变态。这些幻想是破碎、施虐、抑郁、古怪的。童年期要把这些原始而局部的知觉整合成对世界可行的意象。

真实经验的影响引发争议,克莱因宣称歪曲是驱力驱动的,而费尔贝恩和温尼科特却认为歪曲反映出养育不良的真实经验。然而,仍然存在某些一致的观点:首先,关键的发展期是极早期的母亲—孩子联结;其次,儿童保留了对他人原始、幼稚的知觉,延续至成人期,恶魔般地控制着他的成年关系。引用杰伊·夸尔(Jay Kwawer)的话,"在所有的客体关系理论中,神经症是一种有组织的模式,用于处

理普遍经验中原始或精神病性或解离或分裂的内核"。[4]于是,治疗变
成了驱魔。幼儿期不是对与他人的象征经验进行一生积累的开端;
而是基本缺陷。这是严酷的维多利亚式视角;人必须终身挣扎于
幼儿期的伤害中,例如未能拥有足够好的母亲或未能成为足够好
的孩子。

　　根据沙利文公开表述的立场:自我的发展是为了避免焦虑,母
亲—孩子共情的紊乱导致焦虑释放出来,孩子不惜一切代价来避免
焦虑,或许有理由推断沙利文的立场与客体关系理论是相容的。然
而,沙利文的临床工作却暗合着语义范型。临床工作的关键不在于
孩子拥有了良好的经验从而治愈了他的早期幻想,而在于培养了他
的语义技能,从原秩、偶秩发展到共秩水平的现实理解。即儿童通过
语言学会了梳理经验,让经验变得可以控制、可以共同验证。他通过
语言掌控和联结经验;他无须通过矫正性情感体验或控制下的退行,
从幼儿精神病中逐步康复。在沙利文理论的中,儿童的成熟是借助
语言理解他的世界发生了什么。

　　沙利文认为"共情"是发生在母亲与幼儿之间的难以形容的沟
通,但即使如此,现在几乎从孩子出生开始就可以清晰的观察到共
情,表现形式为母亲和孩子之间的符号语言学互动。目光接触、吸
吮、呼吸的节奏都是互动的。相比个体遵循着渐成论次序,假如没有
干扰和"固着"便会逐个阶段地线性发展,我们有了更整体化的观点,
认为个体积极培养日渐复杂的关系网络、扩展和丰富他与世界的联
系。根据这种观点,成人并非无法摆脱内在的幼儿,仿佛那是梗在成
熟之中的一块无法消化的鱼骨;相反,个体在 20 岁与 20 个月时拥有
基本相同的体验,只是符号语言学水平更复杂。因为婴儿"啃咬"而
无法继续哺乳的母亲,也是告诉孩子她无法再哺乳是"因为你使劲咬
我把我咬疼了"的同一个母亲,也是在青春期前孩子回嘴时不再支持
她的同一个母亲,也是在 80 岁时向孙辈抱怨女儿不"让她帮忙"的同
一个母亲。养育具有可怕的对称性。孩子从父母那里学会他的语
言,讲着父母的口音。他把歪曲的关系网络延续下去,因为他成为了

他所看到的,因为他继续创造持续不变的环境。当前病人的失能是由于当前的符号语言学缺陷,而不是由于封存的一套幼年或童年经验。

病人怎样"改善"? 客体关系模型非常侧重移情中的退行和解译。正如温尼科特的观点,在控制下的退行可能需要治疗师一方积极的抱持,但也必须触及幼儿式幻想。那么,既然治疗师的工具是言语,他又如何触及前语言期的幻想呢? 至少对于门外汉来说,其结果是怪异地回归《女巫之锤》,治疗者召唤出了内在的魔鬼。请参阅詹姆斯·格洛特斯坦(James Grotstein):"她尤其感到自从她有了初次的性经验后,母亲对她非常不满。我解译说,她觉得自己偷走了母亲的性,让母亲停经和流血,现在她把母亲安放在内心,既作为无用的阻碍又提醒自己的内疚(混合了阻碍和负担的客体)。"[5]

这段话的引用当然脱离了上下文;然而,治疗师是在对病人内心的谁或是什么在说话呢? 病人与治疗师合作的健康自我?它如何把信息传递给幼年的残留呢? 或许更重要的是知道病人对母亲的感受始终围绕着性、竞争和嫉羡。病人生病是因为她歪曲了对她与母亲之间关系的知觉,还是她对歪曲的关系有准确的知觉? 这一区分意义深远。

这导致全然不同的移情观。正如梅尔泽在一篇文章中报告的,一名年轻男子前来治疗,因为他在关系中、在学业上反复失败。[6]他的模式特征是先成功后崩溃。他开始治疗,快速改善,然后不出所料地陷入抑郁。梅尔泽将一个由现实事件引发的长梦巧妙地解译为是关于出生创伤的。接下来的一次治疗,病人讲了另一个梦,梦中他受命要砍掉一个小男孩的头。他无精打采、心不在焉地进行这项任务。小男孩的力量变大了,开始抵抗。他用的武器是弯刀,他联想到治疗师的汽车。治疗师在梦中被一个黑人代表,这令他"费解"。这个梦被视为分裂机制的出色例子。但是更简单的意见——病人看到自己处在另一种情境中,他将要砍掉自己的头,他要服从别人对他的理想,服从别人希望他理解并改变的期望;他一直以来的特征是在最初的合作后,无精打采地屈从于自己的死亡——这种意见没有被采纳。或许真实的问题是治疗师的理想和他对病人的期望,以及病人认为没有人真正对他的感受和想法感兴趣的体验。他是他人战争的战场。他前来治疗是因为他未能进入牛津就读。这是谁的理想呢?

145　治疗师不是把与病人的关系看成必须仔细审视的真实互动晤谈,而是唤起内心的魔鬼。驱力带来防御。防御带来歪曲。歪曲带来时间错置;在时间的歪曲中,幼儿生活在成人内心。移情不是两位成年人彼此交谈他们心底的计划和期望,而是一位成年人,即治疗师,向病人内心恶魔般的幼儿谈话。

第十四章

结　语

> 在我的理论中是否有着比我愿意承认的更多谵妄，在施雷
> 贝的妄想中是否存有比人们准备相信的更多真相，有待未来
> 判定。
>
> ——S. 弗洛伊德

　　佛家言，不忘初心，方得始终。我要用开篇所提的问题来结束。谁做了这个梦？抑或是梦创造了做梦的人？弗洛伊德引用的施雷贝案例就是个例证，说明心理现实的问题处在剃刀边缘。沙茨曼曾逐条记载施雷贝的偏执妄想，那是施雷贝与他父亲的实际经验的变形。[1]沙茨曼清晰展现了施雷贝经验的现实性。但施雷贝毫无疑问是精神病。

　　施雷贝是因为他与父亲的经验而变疯的吗？抑或施雷贝是从他自身的无意识压力中产生了与他父亲关系的精神病性表征，而尽管他们的关系在我们看来是古怪的，在当时却并非罕见？尽管施雷贝的父亲是位备受尊敬的教师，著作颇受重视，很难说他有施虐倾向，但施雷贝的兄弟丹尼尔·古斯塔夫也变成了精神病并且自杀。家中三个女儿中至少有一个存在严重的情绪问题。所以除非假定存在着遗传素质，否则要说 D. P. 施雷贝歪曲了这个正常家庭是很勉强的。

　　推测起来，道路正是在此处分叉：精神内部流派的立场要求病人直面现实与幻想之间的差距——人际立场认为是人给人带来了伤害，如果父亲向他施加的暴行可以形成理解，诉诸语言，他就会解脱。

这个问题并不简单；两种立场都容易过度简单化。如果正如第八章中呈现的案例资料所显示的，分析师能扮演教皇，那么人际学者就可以同等地放任自己，扮演传教士。精神分析拯救世人！但解除蒙蔽不能仅仅是让病人知道他曾遭受何等的虐待和误导。我以为R. D. 莱恩的实践操作正是基于此点。他展现的蒙蔽过程颇具启发，但对于如何去除蒙蔽却远没有那么让人信服。病人是如何改变的？是出于对治疗师的支持的感激？是由于宣泄了自身隔离的愤怒？

人拒绝改变。这是任何具有一定深度的心理治疗系统中的公理。指出方向、矫正性情感体验、情感宣泄都有帮助，但只有当病人对蒙蔽他的系统本身的投入和参与得到现实的描述时，改变才可能发生。为了解释这种明显可见的固守不变，精神内部取向治疗师假定防御机制的存在；人际学者和一些客体关系治疗师假定自我系统的存在，对此沙利文说，"任何会严重打破平衡的事物，任何可能对与人交往的已有模式带来根本改变的事件，都会引发焦虑的张力，需要行动来解除"。[2] 这正是为何弗洛伊德和沙利文都如此喜爱能量假定：治疗师试图为病人打开门，却强烈地感到门的另一边有人顶着，有一种抗拒的力量。

但并无必要设定"阻抗"的概念。对参与观察概念更简约的延伸会让人看到，治疗师没有带来改变的真正力量，因为他也和病人一样局限在同一个现象场里。要举起病人，他必须举起自己。有谁敢说病人之所以不改变，是因为为他提供的不是改变，而是在同一系统中更广泛的、横向延伸的参与？而且，如我前面所概括的，治疗师之所以是他试图改变的场域的一部分，不正因为精神分析规程的本质吗？

沙利文对于如何定位自我系统犹豫不决，这有些奇怪。如果自我是处于动态平衡，因病人的"动力特征"和他人的评价反馈而维持，那么它确实是处在人际场域中。自我是由构成个体世界的人所维持的。如果我过去之所以坏是因为妈妈过去认为我坏，那么我现在之所以坏不仅是因为我做坏事，而且是因为他人期待我做坏事、需要我的坏、忽略我想要不坏的努力，还更因为我为此选择了这些人，引发了他们的这种反应。如果我去找治疗师,他开始会向我保证我不坏,但是在分析过程中,他会逐渐变得就像别人一样地对待我。

沙利文曾说,

> 精神病学家常常会发现,病人遵循他童年被灌输的标准而生活,但从其他经验中他了解到这些标准是无用的[原文强调]。可是由于病人无法表达他之所知,于是他继续沿着老路走。[3]

如果病人不知道他所知道的,是什么阻止了他知道?沙利文假定存在着一种"动力"。

我并不赞同。首先,如果他无法表达,那么他就是不知道。在我看来,知道,其实是存在,就等于语言。非常可能的情况是,病人不"知道"他的生活方式是无用的;他或许不喜欢它,但他知道它有用。在选择有限的情况下,它非常有效。要放弃它,代之以他无法处理的模棱两可,将会糟得多。偏执狂知道,认为任何人都不可信任是种不太愉快的生活方式,而且导致自己陷入别人似乎都会避免的深深孤独。但是他不知道别人是怎么做到的!当他试图平易近人时,他会读错信号,说错话,因为和人靠太近或离太远而冒犯别人。他辞不达意,不辨亲疏,一切都出问题。于是他回到了对他有用的东西——认为所有人都和他过不去的过度假定。这种结果是可以预期的,是安全的。他远离别人,别人也远离他。他避免了更大的麻烦。

但或许他之所以这样做不是因为动力所致,而是因为他不知道更好的处理方式。一名病人在公司洗手间里洗脸,同事开玩笑说,他把水溅在身上就像只海豹。他笑着回应,"那你就像匹马!"对方觉得被冒犯了,而他则糊涂了。是他内心深处的愤怒冒了出来,还是他没有把握好如何表达?说一个人像海豹,他不再溅水就不像海豹了。而一个人像马则会终身带着大板牙、招风耳。这就如同塞缪尔·约翰逊遇到一位知名的丑女人说他身上臭而作出反击。"是的,女士,"他说,"但我总是能洗澡的。"偏执狂发现保持冷漠无趣更加安全,这样可以避免更大的尴尬挫败。

150   在格雷戈里·贝特森的资料中可以看到几乎同样的对于沟通层次的困惑。[4] 贝特森作为精神分裂症的双重困境(double-bind)理论之父,恐怕不能说对沟通层次缺乏认识,但请看如下的资料:贝特森在探访一位精神分裂症患者的家庭时,对家中了无生气的整洁印象颇深。他决定买一些剑兰,因为这种花"好看却杂乱",他把花送给这位母亲,并这样告诉她。"哦",她说,"这种花不杂乱。哪朵谢了,就可以剪掉它。"贝特森啼笑皆非,他觉察到其中的阉割信息,但他更感兴趣的是母亲的心理病态。贝特森认为母亲对儿子做着什么,存心恶毒,故意要把他逼疯。为什么不认为这位母亲只是没有理解他的讽刺;或者他的讽刺不太恰当,他在代表病人,而病人在这番交谈中一直站在旁边?

    设想一下另一种情况:贝特森送花给她并说了那段话。她说,"杂乱?为什么杂乱?贝特森博士,难道你是在暗示说,你认为我持家有强迫倾向,认为我家过于沉闷吗?"那么贝特森会怎么说?"是的,我就是这么想的。"对于在一旁看到这些的病人,这显然是一场表演秀,贝特森期望她不恰当的回答。如果她没有这样,他站在那里会显得极其愚笨。人们知道剑兰是来自拉丁文"剑"的词缀。或许贝特森不是铸剑为犁,而是把他的剑变成了花?他必须认为母亲有恶意,把她变成他的"促发精神分裂的母亲",因为如果没有了焦虑,他就找不到能解释这名儿子以疯癫为防御的推动力。

    或许关于贝特森的双重困境最广为人知的例子是关于一名年轻人,当他从急性精神分裂发作中"恢复得相当好了"的时候,母亲来医151 院探望。"他很高兴见到她,冲动地用双臂抱住她的肩膀。"(贝特森怎么能如此确定病人的感受呢?)而她变得僵硬。儿子放开她,而母亲问,"你难道不再爱我了吗?"他的脸红了,她则说他不该这么害羞、害怕他自己的情感。在贝特森看来,双重信息很明显。如果你爱我,我冷漠拒绝;如果你感到被拒绝,我告诉你你不该害怕爱的情感。病人完全被贝特森称之为母亲"大师级"的谴责所击败。[5]

但贝特森把自己排除在框架之外。毕竟他在那里目睹这一切；他也是其中一部分。病人肯定曾经和医院里的某个治疗师谈过他的母亲。为什么在他们一生都无法彼此触碰的情况下，他会期待她以热情的姿态回应？或者，他期待她的回应吗？或许他是在治疗师面前卖弄？或是在陷害她？是否有人曾劝告他，如果他表现出热诚爱意，母亲就会回应？是否他严重错误地估计了时机？是否他母亲牵强地试图挽回她所认为的失态？这并不那么简单。

贝特森说，精神分裂综合征是"关于无法知道信息是何种类别的信息。"[6] 在贝特森看来，病人的问题是他无法识别母亲所作所为的敌意或破坏性。假设有人提出不同的说法，认为病人的困难在于无法承受螺旋式扩展的信息层层堆叠，包括治疗师、医院、贝特森、支持贝特森研究的基金组织，更不用说他那充满纠缠的家庭。换个更健康的病人可能会想，"我干嘛那样去拥抱她？我真正认为会发生什么？也许她害怕我。要是贝特森博士没有在边上看着，我还会这么做吗？"毕竟，贝特森不是在前一个例子中就用花来给这位母亲"挖坑"吗？

我完全赞同某种形式的符号语言学困惑确是问题所在。远远还 152 不清楚的是，"双重困境"的"蒙蔽"是如弗洛伊德、沙利文、贝特森所言出自于焦虑，还是一种家族缺陷，代代传递，令人难以识别，因为它是经验的遗漏，而不是行为、行动。这些符号语言学缺陷或许就像视觉盲点。人觉察不到视觉上的空白，但仍可能有不安、恐惧和易激惹的反应。可以想见，某些符号语言学盲点可能是遗传的，就像阅读障碍或数学学习的困难一样。或许在某种程度上这本身并非缺陷，而是遗传的认知差异，在遇到需要他们缺失的这种技能的社交情境时就成为适应不良。也或许他们是在家庭亚文化中通过社交习得的（我们也希望是这样）。这是关于退行/固着的古老悠久的精神分析争论。病人是卡在了某个发展水平上，还是他在驱力的压力之下退回更早的发展水平？目前尚无答案。病人的灵活性各不相同。有些病人能运用在治疗过程中培养的潜在技能。有些病人可能通过生搬硬套或模仿来勉强应付,但从未真正"学会游戏规则"。

后面这种病人可以用更为复杂的交往模式来教育。有些心理剧或小组治疗正是这么做的。然而,如果没有与治疗师共同验证的修通体验,这仍然只是"貌似"适当的表现。有些人确实变得非常擅长此道,这常是出于刻意的前青少年期或青少年期的意志行为,令人难以觉察他们在能干的面具下隐藏的极度脆弱。

153　　如果施雷贝是被他父亲逼疯的,他之所以一直疯着是因为这已成了使命的召唤。他并不具备成为其他样子的能力。施雷贝的错觉用弗洛伊德的语言来说是"真相",但仍旧是错觉,因为他无法找到实际基础相信父亲对他所做的是错的。他的感受没有得到共同验证。由于父亲坚信自己所做的是对的,因而会有很有力的强化反馈支持他的经验是常态的。* 如果治疗师告诉施雷贝他父亲的行为是残暴的,施雷贝不会相信。他为什么要相信呢? 治疗师自己可能想要制造麻烦。或许他需要在施雷贝父亲的严密控制下挤出点儿时间来理出头绪。或者,即使治疗师是对的,施雷贝不得不相信,但这让他处于完全不堪一击的依赖状态中。日后在长期的试探后他学会了信任治疗师,而且在此基础上改变了他与别人相处的行为,而且拥有了强化的积极经验,改变或许会发生。但这仍是变革。支持网络一旦崩溃,他会转向他最熟悉、也最好用的方式——即冒犯和疏离别人。

沙利文所谓的自我系统不过是一种制造冗余的机制,即引发周围可预测、可重复的反应。沙利文在他著名的论文《论个人个体性的幻觉》中重申"我们都只是人而不是其他"的名言。[8]他宣称就他所见,并没有所谓真正的人格独特性:有多少种互动场域,就有多少种人格。154要是为了证明精神分析的操作人际性质,他也可以简单地说,人格独特性不适合于精神分析探询。实际上后来他曾宣称这是他的立场。然而,正如克拉拉·汤普森所指出的,也正如阅读沙利文的论著

---

　　* 施雷贝的父亲说,"对孩子所做的一切,你的一切影响都必须基于爱,即,基于真正、纯粹、合理的爱。"[7]

会证明的,他的立场远比这更激进。[9]对这样一个十足奇特古怪的人来说,这似乎是个相当奇怪的论点。[10]但是,儿童当然不仅是因恐惧而驱动和学习如何应对。儿童也是有趣而独特的人,他们不仅回避焦虑、甚至不仅解决问题,而是实现内在的成长潜力。在信息模型中,关联是生理社会倾向,是先天的。

婴儿抓住婴儿床的栏杆,把自己拽着站起来,却不能坐下去,于是站在那儿哭,直到父母帮他坐下,然后紧接着他带着得意的微笑,再把自己拽起来,如此无休地重复这个游戏(至少在父母看来),任何看到过这一情景的人,都无法相信自我的发展只是为了避免焦虑。孩子干嘛不老老实实待着呢?

从诺姆·乔姆斯基关于发生—转换语法的研究中我们知道,儿童先天具有前结构化的语感。[11]他学习语言,因为这些规则是所有语言固有和通用的。同样可能的是,除了语义和语法,儿童还具备固有的理解和组织沟通语用学的潜力。简言之,儿童学习是因为他们具有学习的潜力。儿童必须掌握浩瀚的微妙信息,才能立足于世上。沙利文暗指的是,在焦虑的压力下,自我的一部分,自我系统会运作,固化、忽视、限制经验,直到个体感到安全。如果这种机制失效,焦虑击溃了防御,就会造成精神分裂的恐慌。

如前所述,也有可能出于各种原因,有人没有习得人际关系的复杂语法。可以说,当他进入前青春期的世界,他的口音太糟,别人都排斥他。所以,无能可能是无能的经验带来的结果,而不一定是对焦虑的防御。当病人遇到别人,包括治疗师的时候,如果超出他的理解力,不能理解发生了什么,不能概念化,他就会恐慌。

如果治疗师对一个病人既做个体治疗,又做小组治疗,听到病人告诉小组成员你这个分析师在当天早些时候对他说过些什么,这种经验会发人深省。有时,你几乎认不出那是自己说过的话。这是由于病人的焦虑,还是因为符号语言学鸿沟?我并不是说焦虑在其中没有重要作用,但我质疑焦虑激发行为的驱力疗法假定。

在治疗青少年时,常常可以听到喜欢控制、要求、唠叨的母亲总是追着孩子整理房间,替他或她梳头。如果问起可有任何人曾经听从这位母亲的要求,会惊奇地发现,她基本上被孩子和丈夫忽视和轻视。她是个恶魔——就意图而非效果而言。他们全都以被动攻击的方式抗拒她。家庭氛围中有大量的愤怒、无助和未解决的依赖。有一句古老的精神分析格言说,你病人的母亲是别人的病人。如果母亲被视为病人,治疗师就能看到家人和家人的需求对她所造成的伤害。

假设,不说这个家庭"缺乏支持"或"充满敌意"或"被动攻击"或"诱使人过度卷入",而是指出家人彼此之间无法维持关系,无法表达需求,受够了的时候就远离,很善于相互利用。这听起来变得很像"边缘"家庭——无法界定和维持人际边界。不过在癔症型的家庭也可以看到同样的机制。

如果说偏执狂难以读懂元信息、沟通的细微差别,那么癔症患者就是干脆不相信人们所说的话。我记得有个 14 岁的男孩,每天会躺在床上,让母亲给他穿袜子系鞋带。他喋喋不休地抗议;她为他让她做这些而向他发火。谁也不相信对方所说的一个字。有一天,他平静地对她说:"妈妈,我已经大了,可以自己来。"她吃惊地抬起眼来看他,再也不做了——衷心感到解脱,我会这么补充。如果只关乎"需求",改变怎么能这么突然地发生?

一名身患多种躯体抑郁症状的年轻女人无数次向治疗师否认她感到悲伤。治疗结束后她过马路时,一名建筑工人对她喊,"嗨,宝贝儿,高兴点儿!"她突然觉察到自己的悲伤,并开始哭泣。如果你对病人说,"你的母亲听起来是个非常有敌意和剥夺性的女人,"病人会同意地点头。如果你说,"你的母亲听起来真是个贱货,"还是同一个病人,他会震惊,并转而维护他的母亲。显然,顿悟不完全取决于内容,而且也取决于符号语言——时机、措辞、情境、信息的修辞法。

我要指出,与沙利文的观点一样,理论家的作用是担任专家,但只是在人际关系的符号语言学领域。治疗是作为探索符号语言意义和学习符号语言区分的游乐场。在人为构建的分析情境中,意义层层相叠,构成了这种探询的独特机会。驱力理论的二分对立消失了,与其说是移情/反移情,不如说治疗师和病人都是参与者,共处于一个他们都能观察的场域。参与观察不应只属于治疗师;它是相互的。治疗师被病人捕捉到自私的举动,或许比他一辈子的友善参与,更让病人感到自己有能力。 157

治疗师如果能与病人建立关系,有一定程度的互动和回应,或者拒绝治疗不付出投入的病人,都恐怕要比麻木不仁、装聋作哑地躲在躺椅后的精神分析师更能推进治疗。

是什么让情绪困扰挥之不去? 力比多? 焦虑? 两者都属于驱力理论。两者都需要动力的能量。在我看来两者都属于同一条道路。在交叉路口的另一条路上,认为情绪困扰是符号语言能力的失败;也就是说,在由语言界定和验证的世界里,未能培养起识别沟通水平和引发他人适当、有益反应的必要技能。神经症好比是在符号语言学敏感度极高的正宗斯特拉迪瓦里小提琴上演奏儿歌"三只瞎眼老鼠"。一条路指出焦虑导致"听觉迟钝";另一条则指出"听觉迟钝"导致焦虑。这种区别并非无足轻重。它导致了整个范型的转变,从机械模型变成了信息模型。我希望临床资料业已说明,它导致了从真诚到真实、从领悟到丰富、从澄清和线性到矛盾和循环的转变。

它也引发了对待焦虑的迥异态度。焦虑不再是防御背后的力量,而是更加简单,是因无助而做出的反应。焦虑不再是恐惧那把阉割的刀,或恐惧那只位于一切中心的蜘蛛,焦虑只是无助的迹象。焦虑不是敌人。正如陀思妥耶夫斯基在《地下室手记》中所言:

> 无可争议的是人喜欢创造和铺设道路。但是为什么人也喜欢混乱无序,甚至到了老年也是如此? 要是你能,就解释一下! ……什么让你如此自信,如此确定只有正常的和积极的,即只有促进人的福利的,才对人有益?[12] 158

任何慢跑者、滑雪者、作家或艺术家都会赞同。这个假定属于寻常的社会认识:人越有能力,焦虑就越会减轻。在夜晚的树林中,如果孩子看到每棵树后都有妖怪,他是在歪曲现实,但同时他也确实迷路了。

这种关于焦虑的观点属于存在主义观点。罗洛·梅在他的杰作《焦虑的意义》一书中,给出了强大的理由支持不把焦虑看成是令人丧失能力的症状,而看成是自我实现驱力背后的推动力。[13]克尔凯郭尔说,焦虑是人面对潜在自由时的状态。但他也假定了一种驱力——自我实现力量的存在。某些力量(精神内部防御、人际场域)可能会阻断它,造成歪曲。机械力量的传统范型仍然有效。

罗洛·梅用了一个详细的临床案例来说明他的观点:"哈罗德·布朗"的案例,一名遭受严重焦虑发作的年轻患者。他呈现了两段突出的回忆:第一个,在 5 岁时,他的母亲曾经在给他的小妹妹哺乳时"把乳房给他",并且说,"你也想喝一口吗?"他感到大受羞辱,因为"这暗示他仍然是个小婴儿"。[14]第二个,在他 8 岁时,母亲曾"通过让他鞭打她来惩罚他"。根据罗洛·梅的记录,"他被母亲的这条规则所控制:'如果你违背我的指令,你就不爱我。'"这个案例报告敏锐而有见地,然而却不加质疑地假定了母亲心怀恶毒、故意破坏:"如果他想运用他的力量,独立于母亲去创造和成功,那么他就会被杀死。"[15]其论点是,病人自我实现的驱力被母亲的破坏性所阻断。正如从混凝土中钻出来的一棵树,哈罗德·布朗因冲突而歪曲、发育不全。这似乎无可争议。但是推定的顺序是驱力(自我实现)、威胁(母亲的言论)、防御(对可能性的焦虑限制)。范型仍旧没有改变。

这种观点极易陷入阿尔弗雷德·诺思·怀特海的"误置的具体性之谬误"。父母(在梅的案例里是母亲)具化为一组心理动力学,而不是一个人,符号语言学互动的细微之处从而丧失。这位母亲怎么会做出这样的事?如果她准确地解读了他的嫉羡,给他乳房来取笑或讽刺他,那么这当然是对小男孩的羞辱。可是,请注意,也是这个母亲通过让他鞭打她来惩罚他!这让人猜想,如果他要求,她确实会给他乳房。在讽刺、嘲讽、取笑和见诸行动之间的界限无疑模糊了。

治疗师于是可以准确地说，这位母亲是个"支配型的施受虐母亲，她有时通过取得力量来实行专治，而有时通过更有效（并且对哈罗德来说）更令人困惑的策略，在柔弱的伪装下掩盖专制"。[16]但是我以为这种理解赋予了母亲远超她实际具有的意图和力量。

　　假设有人说哈罗德与母亲之间产生的问题是因为她疯了。你会注意到人们震惊的反应：不应该这样谈论病人及其家庭。然而，至少这种立场隐含着母亲的缺陷，而哈罗德之所以有问题不是因为超凡的强权人物，而是因为他的母亲在人际风格上有重大缺陷。我猜想哈罗德已经知道这点；这可能是他为她感到担心的根由。罗洛·梅引用戈尔茨坦的话说："难道焦虑本身不就是无法知道危险的威胁从哪里来吗？"[17]我会认为"哪里"不在母亲本身，而在母亲传达的信息水平的混淆，极其病态而难以捕捉。这很像看到两个相互咬合着运转的齿轮。其中一个缺了齿，于是每隔一会儿，平滑的转动中就会出现一次小小的跳动。转瞬即逝。我会推断，他的母亲在给宝宝哺乳时相当准确地看出了他的嫉妒，然而无法做出恰当的反应。她对他的反应有点问题，而我认为这不是她要刻意伤害他。换成别的父母可能会视而不见，会分散他的注意，给他补偿性的满足，甚至取笑他也就过去了。我猜想他把这件事作为突出的回忆而记得，不是因为他遭受羞辱（小孩经常被羞辱），而是因为在互动中有些"毛病"——在平滑运转的社交互动齿轮上出现了"跳动"。

　　观察一下小孩子被取笑时的脸。能明显看到他的放松是伴随着取笑他的人给出保证——"这是开玩笑，这不会真的发生"。那么，如果孩子生活在各种沟通水平彼此融合、比喻会变成现实的世界，他会感觉如何？许多孩子都听到过家长这句老掉牙的话："我比你更难受。"他们也知道这不是真的。但是在可怜的哈罗德身上，他的母亲确实反转了角色，罚他的方式是让他来鞭打她，他的情况会怎样呢？治疗师很容易处理具体内容，而忽视了信息的水平。哈罗德所呈现的症状是考试焦虑，而考试成功就是"知道"答案。他知道，有些奇怪的事情在发生，以某种非常不现实的方式发生。

161　　　病人认识到他的母亲是敌意或过度保护的，只是维持了对母亲权力的错误认识。而像弗格尔森的病人（参见第八章）认识到在他母亲的大厦里，地板渗水、四壁透风，提醒他至少注意自己在社交经验上的不足。我要指出他的困难不是来自于母亲对他做了什么，而是和她在一起时他无法准确体会人类互动的细微之处。纵使治疗降低了他的焦虑，他在亲密的社交接触中也仍有不足，除非他了解到自己在知觉上的盲点。在很大程度上，移情的功能不是向病人展现他在把歪曲投射到治疗师身上，而是向他展现，在与治疗师的互动中，他就像他的母亲。我们从询问病人遇到了什么事，转向询问他参与其中的沟通网络是什么样子。线性的因果被系统取向所取代。我们不再关注"谁在对谁做着什么"，我们注意到，正如威廉·布莱克所言，病人"成了他之所见"。

　　　回顾一下论点：弗洛伊德继布洛伊尔之后，创立了一种崭新的疗法。通过与病人在高度限定的设置下谈话，能够减轻神经症症状。治疗的工具是语言，特别是自由联想的语言；即，漫无边际，自由漂浮，没有聚焦的意图。弗洛伊德将这个方法的成功归于谈论的内容，而不是符号语言学行为。谈论的内容是童年经验：首要的是，孩子遇到了一些糟糕的事情。弗洛伊德后来又完全逆转，认为孩子没有遭遇任何事——是他自己的幻想把真实经验夸大得走了样。对于他为什么这样做，一些修正派的心理史学家产生了激烈争论。

　　　正如我在第二章中所阐述的，这些学者宣称弗洛伊德逃离了他
162 最初的真理，于是他们再次逆转方向，回到了关于最初假设更成熟的版本。父母对孩子做出了可怕的事情，但这些事却隐蔽而微妙。据说，弗洛伊德因他父亲的"过错"而受创，被禁止看到他所看到的，因而他放弃了最初的领悟——即父母损害他们的孩子。但若要保持这种修正者的立场，就必须赋予父母一定程度的故意和破坏性，而我以为这与最初的幼儿诱惑理论同样是异想天开。我也认为，许多父母本心其实也不相信这一点。这些学者考虑了精神分析游戏中来自于父母一方的伤害，这对治愈多少有些必要，但不应全盘地简单采纳。

我曾见过若干病人抱怨父母令人震惊的（也是有记录可依）的剥夺，但是几年后遇到病人及其父母时，却吃惊地观察到他们热情且显然亲密的关系。孩子在同情和宽恕上有相当了不起的能力。

　　沙利文，引领着本质上社会心理的视角，引入了一种截然不同的新范型，信息或沟通范型。根据库恩的观点，这前后两个模型通常在起初和平共处，直到最终旧范型及其追随者隐退，或直到充足的不相容资料（根据新的观点而收集的资料）让旧范型无法立足。然而，这并没有发生。沙利文试图在两种模型之间架起桥梁，把他的信息模型融入弗洛伊德的模型。正如我曾指出的，他最为连贯的理论产生于1930年前，在美国的机构精神病学环境中产生，他吸取了实证与实用哲学资源以及新兴的社会科学，特别是社会人类学、语言学和社会学。沙利文应邀拾起精神分析的权杖，试图将两种范型融合，创建出奇美拉（chimera）结合体：一半属于旧世界，一半属于新世界。正 163 如我在临床资料中所指出的，这种以新模型为旧模型服务的倾向被延续下来，延续这一倾向的临床观察者在其他方面倒是眼光敏锐。

　　精神分析是否能离得开驱力、防御和歪曲的知觉？如果你把精神分析的本质界定为精神分析实践，由我已概括的规程决定，那么就有可能抛弃机械范型，以纯粹的沟通范型为目标。这样人们就放弃了由动力和影响带来疗效的世界，而享受一个由知觉上变化的模式带来疗效的新世界。正如贝特森所言：

　　　　我们必须改变我们思考心理与沟通过程的整个方式。人们从硬科学那里借用能量理论的通常比喻，试图为建立关于心理和行为的理论提供概念框架——整个削足适履的结构——是胡说八道。这是错的。[18]

　　从沟通的观点来看，人不仅生活在符号的海洋中，人本身也是符号。他理解和操控符号的本领，决定了他的能力和我们所谓的心理健康。我们其实生活在表面现象的世界中，因为我们只是间接地通过一系列传回的输入信息来理解世界。我们对世界所知的一切,就是我们所能知觉和组织的,而我们能组织的是模式以及不同的转变。再次,如贝特森所言,沿用阿尔弗雷德·柯日布斯基的名言,地图从来不是疆域:"表征过程总会进行过滤,于是心理世界只是地图的地图的地图,如此无穷。所有的'现象'其实是'表象'。"[19]

164 　　于是,有了资料的无限回归。然而,按照贝特森式的清晰表述,在哈罗德母亲这件事上,她被注入了"力量",即破坏的能力。我认为范型的改变需要更彻底的知觉改变:她并不是破坏性的或强大的,而是失能的,符号语言学上的跛子。贝特森病人的母亲因她的符号语言学缺陷而失能,她无法"捕捉"贝特森的意思,就像青蛙因为对动作的知觉受损而无法捕捉苍蝇一样。

　　据传沙利文有言,精神分析就像投向病人生活的手电筒之光;治疗师的功能是加粗光柱,扩大觉察之环。这完全是信息比喻。在我前面呈现的临床资料中,与其说谬误在于解译的错误,不如说在于没有到达下一圈觉察就中途停止,没有继续追求我所指的精神分析探询的无限回归。病人的视角越大越宽广,他就越具备在现实世界中生活的能力;不是那个诠释学教条的工整、包容、幼儿园般的世界,而是我们彼此相遇和相互发现的更加宽阔、更加无限地变化无常、错综复杂的世界。我以为,这是真正的岔路口——是道路开始分叉的福西斯。

注　　释

序

1. 保罗·瓦雷里(Paul Valery)《文选》(*An Anthology*)J.劳勒(J.Lawler)主编，J. Bollinger Series KLV. A ，Princeton，N. J.：Princeton University Press，1965，第 49 页。
2. 唐纳德·斯彭斯(Donald Spence)《叙事真相与史实真相：精神分析中的意义与解译》(*Narrative Truth and Historical Truth: Meaning and Interpretation in Psychoanalysis*)，New York：W. W. Norton，1982。

第一章

1. 罗伯特·坎贝尔(Robert J.Campbell)《精神病学词典》(第五版)(*Psychiatric Dictionary*)，5th ed.，New York：Oxford University Press，1981，第 386 页。
2. 安娜·弗洛伊德(Anna Freud)《精神分析道路上的困难》(*Difficulties in the Path of Psychoanalysis*)，New York：International Universities Press，1969，第 49 页。
3. 马苏德·坎(Masud Khan)《分析情境与过程中闯入性自我异化因素的驱除》(Exorcism of the Intrusive Ego-Alien Factors in the Analytic Situation and Process)，见《精神分析治疗的策略与技术》(*Tactics and Techniques in Psychoanalytic Therapy*)，彼得·焦瓦基尼(Peter Giovacchini)主编，New York：Science House，1972，第 383 页。
4. 坎，《驱除》，第 384 页。
5. 同上书，第 385 页。
6. 埃德加·列文森(Edgar Levenson)《理解之谬》(*The Fallacy of Understanding*)，New York：Basic Books，1972。

第二章

1. 马克斯·舒尔(Max Schur)《弗洛伊德：生与死》(*Freud: Living and Dying*)，

New York：International Universities Press，1972；以及马里·波拿巴（Marie Bonaparte）、安娜·弗洛伊德与厄内斯特·克里斯（Ernst Kris）《精神分析起源：给威廉·弗里斯的信件、草稿与笔记 1887—1902》（*The Origin of Psychoanalysis：Letters to Wilhelm Fliess，Drafts and Notes 1887—1902*）埃里克·莫斯巴赫（Eric Mosbacher）与詹姆斯·斯特雷奇（James Strachey）译，New York：Basic Books，1954。

2. 米尔顿·克莱因（Milton Klein）与戴维·特里比克（David Tribich），《论弗洛伊德的盲点》（*On Freud's Blindness*）Colloquium2（2）：52—59；玛丽安娜·克鲁尔（Marianne Krull），《弗洛伊德与他的父亲》（*Freud und SeinVater*）Munich：C. H. Beck，1979；马里·巴尔马里（Marie Balmary），《对精神分析的精神分析：弗洛伊德与父亲隐藏的过错》（Psychoanalyzing Psychoanalysis：Freud and the hidden fault of the Father），Baltimore：Johns Hopkins Press，1982；以及 R. 格林伯格与 C. 珀尔曼，《假使弗洛伊德知道：重议精神分析中梦的理论》（"If Freud only Knew：A Reconsideration of Psychoanalytic Dream Theory"）载《国际精神分析评论》（*International Review of Psychoanalysis*）5：71—75。

3. 巴尔马里，《对精神分析的精神分析》，第 165 页。

4. 埃里克·埃里克森（Erik Erikson），《心理现实与史实现实》（Psychological Reality and Historical Actuality），载《领悟与责任》（*Insight and Responsibility*），New York：W. W. Norton，1964。

5. 索菲·弗洛伊德·洛温斯坦（Sophie Freud Lowenstein），《评〈弗洛伊德及其父亲〉》（Review of Freud und Sein Vater），Family Process 19（3）：307—313。

6. 巴尔马里，《对精神分析的精神分析》，第 80 页。

7. 马克斯·舒尔《弗洛伊德：生与死》。

8. 西格蒙德·弗洛伊德，《释梦，弗洛伊德全集标准版，第四卷》（*The Interpretation of Dreams. The Standard Edition of the Complete Psychological Works of Sigmund Freud*），vol. 4。詹姆斯·斯特雷奇（James Strachey）译，London：Hogarth Press，第 106—121 页。

9. 查尔斯·里克罗夫特（Charles Rycroft），《梦之无邪》（*The Innocence of Dreams*），New York：Pantheon Books，1979。

10. 弗兰克·萨洛韦（Frank Sulloway）《弗洛伊德：心灵的生理学家》（*Freud：Biologist of the Mind*），New York：Basic Books，1979，第 147 页。

11. 莫顿·沙茨曼（Morton Schatzman），《灵魂杀手：家庭中的迫害》（*Soul Murder：Persecution in the family*），New York：Random House，1973。

12. 让-保罗·萨特（Jean-Paul Sartre）《存在主义精神分析》（*Existential Psychoanalysis*），New York：Philosophical Library，1953。

13. 彼得·佐瓦基尼（Peter Giovacchini）主编《精神分析治疗的策略与技术》

（*Tactics and Techniques in Psychoanalytic Therapy*），New York：Science House，1972，第 xiii 页。

14. 路易斯·卡普兰（Louise Kaplan），《生活史的发展与遗传视角》（*The Development and Genetic Perspectives of a Life History*），在 W. A. 怀特精神分析学会的演讲，1979 年 10 月 19 日，纽约。

第三章

1. 巴尔马里，《对精神分析的精神分析》，第 154 页。
2. 格里高利·贝特森（Gregory Bateson），《心灵与自然：必要的合一》（*Mind and Nature：A Necessary Unity*），New York：E. P. Dutton，1979，第 87 页。
3. 舒尔《弗洛伊德：生与死》；格林伯格与珀尔曼，《假使弗洛伊德知道》；与巴尔马里，《对精神分析的精神分析》。
4. 琼斯（Jones），《西格蒙德·弗洛伊德的生活与工作》（*The Life and Work of Sigmund Freud*）：Vol. 1，第 19 页。
5. 亚当·库珀（Adam Kuper）与艾伦·斯通（Alan Stone），《艾玛注射的梦：结构分析》（"The Dream of Irma's Injection：A Structural Analysis"）载《美国精神病学杂志》（*American Journal of Psychiatry*），139(10)：1225 及后页。
6. 库珀与斯通，《艾玛注射的梦》，第 1229 页。
7. 塔尼娅（Tania）与詹姆斯·斯特恩（James Stern）译，《西格蒙德·弗洛伊德书信》（*The Letters of Sigmund Freud*），New York：Basic Books，1960，第 61 封信，第 141 页。
8. 厄内斯特·琼斯（Ernest Jones），《西格蒙德·弗洛伊德的生活与工作，1901—1919》（*The Life and Work of Sigmund Freud*，Vol. 2，1901—1919），NewYork：Basic Books，1955。
9. 豪尔赫·路易斯·博尔赫斯（Jorge LuisBorges），《想象的动物》（*The Book of Imaginary Beings*），NewYork：Avon，1969，第 211 页。
10. 罗伯特·格雷夫斯（Robert Graves），《希腊神话》（*Greek Myths*），New York：George Braziller，1955，第 105 页。

第四章

1. 安东尼·威尔顿（Anthony Wilden）《系统与结构：论沟通与交换》（*System and Structure：Essays in Communication and Exchange*），London：Tavistock Press，1972。
2. 查尔斯·莫里斯（Charles Morris），《符号、语言与行为》（*Signs, Language*

and Behavior），Englewood Cliffs，New Jersey：Prentice Hall。

3. 杰罗姆·布鲁纳（Jerome Bruner），《沟通与自体》（*Communication and Self*），在 W. A. 怀特精神分析学会的演讲，1982 年 11 月 19 日。

4. 同上。

第五章

1. 卡尔·明尼格（Karl Menninger）与菲利普·霍尔兹曼（Phillip Holzman），《精神分析技术的理论》（*Theory of Psychoanalytic Technique*），2nd ed. ，New York：Basic Books，1973，第 8 页。

2. 罗伊·沙弗（Roy Schafer），《语言与领悟》（*Language and Insight*），New Haven：Yale University Press，l978，第 179 页。

3. 帕特里克·穆雷（Patrick Mullahy），《俄狄浦斯神话与情结》（*Oedipus Myth and Complex*），New York：Hermitage press，1948，第 286—291 页。

4. 艾利斯·米勒（Alice Miller），《童年的囚犯》（*Prisoners of Childhood*），New York：Basic Books，1981，第 7 页。

5. Laurence Epsteinin Arthur Feiner，《反移情中恨的治疗功能》（The Therapeutic Function of Hate in the Countertransference），载《反移情》（*Countertransference*），New York：Aronson，1979。

6. 路德维希·艾德尔伯格（Ludwig Eidelberg），海因兹·科胡特（Heinz Kohut），《阻抗的临床与理论特征》（Clinical and Theoretical Aspectsof Resistance），载《美国精神分析学会会刊》（*Journal of the American Psychoanalystic Association*），5(1979)：551。

7. 哈里·斯塔克·沙利文，《精神病学访谈》（*The Psychiatric Interview*）Helen S. Perry 与 Mary L Gawel 主编，New York：W. W. Norton，1954，第 21—22 页。

8. 莱斯顿·L. 黑文斯（Leston L. Havens），《心灵的研究方法》（*Approaches to the Mind*），Boston：Little，Brown，1973。

9. 明尼格与霍尔兹曼，《精神分析技术》（*Psychoanalytic Technique*），第 155 页。

第六章

1. 弗雷德里克·克鲁斯（Frederick Crews），《给〈纽约书评〉的信》（*Letter to the New York Review of Books*），1976 年 2 月 5 日，第 34 页。

2. 格里高利·贝特森，《关于游戏与幻想的理论》（A Theory of Play and Phantasy），载《通向心灵生态学的步骤》（*Steps Towards an Ecology of Mind*），New York：Ballantine Books，1972。

3. 马苏德·坎，《用眼倾听：关于身体作为主体和客体的临床笔记》（"To Hear with Eyes：Clinical Notes on Body as Subject and Object"），见《自体的隐私》（*The Privacy of the Self*），New York：International Universities Press，1974，第 234 及后页。

4. 马丁·布伯（Martin Buber），《距离与关系》（Distance and Relation），《W. A. 怀特纪念演讲》，（W. A. White Memorial Lectures, 4th series），载《精神病学》，*Psychiatry*，20(1957)。

5. 贝特森《步骤》，第 186 页。

6. 同上书，第 191 页。

第七章

1. 莱昂内尔·特里林（Lionel Trilling），《弗洛伊德与文学》（Freud and Literature），见《自由想象》（*The Liberal Imagination*），Viking Press，1951，第 53 页。

2. 马苏德·坎，见 Marion Milner《永生上帝之手》（*The Hands of the Living God*）一书序言中的引用。New York：International Universities Press，1969，第 xxxi 页。

第八章

1. 查尔斯·弗格尔森（Charles Feigelson），《梦的体验，分析体验》（Dream Experience, Analytic Experience），载《儿童的精神分析研究》（*The Psychoanalytic Study of the Child*），33(1978)，第 366 及后页。

2. 同上书，第 363 页。

3. 同上书，第 364 页。

4. 利奥·斯通（Leo Stone），《论精神分析过程中的阻抗》（On Resistance to the Psychoanalytic Process），见 Helen S. Perry 与 Mary L. Gawel 编《精神分析与当代科学》（*Psychoanalysis and Contemporary Science*），第 58 页；及保罗·利科（Paul Ricoeur），《弗洛伊德著作中的证据问题》（The Question of Proof in Freud's Writings），载《美国精神分析学会会刊》（*Journal of the American Psychoanalytic Association*），25(1977)：838。

5. 西格蒙德·弗洛伊德，《回忆、重复与修通》（*Remembering, Repeating and Working Through*）Standard Edition，vol 12，詹姆斯·斯特雷奇编译，London：Hogarth Press，1914，第 147—156 页。

6. 同上。

7. 费迪南德·德·索绪尔（Ferdinand de Saussure），《论语言的性质》（*On the*

Nature of Language），见《结构主义引论》（*Introduction to Structuralism*），迈克尔·莱恩（Michael Lane）主编，New York：Basic Books 1970，第 43 页。

8. 沃克·珀西（Walker Percy），《瓶中信》（*The Message in the Bottle*），New York：Farrar, Straus and Giroux，1954。

9. 雅各布·拉康（Jacques Lacan）《论文集》（*Ecrits*），New York：W. W. Norton，1977。

10. 格里高利·贝特森，《沟通：精神病学的社会基质》（*Communication: The Social Matrix of Psychiatry*），New York：W. W. Norton，1951，第 23 页。

11. 哈里·斯塔克·沙利文，《精神病学的人际理论》（*The Interpersonal Theory of Psychiatry*），Helen S. Perry 与 Mary L. Gawel 主编，New York：W. W. Norton，1953。

12. 施特劳森（P. F. Strawson），《论指代》（*On Referring*），见《哲学与普通语言》（*Philosophy and Ordinary Language*），查尔斯·卡顿（Charles Caton）主编，Chicago：University of Illinois Press。

13. 马歇尔·埃德尔森（Marshall Edelson），《精神分析中的语言与解译》（*Language and Interpretation in Psychoanalysis*），New Haven：Yale University Press，1971，第 63 页。

14. 拉尔夫·R. 格林森（Ralph R. Greenson）《精神分析的技术与实践》（*The Technique and Practice of Psychoanalysis*），New York：International Universities Press，1976，第 272—273 页。

15. 杰拉尔德·科兹诺夫斯基（Gerald Chrzanowski），《精神分析的人际方法：哈里·斯塔克·沙利文的当代观点》（*Interpersonal Approach to Psychoanalysis: A Contemporary View of Harry Stack Sullivan*），New York：GardnerPress，1977。

16. 奥托·科恩伯格（Otto Kernberg），《边缘状况与病理自恋》（*Borderline Conditions and Pathological Narcissism*），New York：Aronson，1975；海因茨·科胡特（Heinz Kohut），《自体的分析：自恋型人格障碍精神分析治疗的系统方法》（"The Analysis of the Self: A Systematic Approach to the Psychoanalytic Treatment of Narcissistic Personality Disorders"）载《儿童的精神分析研究系列论文》（*Monograph Series of the Psychoanalytic Study of the Child*），no. 4，NewYork：International Universities Press，1971；海曼·穆思林（Hyman Muslin）和莫顿·吉尔（Morton Gill），《朵拉案例中的移情》（"Transference in the Dora Case"），载《美国精神分析学会会刊》（*Journal of the American Psychoanalytic Association*），26（1978）：311—328；及沙弗，《语言与领悟》（*Language and Insight*）。

17. 罗兰·巴尔特（Roland Barthes），《书写：不及物动词?》（To Write: An Intransitive Verb?），见《结构主义者争论》（*The Structuralist Controversy*）

Richard Macksey and Eugenio Donato 主编，Baltimore：Johns Hopkins Press，1970，第 136 页。

第九章

1. 马苏德·坎对玛丽昂·米尔纳《永生上帝之手》的介绍。
2. 杰伊·黑利(Jay Haley)，《心理治疗策略》(*Strategies of Psychotherapy*)，New York：Grune and Stratton，1967。
3. 保罗·德瓦尔德(Paul Dewald)，《精神分析过程：个案实例》(*A Case Illustration*)，New York：Basic Books，1972。
4. 塞缪尔·利普顿(Samuel Lipton)，《评论》"A Critical Review" *Contemporary* Psychoanalysis 18(1982)：349—366。

第十章

1. 埃里克·弗洛姆(Erich Fromm)，《遗忘的语言》(*The Forgotten Language*)，New York：Rinehart and Co.，1951。
2. 琼斯，《弗洛伊德的生活与工作：第一卷》，第 180 页。
3. 米尔顿·埃里克森(Milton Erickson)，《催眠与心理治疗的埃里克森流派方法》(*Ericksonian Approaches to Hypnosis and Psychotherapy*)，Jeffrey Zeig 编，NewYork：Brunner/Mazel，1982。
4. 莱昂内尔·特里林(Lionel Trilling)，《真诚与真实》(*Sincerity and Authenticity*)，Cambridge，Mass：Harvard University Press，1972。
5. 唐纳德·梅尔泽(Donald Meltzer)，《惯例解译与即兴解译》(Routine and Inspired Interpretations)，载《当代精神分析》(*Contemporary Psychoanalysis*)，14(1978)：21—24，Reprinted in Epstein and Feiner，《反移情》(*Countertransference*)。

第十一章

1. 阿尔文·弗兰克(Alvin Frank)，《两种理论、一种理论，还是没有理论？》(Two Theories or One? Or None?)，载《美国精神分析学会会刊》(*Journal of American Psychoanalytic Association*)，27(1979)：169—207。
2. 沙弗，《语言与领悟》，第 184 页。
3. 穆思林和吉尔，《朵拉的案例》，第 327 页。

4. 奥尔多·卡罗德努多（Aldo Carotenuto），《隐秘的对称》（*A Secret Symmetry*）. Arno Pomerans，John Sheply，与 Krishna Winston 译，New York：Pantheon Books，1982。

5. 费利克斯·多伊奇（Felix Deutsch），《对弗洛伊德"一例癔症的分析片断"的脚注》（A Footnote to Freud's'Fragment of an Analysis of a Case of Hysteria'），载《精神分析季刊》（*Psychoanalytic Quarterly*），26(1957)：159—167。

6. 查尔斯·汉普登-特纳（Charles Hampden-Turner），《心灵地图》（*Maps of the Mind*），New York：Collier，1981，第80—83页。

7. 萨洛韦，《弗洛伊德：心灵的生理学家》，第147—150页。

8. 西尔瓦诺·阿瑞提（Silvano Arieti），《精神内部的自体》（*The Intrapsychic Self*），New York：Basic Books，1967。

9. 汉普登-特纳，《地图》（*Maps*）。

10. 路德维希·冯·贝塔朗菲（Ludwig Von Bertalanffy），《机体心理学与系统理论》（第一卷）1966，*Heinz Werner Lecture Series*. Barre，Mass：Clark University Press，1968。

11. 汉普登-特纳，《地图》。

12. 沙利文，《精神病学的人际理论》，第341—342页。

13. 海伦·S.佩里（Helen S. Perry），《美国精神病学家：哈里·斯塔克·沙利文》（*Psychiatrist of America：The Life of Harry Stack Sullivan*），Cambridge，Mass：Harvard University Press，1982，第336—337页。

14. 贝特森，《心灵与自然》（*Mind and Nature*）。

15. 阿尔弗雷德·柯日布斯基（Alfred Korzybski），《时限性：通论》（*Time-binding：The General Theory*），Lakeville，Conn.：Institute of General Semantics，1954。

第十二章

1. 肯尼思·L.沙特莱纳（Kenneth L. Chatelaine），《哈里·斯塔克·沙利文：草创年代》（*Harry Stack Sullivan：The Formative Years*），Washington D. C.：University Press of America，1981，第 iv 页。

2. 萨洛韦，《弗洛伊德：心灵的生理学家》。

3. 托马斯·库恩，《科学革命的结构》，Chicago：University of Chicago Press，1962。

4. R. D. 莱昂，《经验的政治》，New York：Pantheon Books，1967。

5. 佩里，《哈里·斯塔克·沙利文的生活》（*Life of Harry Stack Sullivan*），第225页。

6. 佩里，《哈里·斯塔克·沙利文的生活》(*Life of Harry Stack Sullivan*)，第226页。

7. 同上书，第182页。

8. 沙特莱纳，《草创年代》第463页。

9. 同上书，第411页。

10. 科兹诺夫斯基，《人际方法》。

11. 沙利文，《人际理论》，第8页。

12. 坎贝尔(Campbell)，《精神病学词典》(*Psychiatric Dictionary*)。

13. 罗洛·梅，《焦虑的意义》(*The Meaning of Anxiety*)，New York：Washington Square Press，1979，第50页。

14. 沙利文，《人际理论》，第103页。

15. 沙利文，《当代精神病学的概念》，New York：W. W. Norton，1953，第133页。

16. 西格蒙德·弗洛伊德，《超越快乐原则》(*Beyond the Pleasure Principle*)，James Strachey编译，标准版，New York：W. W. Norton，1961，第8—11页。

17. 拉康，《论文集》，第163页。

18. 科兹诺夫斯基，《人际方法》。

19. 哈里·斯塔克·沙利文，《精神病学会谈》(*The Psychiatric Interview*)，New York：W. W. Norton，1954，第217页。

20. 沙利文，《人际理论》，第165页。

21. 约翰·林考科(John Lincourt)与保罗·奥萨克(Paul Olczack)《皮尔斯与沙利文论人类自我》(*C. S. Peirce and H. S. Sullivan On the Human Self*)，载《精神病学》(*Psychiatry*)，37(1974)：78—87。

22. 沙利文，《人际理论》，第343页。

23. 佩里，《哈里·斯塔克·沙利文的生活》，第189页。

24. 沙利文，《人际理论》，第337—338页。

25. 同上书，第334页。

26. 佩里，《哈里·斯塔克·沙利文的生活》，第190页。

27. 沙利文，《人际理论》，第335页。

28. 佩里，《哈里·斯塔克·沙利文的生活》，第37页。

29. 沙特莱纳，《草创年代》第305页。

30. 同上书，第406页。

31. 爱泼斯坦和费纳，《反移情》(*Countertransference*)。

32. 戴维·格林(David Greene)译，《俄狄浦斯王》(*Oedipus Rex*)，见《希腊悲剧全集，第二卷，索福克勒斯》(*Complete Greek Tragedies：Vol. 2, Sophocles*)戴维·格林与理查德·拉铁摩尔(Richard Lattimore)，Chicago：University of Chicago Press，1941，第29页。

第十三章

1. 史蒂文·米切尔(Steven Mitchell),《克莱因与费尔贝恩理论中客体的起源与性质》(The Origin and Nature of the Object in the Theories of Klein and Fairbairn),载《当代精神分析》(*Contemporary Psychoanalysis*),17(1981): 378。
2. 米尔顿·克莱因与戴维·特里比克,《科恩伯格的客体关系理论:批判评估》(Kernberg's Object-Relations Theory:A Critical Evaluation),载《国际精神分析杂志》(*International Journal of Psychoanalysis*),62(1981):第 27 页及后页。
3. 米切尔,《起源与性质》。
4. 杰伊·S.夸尔,《客体关系理论与亲密》(Object-Relations Theory and Intimacy),见《亲密》(*Intimacy*),马丁·费希尔(Martin Fisher)与乔治·斯特里克(George Stricker)编,New York:Plenum. 1982。
5. 詹姆斯·格洛特斯坦,《客体关系理论的新视角》(Newer Perspectives in Object Relationship Therapy),载《当代精神分析》(*Contemporary Psychoanalysis*),18(1982):71—72。
6. 唐纳德·梅尔泽,《注意分裂与自体和客体分裂的关系》(The Relations of Splitting of Attention to Splitting of Self and Objects),载《当代精神分析》(*Contemporary Psychoanalysis*),17(1981):232—238。

第十四章

1. 沙茨曼,《灵魂杀手》。
2. 沙利文,《人际理论》,第 373 页。
3. 同上书,第 341 页。
4. 贝特森,《步骤》,第 198 页。
5. 同上书,第 217 页。
6. 同上书,第 199 页。
7. 沙茨曼,《灵魂杀手》,第 154 页。
8. 沙利文,《精神病学与社会科学的融合》(*The Fusion of Psychiatry and Social Science*),New York:W. W. Norton,1964。
9. 克拉拉·汤普森(Clara Thompson),《人际精神分析:克拉拉·汤普森文选》(*Interpersonal Psychoanalysis:Selected Papers of Clara Thompson*)莫里斯·格林(Maurice Green)编,New York:Basic Books,1964。
10. 伊雷纳·科伦伯特(Irena Klenbort),《沙利文个体化概念别议》(Another

Look at Sullivan's Concept of Individuality)(*Contemporary Psychoanaly-sis*)14(1978):1。

11. 诺姆·乔姆斯基(Noam Chomsky),《语言与心灵》(*Language and Mind*),New York:Harcourt Brace Jovanovich,1972。

12. 费奥多尔·陀思妥耶夫斯基(Fyodor Dostoyevsky),《地下室手记》(*Note from Underground*),安德鲁·麦克安德鲁(Andrew McAndrew)编,New York:Signet,1961。

13. 梅,《焦虑的意义》。

14. 同上书,第 223 页。

15. 同上书,第 224 页。

16. 同上书,第 224—225 页。

17. 同上书,第 52 页。

18. 贝特森,《步骤》,第 453 页。

19. 同上书,第 455—456 页。

索　引

译　后　记

　　此书烧脑，读者慎入。

　　读懂这本书，并不轻松；但努力读过，应有收获。因为作者旁征博引，又思想深刻。随便一句话里，常常嵌着典故：有时是个人名，有时是半句俗语。如果读者与作者有着相同的阅读经验、文化经验，或许会心微笑，否则，就会时不常地莫名其妙一下。我们加了一些译者注，但着实不好把握：我们怎么判定这本书的读者之前应已具备了哪些经验呢？

　　其实作者引用的还是西方名著居多。例如，本书中会提到的儿童读物内容，是《爱丽丝漫游奇境》、《爱丽丝镜中奇遇》、《绿野仙踪》、《安徒生童话》、《格林童话》。在儿童读物之外，在精神分析文献之外，作者还引用了很多科学哲学、人类学等领域的名作。翻译这本书让我深感自己读书又少又浅，也可以说，这本书让我通向了更多的书。

　　作者思想的独到和深刻，也是此书烧脑的原因之一。正如斯特恩的序中所言："这种概念如此新奇，以至于在我们的头脑中竟没有容纳它的位置。"我在翻译了第一遍之后，竟不能把整本书与书的标题串联起来理解。带着这样的困惑，我改到第二、三遍时，才对书名理解得好一些。为了吻合这本书端庄严肃的地位，我们使用了目前的译名。倘若更通俗口水一些，这两本书不妨名叫《理解不靠谱》、《改变说不清》。

　　我们翻译水平的局限，也可能让读者费劲。翻译这本书，我感觉是挑战自己的英文水平、中文水平、精神分析水平，还有知识面，所以在第一遍译完后，我只能说，"我自欺欺人地翻译了这本书。"可我不想让这本如此值得珍惜的书被糟蹋。所以除了各种搜索比对，也请教了一些专家,特别是推荐本书给我的格雷厄姆·卡瓦纳夫(Graham Kavanagh),他是列文森的学生,通过邮件解答了我的很多疑难。

如果你读进这本书,也许你会发现列文森的写作中不仅有着丰富的典据隐喻,还有着丰富的情感。带着一点儿圆融的幽默,他的文字其实暗含激情。因为他所言说的,是那样值得讲出来,听进去。这样的特点意味着这本书翻译的困难,在困难的同时又令我有些欢喜。比起翻译明白见底的教科书,翻译这本书的体验有些接近于小说,既有挑战困难的乐趣,又有阅读趣文的乐趣。在翻译中,我还有一种感动,因为得以如此接近伟大心灵的洞见。但愿我们的翻译工作对原作的魅力不要削减太多,让中文读者还可在阅读中享受智慧与幽默带来的乐趣。

本书作者知识广博,不同领域的经典之作信手拈来。如果引用的著作已有中译本,我们通常会参考,但不一定原文摘出,而是根据上下文和我们的理解进行了一些调整。这些已有的中译本为我们提供了重要的帮助,在此不一一列举,对原译者一并致谢。

感谢作者列文森对中译本的支持,感谢卡瓦纳夫推荐本书、协助与作者的沟通并答疑解惑,感谢本书的合作译者沈东郁与我一同字斟句酌,感谢我的同事江兰审阅译稿并提出修改建议,感谢商务印书馆的郭朝凤对本译丛和本书一直以来的支持帮助,感谢商务印书馆的王振华为本书付出的努力。这些机缘的叠加,让这本书得以面世。

中国科学院心理研究所　陈祉妍

图书在版编目(CIP)数据

理解之谬 改变之谜/(美)埃德加·列文森著;陈
祉妍,沈东郁译.—北京:商务印书馆,2018(2024.6重印)
(心理治疗译丛)
ISBN 978‐7‐100‐15761‐2

Ⅰ.①理⋯ Ⅱ.①埃⋯②陈⋯③沈⋯ Ⅲ.①精神
疗法 Ⅳ.①R749.055

中国版本图书馆 CIP 数据核字(2018)第 014969 号

心 理 治 疗 译 丛
理解之谬 改变之谜
〔美〕埃德加·列文森 著

陈祉妍 沈东郁 译

商 务 印 书 馆 出 版
(北京王府井大街 36 号 邮政编码 100710)
商 务 印 书 馆 发 行
北京市艺辉印刷有限公司印刷
ISBN 978‐7‐100‐15761‐2

2018 年 4 月第 1 版 开本 787×960 1/16
2024 年 6 月北京第 2 次印刷 印张 21
定价:85.00 元